KB124955

약초에서
건강을 만나다

약초에서 건강을 만나다

글 · 사진 **약산 정구영** | 추천 **유승원 박사**(서울시한의사협회 명예회장)

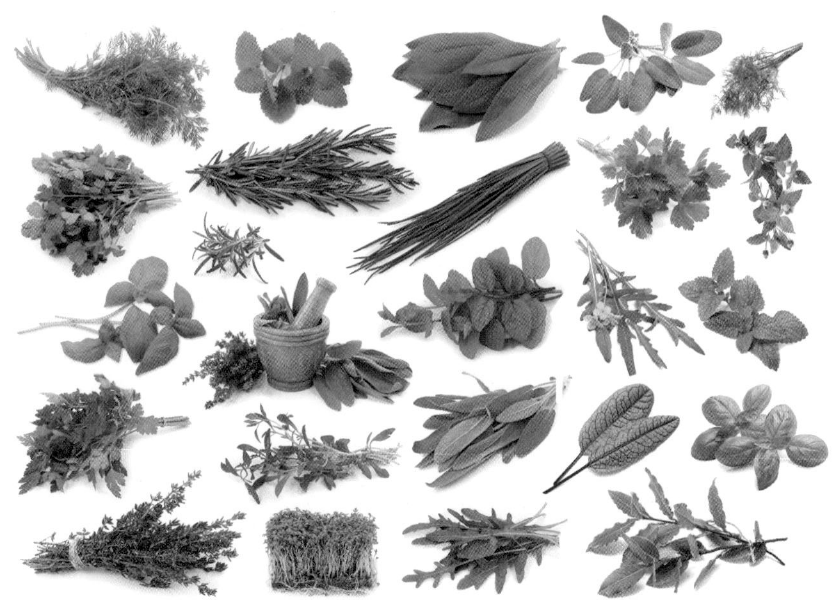

중앙생활사

의(醫)는 하나, 의학(醫學)은 여럿
약용식물(藥用植物)에는 수천의 건강 비밀이 있다

한의학, 한약학, 전통 의서는 수천 년 동안 우리 민족의 건강을 지켜주었음에도 불구하고 지금으로부터 100여 년 전에 이 땅에 들어온 서양의학에 의해 비과학적인 것으로 매도되었다. 조선시대 허준이 쓴《동의보감(東醫寶鑑)》이 한의학 교재가 되고 유네스코에 등재되면서 비로소 한의학은 국민의 건강을 지켜주는 민족의학으로 자리를 잡을 수 있게 되었다.

우리나라에서는 한의학, 중국에서는 중의학을 병을 치료할 수 있는 제도권 의학으로 인정하고 있다. 그런데 환자 입장에서 보면 건강을 회복할 수만 있다면 민간요법, 약초요법, 자연요법 등도 선호할 수밖에 없다. 하지만 현실에서는 여전히 자연의학, 대체의학, 민간의학, 약초요법 등은 의료법에 의해 규제를 받고 있는 실정이다.

이 책에서는 약초에 대해 이야기한다. 왜 약초인가? 무병장수를 꿈꾸는 사람은 물론이고 병자에게도 약초는 희망이기 때문이다. 중국 약물학(藥物學) 경전 중 가장 오래된《신농본초경(神農本草經)》에는 "신농씨가 100가지 풀을 먹고 70가지 독에 중독되었다"는 전설이 실려 있다. 신농씨가 먹을 수 있는 식물을 감별해내기 위해서 여러 종류의 풀(草)을 먹고 중독되면서까지 365종류의 약초를 상품(上品), 중품(中品), 하품(下品)으로 나누었고, 모든 약물에 대해 명칭, 성질과 맛, 치료 효과, 원사진, 다른 이름 등을 일일이 서술한 것이다.

현재 한국과 중국에서 한의학과 중의학의 근간으로 현존하는 경전 중에서 가장 오래된 것으로 춘추전국시대에 완성된 《황제내경(皇帝內經)》은 〈소문(素問)〉과 〈영추(靈樞)〉 각각 9권씩 총 18권 81편이고, 명나라 의사 이시진(李時珍)이 쓴 《본초강목(本草綱目)》 전 52권에서 1,892종의 약품에 대해 유래와 형태, 약효, 약리(藥理)를 해설하고 처방을 부록으로 달아놓은 것을 활용하고 있다.

건강은 아무리 강조해도 넘치지 않는다. 예로부터 전하여 오는 금언에 "재물을 잃은 것은 조금 잃은 것이요, 명예를 잃은 것은 많이 잃은 것이요, 건강을 잃은 것은 모두를 잃은 것이다"라는 말이 있듯이 건강이야말로 최고의 행복이다.

이 책의 저자인 약산 정구영 선생은 필자의 명지대학교 대학원 제자다. 그동안 월간조선 〈나무 이야기〉, 사람과 산 〈나무 열전〉, 주간산행 〈약용식물 이야기〉, 산림 〈약용식물 이야기〉, 전라매일신문 〈식물 이야기〉 외에도 다수의 신문과 잡지에 연재한 저술가다. 또한 약초와 산야초, 약용식물, 버섯, 산나물, 산삼에 대하여 30여 권 이상의 저서를 출간했을 정도로 이 분야에서 독보적인 존재다. 인생의 태반을 전국의 산지를 다니며 약용식물의 사진을 찍고, 조선시대 허준이 쓴 《동의보감》과 중국의 이시진이 쓴 《본초강목》, 그리고 전통 의학서 등 수많은 건강서를 두루 정독하고, 건강 회복을 염원하는 환자와 국민을 위한 약초비방을 건강지침으로 제시한 것은 과

연 아무나 할 수 있는 일이 아니다.

요즘 건강과 관련하여 약초 책이 봇물을 이루고 있지만 약용식물 사진과 형태만을 설명한 도감이 대다수다. 몸은 세상에서 가장 귀한 존재기 때문에 병을 치유하고 예방하기 위해서는 먼저 건강한 몸을 이해해야 한다.

현대인은 암, 정신신경증, 고혈압, 당뇨병, 신경성 위궤양, 과민성 대장증후군 등 각종 스트레스성 질병에 노출되어 있지만 동서 의학으로 고칠 수 없는 병이 너무나 많다. 평균수명이 80세를 넘어 100세를 향하는 이 시대에 건강을 추구하는 국민들과 병고(病苦)에서 해방되기를 원하는 사람들에게 일찍이 공자는 "몸의 훼손은 부모에 대한 첫 번째 불효다"라 했으며, 《주역계사전》에서 "근취제신(近取諸身) 원취제물(遠取諸物)"이라 했듯이 세상을 보기 전에 몸을 먼저 챙기는 것이 시급한 독자들에게 이 책이 실용적인 도움이 되리라 믿어 일독을 권하는 바다.

서울시한의사협회 명예회장 유승원 박사

| 서문 |

사람이 고칠 수 없는 병이라면
신비의 약용식물에게 맡겨라!

최근 건강과 관련하여 '자연'과 '힐링'이 대세다. 오늘날 대다수 사람들은 암, 뇌졸중, 치매, 고혈압, 당뇨, 관절염, 스트레스 및 그밖의 각종 질병에 노출되어 있다.

필자는《산야초 도감》,《한국의 산야초 민간요법》,《효소요법》,《약초대사전》,《나물대사전》,《버섯대사전》 외 30권 이상의 저서를 출간하면서 수많은 독자들을 만나보았다. 간혹 독자와 상담할 때도 있는데 86세인 할머니가 오줌소태에 메꽃을 채취해 달여 먹고 나았고, 비구니 스님은 갱년기를 지나 온갖 병을 달고 살면서 항상 피곤했는데 칡 효소를 먹고 건강을 찾았다고 한다. 1년 이상 지속된 혓바늘을 해당화 열매 효소를 먹고 나았다는 독자, 10년 이상 마른 기침을 했는데 마가목 효소를 먹고 나았다는 독자도 있다. 필자 역시 교통사고를 당해 늑골이 7개가 골절되어 가슴 밑으로 까만 멍과 어혈이 있었는데 오가피를 장복하고 나은 바 있다.

동서고금을 막론하고 의약의 발전에는 우리 주변에서 자생하는 약초들이 밑거름이 되었다고 할 수 있다. 우리가 살고 있는 지구에는 약용식물이 350,000여 종이 있는 것으로 알려져 있다. 그중에서 건강에 도움이 되어 약초로 쓸 수 있는 것은 1,500여 종 정도에 불과하다. 우리가 먹는 신약(新藥)도 90% 이상을 식물에서 추출하고 있다. 고대 중국의 신농씨(神農氏)는 백초(百草)를 찾아다니며 하루에 수십 종의 이름도 모르는 풀의 맛을 보면서 마침내 약초 365종을 밝혀냈다. 명나라 때는 1,700여 종의 약초를 쓰다가 현재 8,000여 종을 민간에서 쓸 정도로 약초의 세계는 무궁무진하다.

하지만 요즘 한의원에서 약재로 쓰는 400여 종의 약초 중에서 우리나라에 자생하는 것은 100여 종이 채 되지 않는다. 건강과 관련하여 식품은 물론 약재까지도 중국산에 의존하는 시대가 되었다. 우리 땅에서 자라는 약초라고 모두가 좋은 것은 아니듯이 마찬가지로 중국산이라 해서 모두 질이 나쁘다고 할 수는 없다. 이때 주의할 점은 약초는 약효를 먹기 때문에 약성이 가장 좋을 때 채취하고 검증된 약초를 구입해야 한다는 사실이다.

매일 먹는 음식이 약이고 곧 나의 건강이지 않은가? 약식동원(藥食同源)이란 '음식이 약(藥)'이라는 뜻이다. 신토불이(身土不二)라는 말이 있듯이 몸에 좋은 먹거리는 우리가 사는 산과 들에 있다. 사계절 제철에 나는 식물을 먹고 각종 식물을 이해하고 약용식물에 대해 알아야 병으로부터 자유로울 수 있다.

요즘 대다수 사람들은 마음의 풍요로움 없이 마치 시속 100km로 질주하는 삶 속에서 돈만을 벌기 위해 몸을 혹사하고 있다. 그 사이 건강의 시계는 멈춰 있다고 해도 과언이 아니다. 지금부터라도 그동안 훼손된 건강을 되찾기 위해서 몸의 고향인 자연으로 돌아가 멈추어 있던 건강의 시계를 되돌려야 한다. 그것이 약용식물에 대해 관심을 가져야 하는 이유다.

세상에서 유일하게 돈으로 살 수 없는 것이 건강이다. 나의 현재 건강 상태는 내가 지금까지 가졌던 식습관의 결과라고 단언할 수 있다. 병을 치유하고 예방하기 위해서는 먼저 건강한 몸을 이해하는 것이 당연한 순서다. 지금부터라도 욕심을 내려놓고 자연과 교감하며 오염이 안 된 공기, 맑은 물, 긍정적인 생각 속에서 우리 땅에서 자라는 산나물, 채소, 약초, 버섯, 약용 나무 등과 인체에 꼭 필요한 영양소와 미네랄, 효소가 풍부한 발효식품과 자연식을 할 때 질병으로부터 해방될 수 있을 것이다.

십승지에서 약산 정구영 쓰다

| 일러두기 |

1. 우리나라에서 자생하는 초본식물, 덩굴식물, 목본식물 중에서 건강에 유용한 106종을 선택하여 자연 분류 방식을 따르지 않고 편의에 따라 실었다.

2. 학명 표기는 두산백과사전과 산림청의 "국가표준식물목록"을 기준으로 삼았다.

3. 약용식물의 이해와 한방과 민간의 요법을 기술하고 학명, 한약명, 다른 이름, 분포지, 형태, 이용 부위, 약초 만들기, 식용, 차·환·술 등의 만들기, 주의사항을 명기하여 도움을 주었다.

4. 통상 한의원에서 일반적으로 처방하는 방법을 기술했다. 민간요법은 국립문화연구소《민간의약》을 따랐으며, 민간에서 약초를 실용적으로 활용할 수 있는 식용과 약용 방법 등은 필자의 저서인《산야초 효소 민간요법》,《약초대사전》,《나물대사전》,《한국의 산야초 민간요법》,《나무동의보감》,《효소수첩》과 배기환의《한국의 약용식물》, 안덕균의

《한국본초도감》, 이영노의 《한국식물도감》, 이창복의 《대한식물도감》, 최수찬의 《산과 들에 있는 약초》와 참고문헌에서 발췌했다.

5. 각 약용식물의 부작용과 주의사항을 명기했다.

6. 이 책은 국민 건강을 도모하는 목적이 있지만 의학적 한의학 전문서적이 아니므로 여기에 수록된 식용이나 효소 음용법을 제외한 약초를 응용해 달여 먹는 것은 각 개인의 책임이며, 한의사의 처방을 받고 음용하는 것이 안전하다.

7. 약용식물을 음용하여 만병통치나 무병장수할 수는 없다. 이것은 인간의 한계이자 숙명이다.

CONTENTS

Part 2

현대인의 질병에 좋은 약초

Part 1
약초를 알면 건강이 보인다

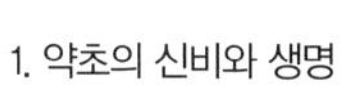
1. 약초의 신비와 생명

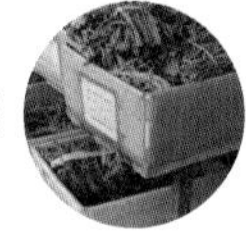

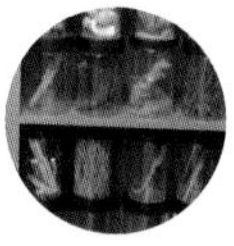
2. 약초의 기초 상식

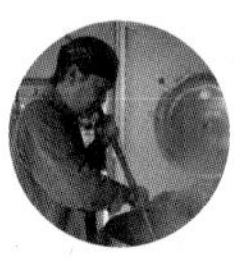
3. 약재를 가공 처리하는 법

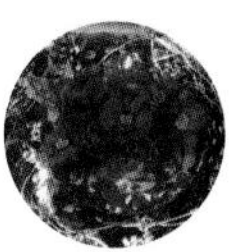
4. 약초의 활용

1
약초의 신비와 생명

인간의 최대 관심은 건강과 행복이다. 왜 사는가? 무엇을 위해 어떻게 사는 것이 잘 사는 것인가? 지금 건강한가? 스스로에게 끊임없이 묻고 자신의 건강을 꼼꼼히 챙겨야 한다. 자연도 멋도 추억도 낭만도 없이 돈만을 좇으며 건강의 소중함을 잊고 살다가 어느 날 난치병이나 불치병 혹은 암에 걸렸다는 사실을 알게 된다면 어떻겠는가?

건강만큼은 자신했던 사람이라도 어느 날 갑자기 질병에 걸려 병원이나 한의원을 찾아가고, 치료를 받고도 낫지 않았다는 이야기를 주변에서 한 번쯤은 들어보았을 것이다. 모든 병을 고쳐줄 수 있는 의사는 세상 어디에도 없다.

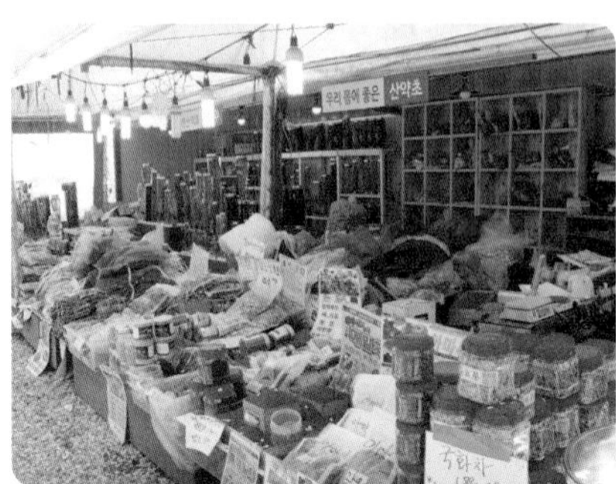

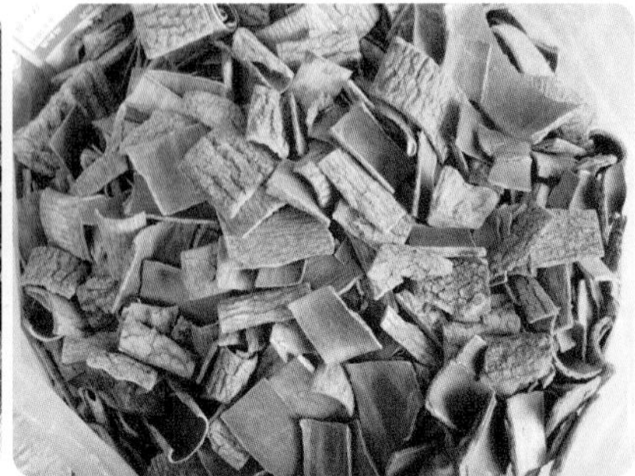

돈은 집을 사고 여행을 다니고 좋아하는 것들을 하기 위한 수단이다. 결코 돈만 있다고 병을 고칠 수는 없다. 그래서 죽음 앞에서는 누구나 공평하다. 곰곰이 생각해보면 서양의학이든 동양의학이든 민간요법이든 약용식물요법이든 나의 병을 고쳐주는 게 진짜 의술이 아닌가? 솔직히 병든 환자 입장에서 양의면 어떻고, 한의면 어떻고, 민간의학이면 또 어떤가? 침이든 뜸이든 주사든 천연요법이든 운동요법이든 하물며 똥물요법이라도 병을 고쳐주는 것이 최고의 의술이다.

세상에서 가장 귀한 것이 바로 건강한 몸이다. 시간과 돈을 투자해서 업그레이드하고 싶어도 마음만으로 회복되지 않는 게 바로 몸이다. 건강한 몸을 위한 현대 문명의 해독제는 자연밖에 없다. 살면서 받는 온갖 스트레스로 찌들대로 찌든 육체를 소생시켜주는 것은 산과 자연뿐이다.

우리는 언제부터인가 본질에서 벗어나 쓸데없는 일에 몸과 마음이 파묻혀 세상에서 단 하나뿐인 몸을 훼손하고 있다. 돈이면 다 해결된다는 생각에서 벗어나야 한다. 건강은 지극히 개인적인 것이다. 내가 건강을 잃으면 가족이 위로를 해줄 수는 있어도 회복시키기는 어렵다. 남이 젊고 건강한 것은 나와 아무런 상관이 없다는 것을 깨닫는 것이 먼저다. 상대를 밀어내야 살 수 있는 세속의 틀에서 돈을 벌면서 돈에 찌들고 날마다 다람쥐 쳇바퀴 돌듯이 사는 사람들은 지금부터라도 정신을 차려야 한다.

신토불이(身土不二)란 우리 땅에서 나고 자란 산나물, 들나물, 채소 들이 우리의 건강을 지키고 병을 치료한다는 깊은 뜻이 담겨 있다. 우리 땅 지천에서 쉽게 구할 수 있는 몇 가지 산나물과 약용식물이 자신뿐 아니라 가족의 건강을 지킬 수 있다. 약용식물은 식물의 고유 약성을 간직하고 있기 때문이다.

인생을 보석처럼 살 것인지 병든 화석(化石)으로 지낼 것인지는 개인의 노력에 달려 있다. 병에 걸리고 난 뒤 치료하기보다 걸리기 전에 예방해야 하는 이유는 건강을 잃으면 세상의 어느 것도 소용없기 때문이다. 따라서 평소에 꽃을 가꾸듯이 세밀하게 몸과 마음을 챙겨야 한다.

사람은 생로병사의 과정을 거치기도 하지만 세월호 침몰, 제천 화재, 영흥도 낚싯배 침몰과 같은 재난이나 사고에서 보듯이 채 꽃을 피워보지도 못하고 생을 마감하는 경우가 허다하다. 우리가 반드시 알아야 할 것은 이 세상에 무병장수나 불로초는 없다는 것이다. 다만 하늘이 준 천수를 다하기 위해서 이 땅에서 자라는 약용식물을 적절히 먹고 생활습관과 식습관을 바꾼다면 건강을 유지할 수는 있다. 그리고 자연을 이해하고 그 자연 속으로 들어가려는 마음가짐으로 날마다 자신의 삶을 스스로 돌아봐야 한다.

'내 인생은 나의 것'이라는 말도 있다. 지금부터라도 누가 가르치는 대로 살지 말고 자신의 삶의 질을 높이기 위해서 첫째도 건강, 둘째도 건강, 셋째도 건강을 챙기는 일을 우선으로 해야 한다. 지금 이 순간이 나에게 주어진 마지막이라 생각하고, 자연식을 선호하고 먹는 것이 바로 건강과 직결된다는 것을 깨닫는 일이 가장 시급하다.

2
약초의 기초 상식

채취

약초(藥草)는 아무 때나 채취하는 것이 아니라 약효 성분이 가장 좋을 때 채취해야 한다. 꽃, 잎, 열매, 줄기, 뿌리가 성숙되는 시기에 따라 각각 채취 시기가 다르다.

봄에는 어린순이나 잎이 신록이 무성하기 전에 채취하는 것이 좋고, 여름에는 꽃이 아름답게 피었을 때 지상부의 잎을 채취하는 것이 좋다. 가을에는 열매가 성숙할 때 채취하며, 겨울에는 잎이 시들고 약성이 뿌리로 내려가 있을 때 뿌리를 채취해야 좋다.

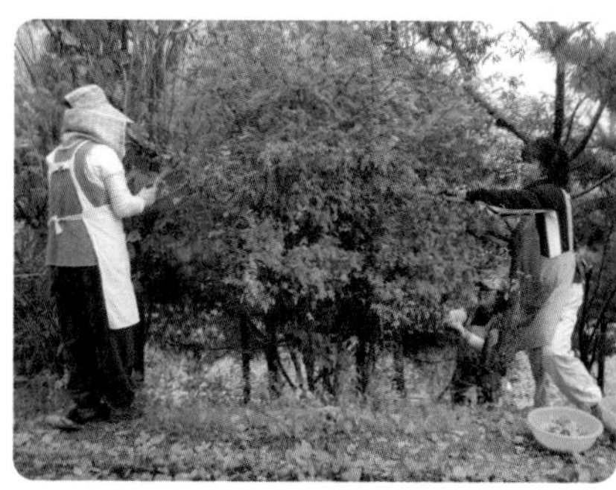

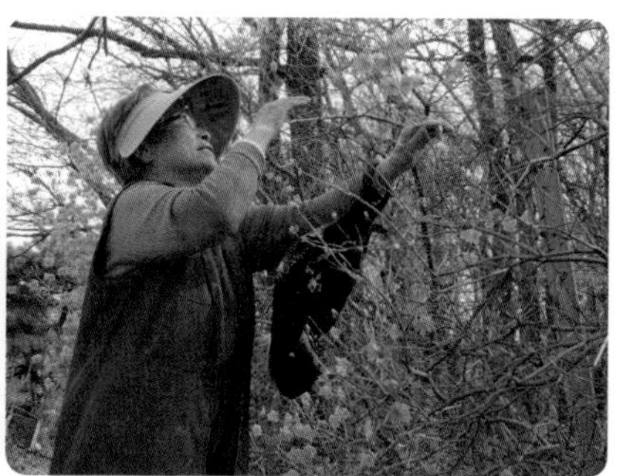

구별

우리 땅에서 자라는 약초를 제대로 알려면 봄부터 겨울까지 계절마다 변하는 것은 물론 비슷한 종(種)과 유독식물을 구별할 수 있어야 한다.

꽃이 피기 전에는 곰취(식용)와 동의나물(독초), 머위(식용)와 털머위(독초), 우산나물(식용)과 삿갓나물(독초), 미나리(식용)와 독미나리(독초), 당근(식용)과 복수초(독초)는 비슷하여 일반인은 구분이 어렵다. 어릴 때 잎의 모양이 비슷한 산마늘(식용)과 박새(독초), 원추리(식용)와 여로(독초), 당귀(식용)와 지리강활(독초) 등을 구분할 수 있어야 한다.

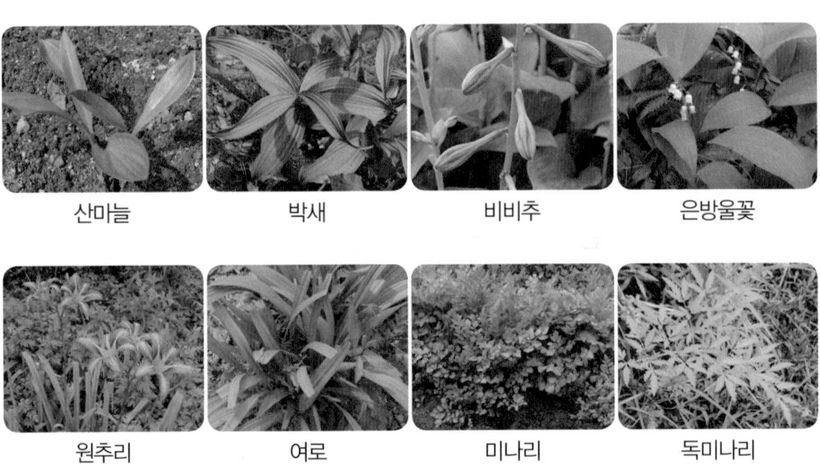

용량

약초는 양약과는 달리 소량의 양으로는 치료 반응이 미약하며, 미리 질병을 예방하고 장기적으로 몸의 기능을 회복하는 데 그 목적이 있다.

약초는 인체에 필요한 다양한 영양소와 고유한 맛을 함유하고 있다. 다만 지나치게 많은 양을 복용하면 간(肝)에 독성을 유발시키고, 심하면 다른 장기의 조직에 세포 괴사를 초래할 수 있기 때문에 적정 용량을 준수해야 한다.

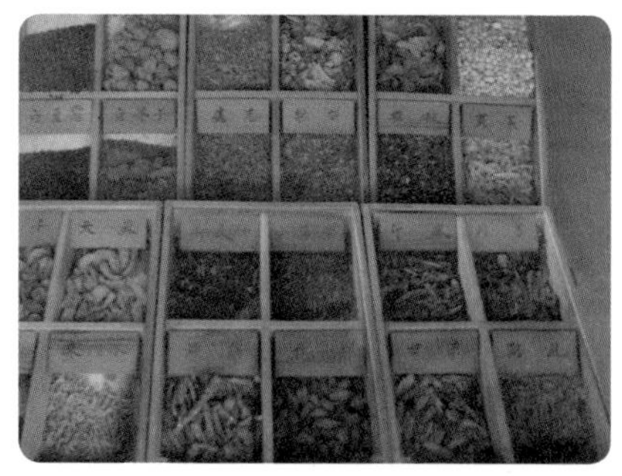

약초의 용량을 무시한 채 속효를 내기 위하여 과량으로 복용하면 생명에 위험을 초래하게 된다. 미량의 복용으로 중독은 물론 호흡곤란으로 심장이 멎을 수도 있고, 정신착란을 일으켜 환각 상태에 이를 수도 있다. 특히 어린이, 임산부, 환자와 노인의 경우 신체적 조건에 따라 부작용이 있을 수 있음을 유념해야 한다.

저장 및 보관

약초의 저장과 보관이 중요한 이유는 약효가 떨어지는 것을 방지하기 위해서다. 환기를 시키는 이유는 공기 중에서 쉽게 변질되고, 대체로 2년이 경과되면 약효 성분이 분해·합성되어 효능을 기대하기 어렵기 때문이다. 따라서 저온에서 냉장보관한다.

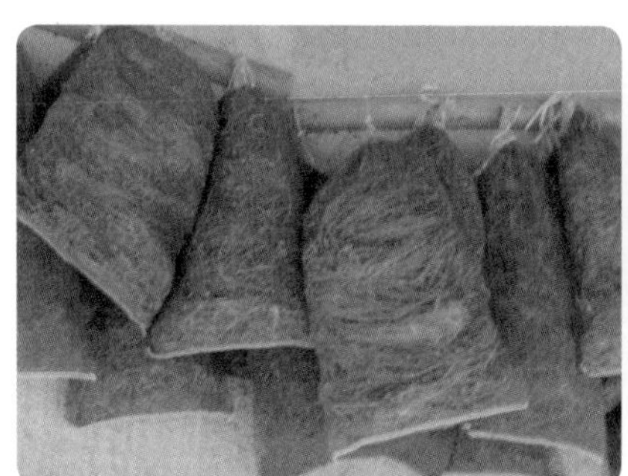

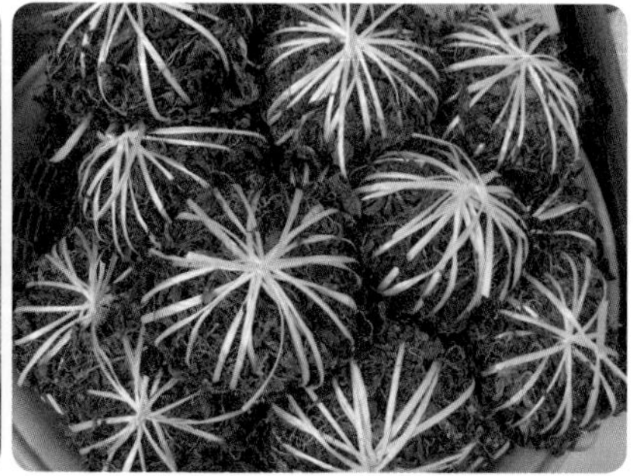

약용식물 보존가공

약초의 저장 및 가공 방법 또한 각각 다르다. 생체로 이용하면 식물에 함유된 영양분과 배당체의 효능에 대한 손실이 적지만, 열처리를 하면 영양가가 손실된다. 따라서 삶아 말려서 묵나물로 만들어 건조하여 저장해 1년 내내 먹을 수 있다.

나물류는 지역 특성에 따른 이미지가 있어 채취한 산채는 가능한 빨리 가공 저장해야 한다. 유통 시 변색을 방지하고 위생적 관리를 위해 보존가공이 요구된다.

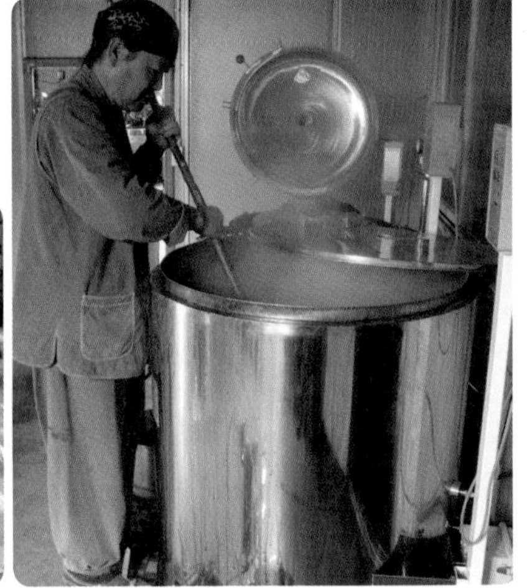

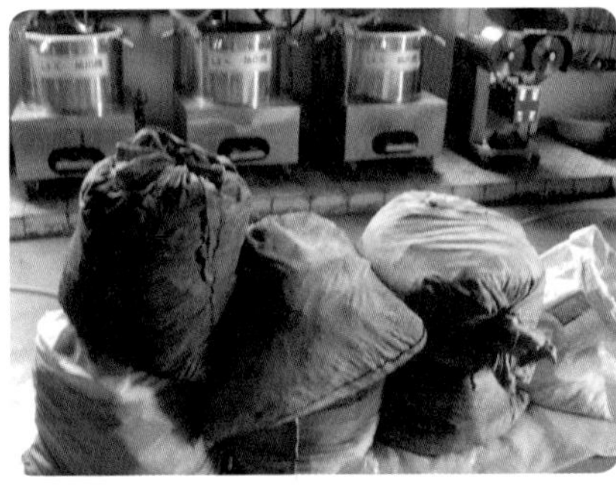

부작용을 줄이는 방법

약용식물의 독(毒)을 해독하지 않고 그대로 복용하면 약물의 부작용으로 인하여 치료 효과를 기대할 수 없을 뿐만 아니라 오히려 건강에 해(害)를 줄 수 있다. 도라지, 비비추, 얼레지 등은 하룻밤 물에 담가 우려내어 복용하고, 껍질에 독(毒)이 있는 하수오, 칡 등은

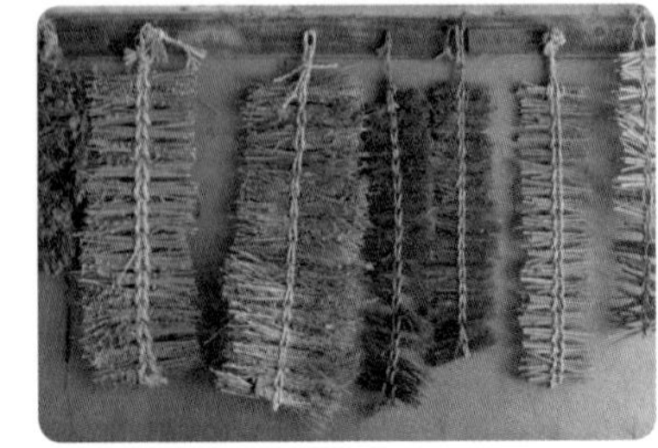

소금물에 하룻밤 담가 독을 없앤다.

달이는 시간

보통 약재에 3~4배의 물을 붓고 2시간 정도 달인다. 건강원에서 맡기면 4시간 정도 달인다. 잎은 30분, 가지·뿌리·종자·껍질·과실은 30분~1시간, 진하게 달이고자 할 때는 약한 불로 2~3일을 달이기도 한다.

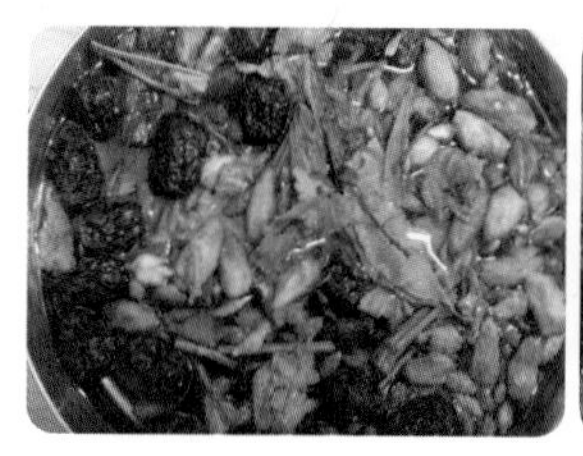

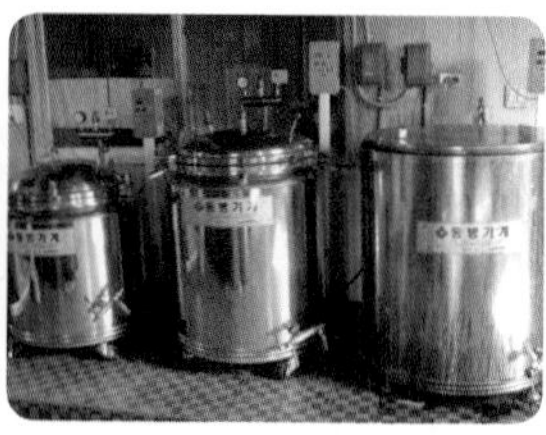

중독 해독·법제

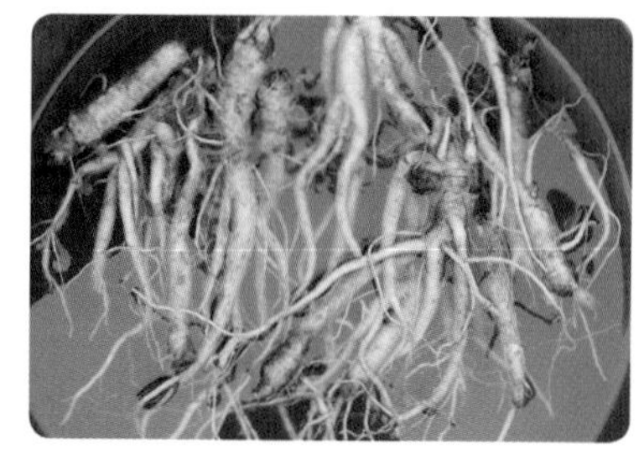

약초의 해독이나 법제는 약물에 대한 독성을 감약하고 부패나 변질을 막기 위함이다. 도라지나 고사리는 하룻밤 물에 담갔다가 끓는 물에 살짝 데친 후 찬물에 번갈아가며 씻어 쓴맛을 제거한다. 또한 소금물이나 쌀뜨물에 담가놓으면 독성이 제거된다.

산수유 열매는 끓는 물에 살짝 데쳐 말려서 쓰고, 매실 씨에는 독이 있기 때문에 씨를 빼서 쓴다. 호두 알갱이 속에는 독이 있으므로 보자기에 싸서 쌀로 법제하여 기름으로 짜서 쓴다.

금기

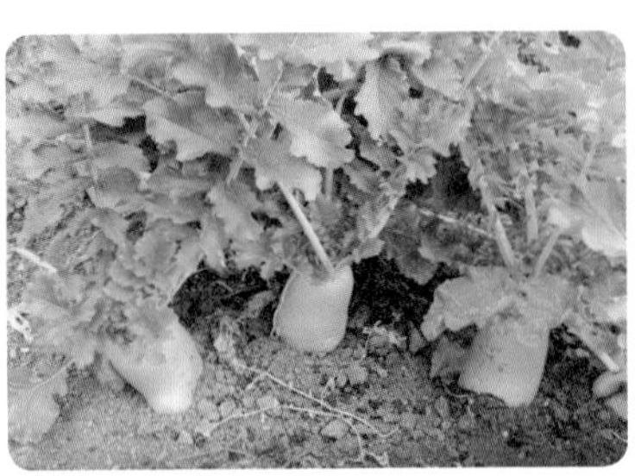

증상에 따라 다르지만 약초를 복용할 때는 대체로 돼지고기, 무, 식초, 밀가루 음식 등은 먹지 않는다.

독초 구분법

- 유독식물은 그 생김새나 빛깔에서 불쾌감을 준다.
- 식물에 상처를 내면 불쾌한 냄새가 난다.
- 맛을 보면 혀 끝에 자극이 있거나 탄 맛이 난다.

유독 약용식물

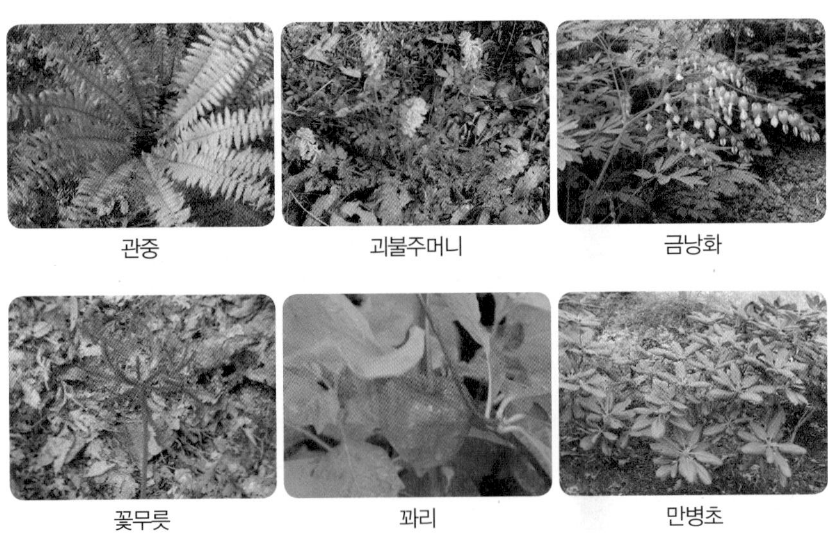

관중 괴불주머니 금낭화

꽃무릇 꽈리 만병초

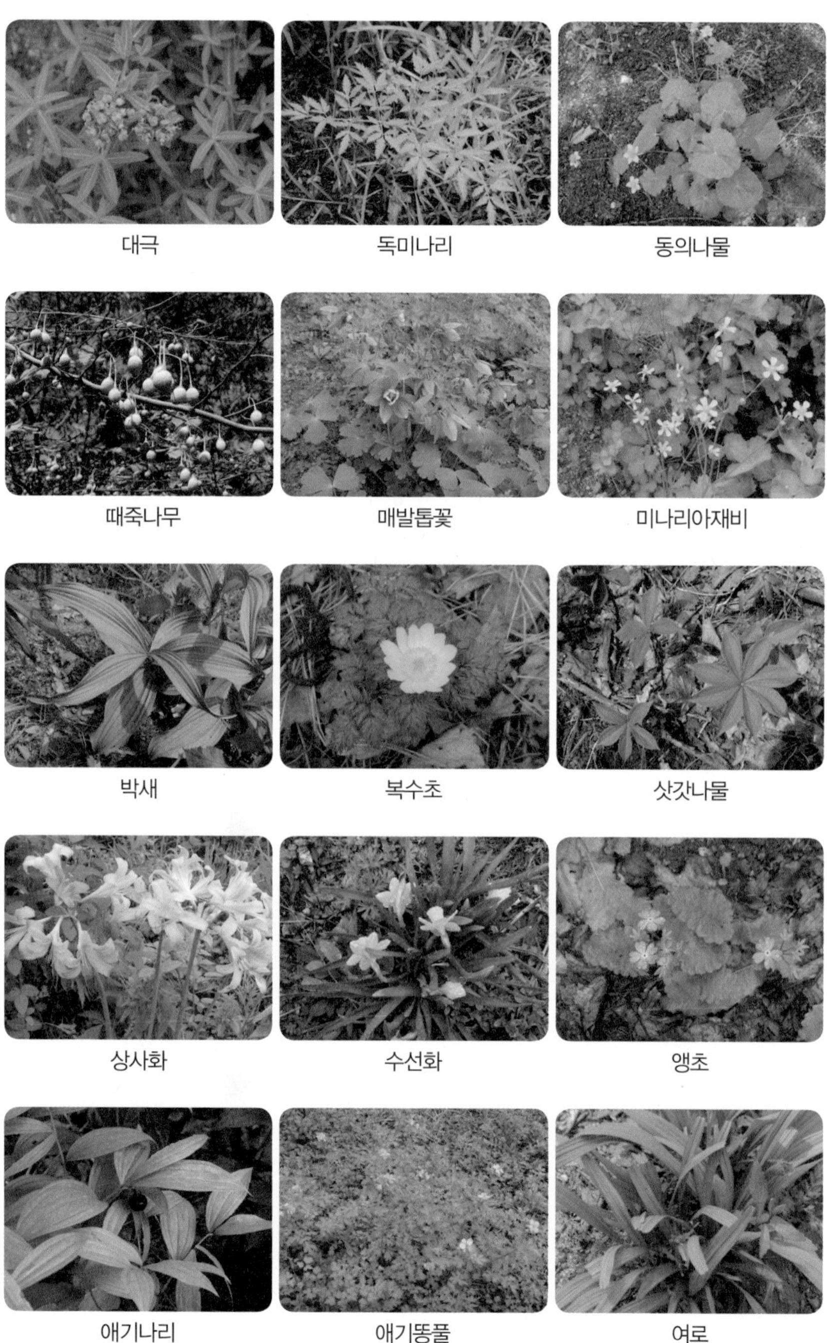

대극　　독미나리　　동의나물

때죽나무　　매발톱꽃　　미나리아재비

박새　　복수초　　삿갓나물

상사화　　수선화　　앵초

애기나리　　애기똥풀　　여로

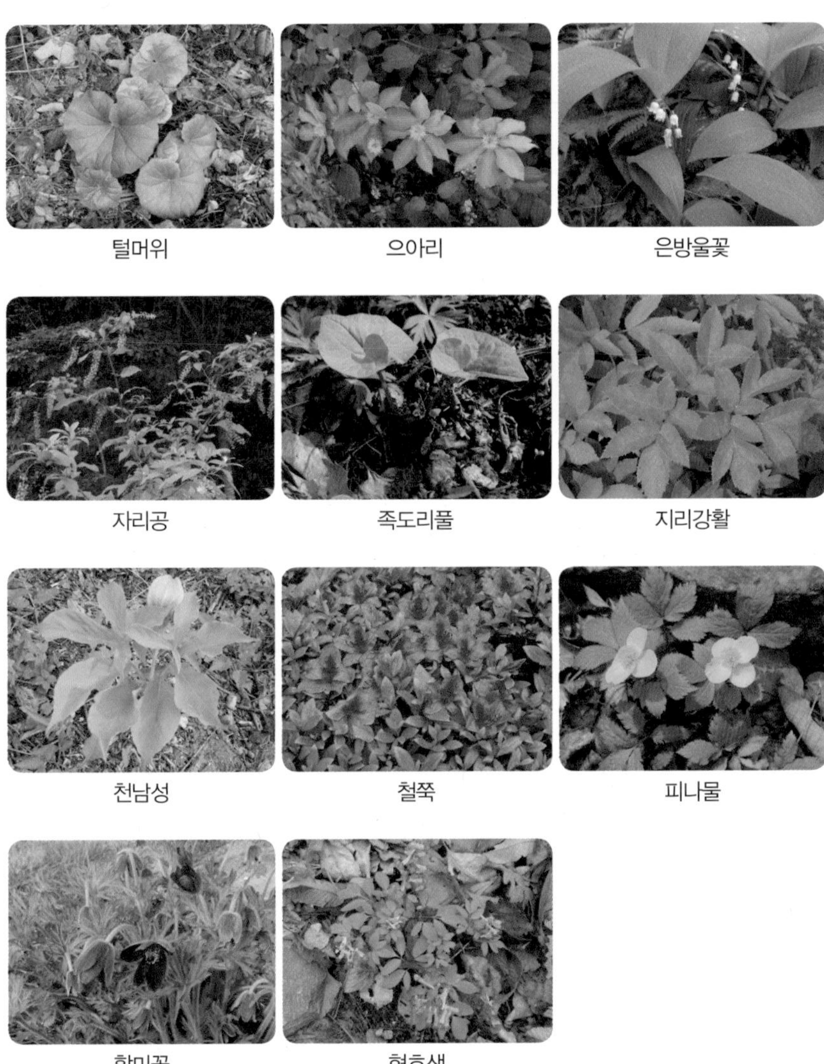

털머위 으아리 은방울꽃

자리공 족도리풀 지리강활

천남성 철쭉 피나물

할미꽃 현호색

3
약재를 가공 처리하는 법

독성(毒性) : 중독을 일으키거나 발작 등을 일으키는 성질.

부작용(副作用) : 원래 의도한 약물의 약리 작용 외의 작용.

증제(蒸製) : 쪄서 가공하는 것.

구증구포(九蒸九曝) : 아홉 번 찌고 아홉 번 말리는 것.

전자(煎煮) : 약을 물로 끓이는 것.

절단처리(切斷處理) : 잘라서 가공하는 것.

세(洗) : 물로 씻어서 잡질을 제거하는 것 .

표(漂) : 흐르는 물로 반복해서 씻어서 냄새나 독성을 감소시키는 것.

지(漬), 윤(潤) : 약재에 소량의 물을 뿌려 절단하기 쉬운 상태로 만드는 것.

제분(製粉) : 가루로 만드는 것.

란하(爛煆) : 밀폐된 용기 속에 약재를 넣은 뒤 약한 불로 가열하는 것.

초(炒) : 약재를 볶아서 가공하는 것.

청초(淸炒) : 보료 없이 약재만 단독으로 볶는 것.

초황(炒黃) : 약한 불로 약재의 표면이 노릇해질 때까지 볶는 것.

초탄(炒炭) : 강한 불로 약재의 겉이 검게 될 때까지 볶는 것.

부초(麩炒) : 밀기울과 함께 약재를 볶는 것.

토초(土炒) : 황토 또는 복룡간과 함께 약재를 볶는 것.

연분(研粉) : 갈아서 가루로 만드는 것.

제환(製丸) : 환으로 만드는 것.

합분초(蛤粉炒) : 패각을 갈아 이 가루를 가열한 뒤 약재를 넣고 볶는 것.

포(炮) : 강한 불로 재빨리 태운 것.

외(煨) : 불에 타고 남은 재 속에 묻어서 굽는 것.

격지외(隔紙煨) : 종이에 싼 약재를 용기에 넣어 굽는 것.

자(炙) : 액체 보료와 함께 약재를 가열하여 액체 보료를 약물에 침투시키는 것.

주자(酒炙) : 보료로 술을 사용하는 것.

초자(醋炙) : 보료로 식초를 사용하는 것.

염자(鹽炙) : 보료로 소금을 사용하는 것.

홍(烘), 배(焙) : 약한 불로 천천히 건조시키는 것.

증(蒸) : 수증기로 찌는 것.

청증(淸蒸) : 보료 없이 찌는 것.

반증(拌蒸) : 보료와 함께 찌는 것.

전(煎) : 물이나 보조 약물을 넣은 물로 충분히 끓이는 것.

자비(煮沸) : 거품이 날 때까지 끓이는 것.

쉬(焠), 쉬(淬) : 하소(煆燒)한 약물이 아직 뜨거울 때 약액에 담가 흡수시키는 것.

법제(法製) : 사용되는 보조물이 많고 복잡하며 엄격한 조제 규정이 필요한 포제법.

법상(法霜) : 독성을 가지는 약물의 유지 성분을 엄격하고 복잡한 조제 규정을 통하여 정제시켜 독성을 완화하는 방법.

제(滓) : 기름 성분을 제거하고 남은 것, 찌꺼기.

4
약초의 활용

약초 만들기

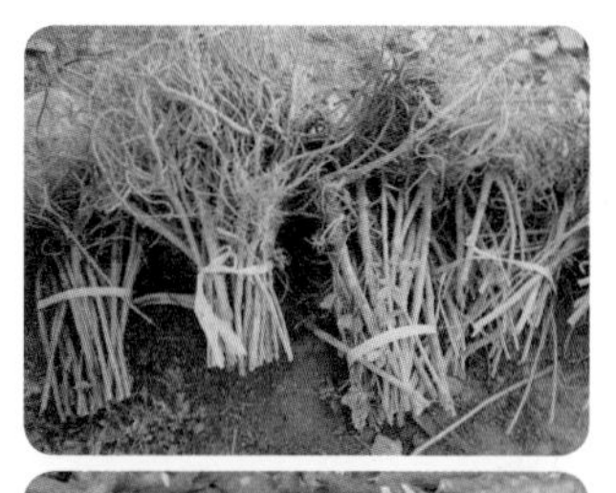

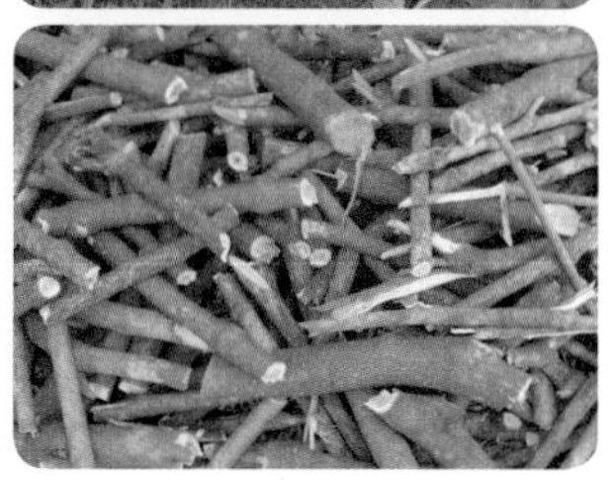

약초를 만들 때는 채취 시기에 따라 전초(어린순, 잎), 꽃(꽃봉오리, 꽃), 열매(미성숙 열매, 성숙한 열매), 가지(껍질, 줄기), 뿌리(뿌리 줄기, 뿌리) 등 채취하는 부위가 다르다.

- 산야초에 따라 꽃, 전초, 줄기의 독특한 냄새나 쓴맛을 제거하기 위하여 찬물에 충분히 담가 우려내기도 하고 삶거나 끓는 물에 살짝 데치기도 하며 프라이팬에 볶거나 그늘이나 햇볕에 말리기도 한다.
- 열매에 따라 미성숙했을 때와 성숙하게 익었을 때 따는 경우가 있다.
- 독(毒)이 있는 매실의 열매나 산수유 열매의 씨는 빼고 만든다.
- 가지는 잔가지를 채취하여 적당한 크기로 자르거나 단면을 잘라 쓴다.
- 뿌리는 잔뿌리를 제거하고 목질부(심부)와 뇌두를 떼어버린 후 증기에

찌거나 소금물에 담가 만든다.

꽃차 만들기

꽃차(花茶)를 만들기 위해서는 꽃봉오리일 때 또는 반쯤 피었을 때나 활짝 피었을 때 따는 경우 등 따는 시기가 각기 다르다. 꽃의 종류에 따라서 그대로 쓰는 것도 있지만 진달래, 무궁화, 옥잠화, 인동덩굴은 꽃술을 제거하고 써야 한다.

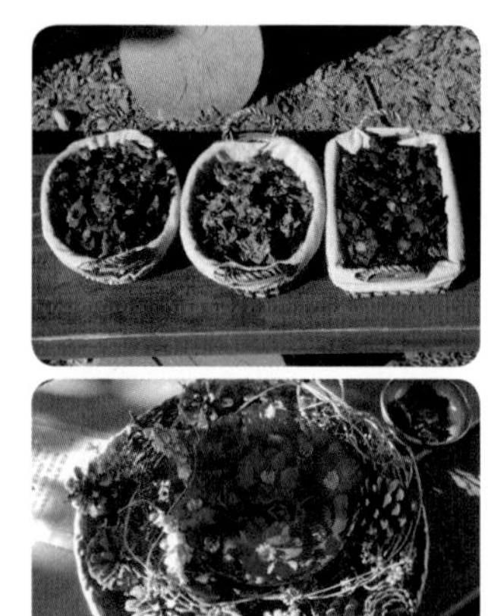

- 꽃을 따서 그늘에 말려 밀폐용기에 보관한다.
- 꽃잎을 설탕이나 꿀에 재어 일정 기간 숙성시킨다.
- 아직 피지 않은 꽃을 따서 증기로 말린다.
- 꽃을 따서 증기로 찌거나 프라이팬에 살짝 볶는다.
- 꽃잎을 하나씩 따서 통에 보관한다.
- 찻잔에 꽃을 넣고 뜨거운 물로 우려내어 마신다.

차 만들기

차(茶)를 만들 때는 한 가지 약초를 쓸 때도 있지만 감초 등 다른 약재와 배합하여 쓰는 경우도 있다. 차는 꽃과 잎을 띄워 마시기도 하지만 우려 마시거나 약초인 잎과 줄기와 뿌리를 물에 넣고 달여 마시기도 한다. 꽃에는 향과 영양이 풍부하며 꽃차를 마시면 마음이 안정된다. 독성이 있는 꽃을 제외한 모든 꽃이 차의 재료가 될 수 있다. 특히 독성이 있거나 검증이 되지 않은 꽃을 남용해서는 안 된다.

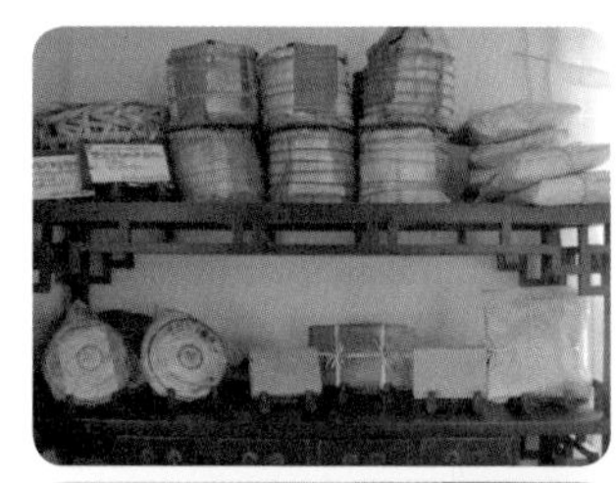

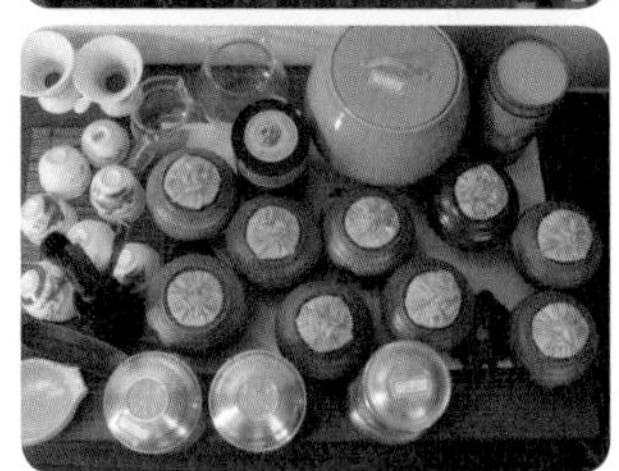

- 겨우살이는 물만 끓인 후 80° 정도 식었을 때 재료를 넣고 우러나면 꿀을 타서 마신다.
- 오가피와 영지 각 30g에 물 500ℓ를 붓고 달여 3~5번 나누어 마신다.

산나물 만들기

산나물은 봄에 어린순을 채취하여 나물로 먹는다. 쓴맛, 매운맛과 독특한 냄새를 제거하기 위하여 끓는 물에 살짝 데친 후 잠시 찬물에 담가 우려내고 양념을 하여 무친다.

- 비비추는 찬물에 담가 손으로 비벼 버끔을 통해 독성을 제거하고 하룻밤 찬물에 담가놓는다.
- 얼레지와 고사리는 푹 삶아서 독성을 제거한다.
- 삶아서 묵나물로 먹는다.

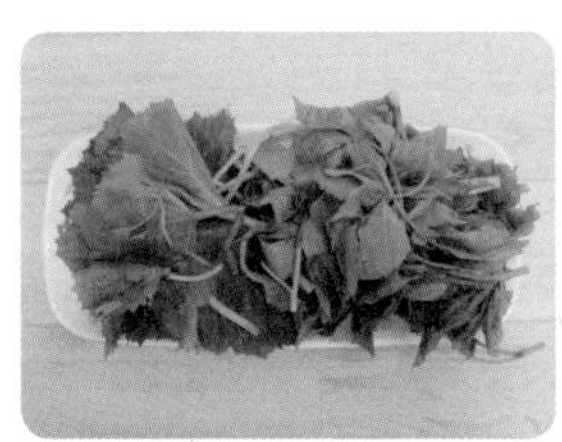

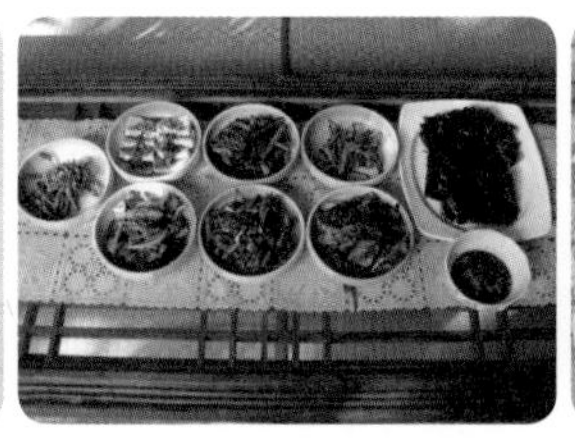

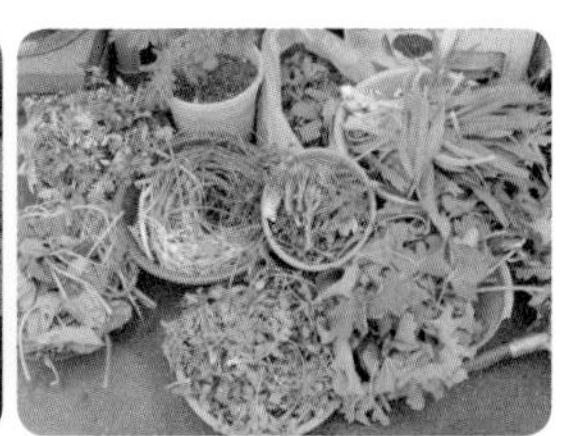

• 식초나 겨자를 가미하여 무치거나 기름에 볶기도 한다.

효소 만들기

효소(酵素)를 만들 때는 수분이 있는 생물만 가능하고, 수분이 없는 마른 것은 불가능하다. 어린순, 잎, 꽃봉오리, 꽃, 열매, 줄기, 뿌리의 재료와 수분 함량에 따라 설탕 또는 설탕을 녹인 시럽을 붓고 100일 이상 일정 기간 숙성시키는 과정을 거쳐야 발효액 및 효소가 된다.

▶ **준비물**

• 재료(꽃, 잎, 열매, 줄기, 뿌리) : 수분이 있는 생물만 가능하고 마른 것은 안 된다.

• 시럽 : 생수에 설탕을 붓고 저어서 녹여 시럽을 만든다.

• 설탕 : 백설탕, 흑설탕, 꿀, 조청, 올리고당 구분 없이 사용 가능하다.

• 대야 : 재료와 설탕을 혼합할 때 사용한다.

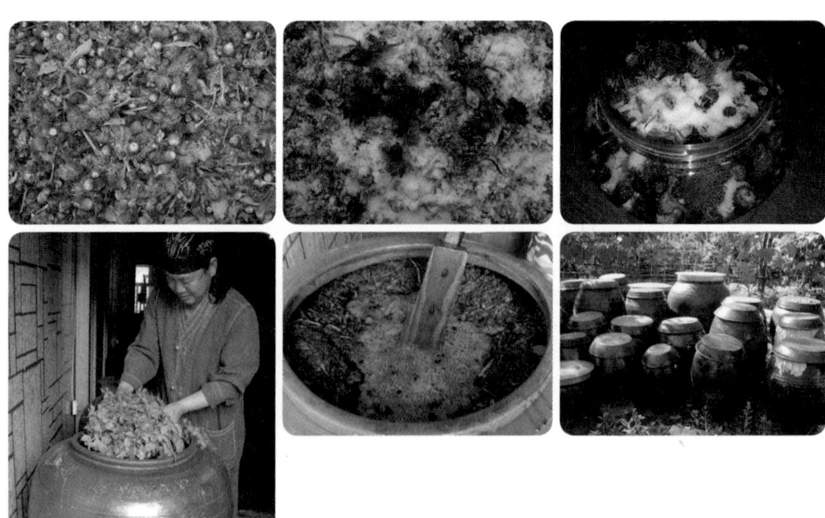

• 항아리나 투명 용기 : 발효 기간 중에는 속이 보이는 플라스틱 용기가 좋다. 항아리는 속이 보이지 않아 관리에 어려움이 따른다. 투명 페트병은 발효 기간 중에는 병 입구가 작아 기포가 발생하여 폭발할 가능성이 있기 때문에 사용하지 않고, 저온 냉장보관 시에는 사용 가능하다.
• 도마 : 재료를 적당한 크기로 자를 때 사용한다.
• 기타 : 견출지, 볼펜, 고무줄이나 끈(재료명과 담근 날 기재)

▶ 만들기

1. 재료를 물로 깨끗하게 씻고 최대한 물기를 제거한다.
2. 열매가 비교적 작은 오미자, 산수유, 오디, 복분자, 구기자, 보리수, 오가피, 앵두, 매실, 포도, 머루, 다래 열매(충영) 등은 그대로 사용하고, 설탕이나 시럽을 붓는다.
3. 열매가 길거나 보통 크기인 키위, 여주, 석류, 더덕, 도라지 등은 알맞은 크기로 잘라서 사용하고, 설탕을 붓는다.
4. 칡처럼 두껍고 긴 것은 쇠톱으로 잘라서 사용하고 시럽을 붓는다.
5. 비교적 수분이 많은 사과, 호박 등은 크게 자르고 설탕을 사용한다.
6. 수분이 아주 적은 솔잎 등은 시럽을 사용한다.
7. 잎이 넓은 연잎은 잘게 썰고 시럽을 사용한다.
8. 산나물이나 들나물인 오가피 새순, 민들레, 취 종류, 머위, 곰취, 질경이, 쑥 등은 시럽을 사용한다.
9. 줄기나 뿌리는 적당한 크기로 잘라서 시럽을 사용한다.
10. 텃밭에 농약을 뿌리지 않고 재배한 재료의 경우 물로 깨끗하게 씻어야 구더기가 생기지 않는다.
11. 용기나 항아리 속에 재료 또는 부위에 따라 설탕이나 시럽을 넣고 뚜껑을 덮는다.

12. 재료에 따라 시럽을 사용하는 경우가 대부분이고, 설탕을 사용하는 것은 제한적이다.

13. 재료마다 시럽과 설탕의 양이 다르므로 아래를 참고하기 바란다.

단위(%)

구분	꽃	새싹	나물류	줄기	열매	뿌리
설탕	–	–	25~35	–	60~120	–
시럽	20	20~25	30	100	50~80	100

(1) 용기나 항아리에 재료를 넣었을 때 무게가 아닌 부피로 측정한다.
(2) 수분이 부족한 재료는 설탕으로는 효소가 안 되기 때문에 시럽으로 해야 한다.

▶ **보관**

- 햇볕이 들지 않는 그늘진 곳에 둔다.
- 재료에 시럽을 부은 경우 곰팡이나 뜸팡이가 생기면 설탕을 넣어 조절한다.
- 재료에 설탕을 재어놓은 경우 설탕이 밑바닥에서 떡이 되지 않도록 저어준다.
- 재료에 설탕을 많이 부어 결죽할 때는 찬물을 부어 조절한다.
- 재료에 설탕이 부족하여 식초 냄새가 날 때는 설탕을 넣어 조절한다.
- 이물질이나 초파리가 들어가지 않도록 한다.

▶ **관리**

- 재료에 설탕을 넣었을 때는 설탕이 녹을 수 있도록 매일 위아래로 골고루 섞어준다.
- 재료 또는 보관 장소에 따라 거품이 발생할 수 있다.
- 재료에 독(毒)이 있는 매실, 산수유 등은 100일 후에 씨를 제거하여 버린다.

- 약성에 효능이 좋은 열매, 줄기, 뿌리 등은 주재료를 건져내지 않고 그대로 숙성시킨다.
- 100일이 지났어도 흔들어서 기포가 발생하면 발효 중인 것이므로 발효 숙성을 시켜주어야 한다.
- 15일 정도는 초기 관리 기간으로 정하고 집중해서 관리해주어야 한다.
- 용기의 뚜껑을 열었을 때 '펑'하고 액이 흘러나오면 발효 중이므로 음용해서는 안 된다.
- 발효가 안 되면 풋냄새가 나고, 발효가 되면 향긋한 냄새가 난다.

▶ **저장 및 음용**

- 들나물이나 산나물, 포도나 머루 등은 건더기를 건져내고 진액 발효액만을 용기에 담아 20°C 내외로 저온 냉장보관한다.
- 진액 발효액이나 효소를 원액으로 먹을 때는 소주잔 1/3 정도 분량을 침으로 녹이며 먹거나 한 숟가락 정도만 먹는다.
- 진액 발효액이나 효소를 음용할 때는 반드시 효소 1에 생수나 찬물을 3~5 비율로 희석해서 먹는다.
- 약성이 강한 개똥쑥 등은 한 번에 많이 먹지 않는다.

약술 만들기

약술(藥酒)을 만들 때는 야관문은 소주 35도를 붓지만 이것은 약효를 보기 위함이며, 일반적으로 독한 술보다는 소주 19도나 증류수를 쓴다. 1~3개월 정도 일정 기간 밀봉한 후에 과실주의 경우에는 건더기를 건져내고, 열매와 뿌리로 담근 술의 경우에는 그대로 두고 마신다.

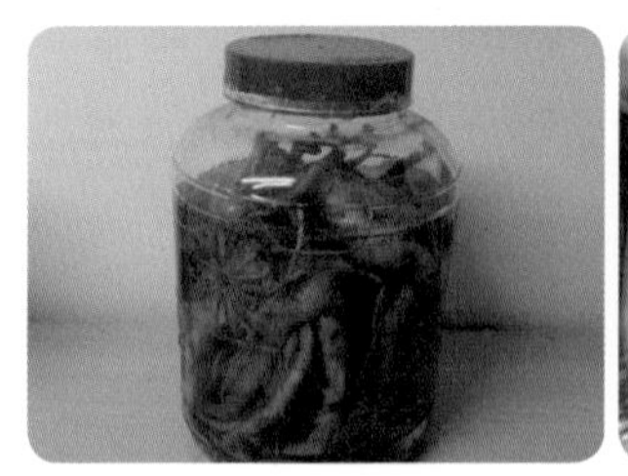
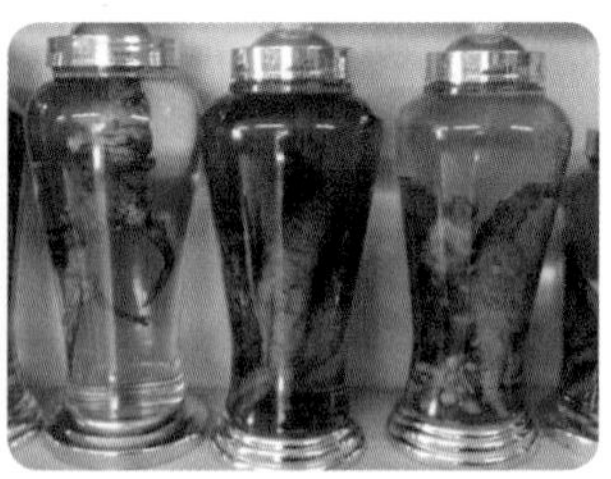

- 버찌는 10일 만에 마신다.
- 오디, 오가피 열매, 복분자 열매는 15일 만에 마신다.
- 과실은 30일 만에 마신다.
- 마가목 열매, 산수유 열매, 더덕은 60일 만에 마신다.
- 지치, 하수오, 꾸지뽕나무의 뿌리는 3개월 이상 오래될수록 좋다.

환 만들기

환(丸)을 만들 때는 신선한 산야초나 약초를 채취하여 그늘이나 햇볕에서 말린다. 제분소에서 분말이 되도록 갈아서 찹쌀죽, 조청, 꿀, 황설탕, 흑설탕, 백설탕으로 배합하여 만든다.

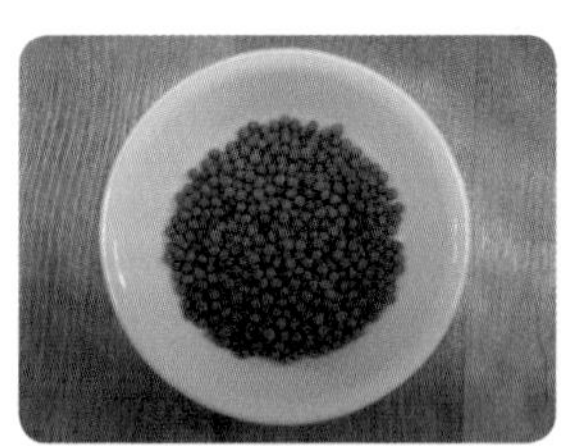
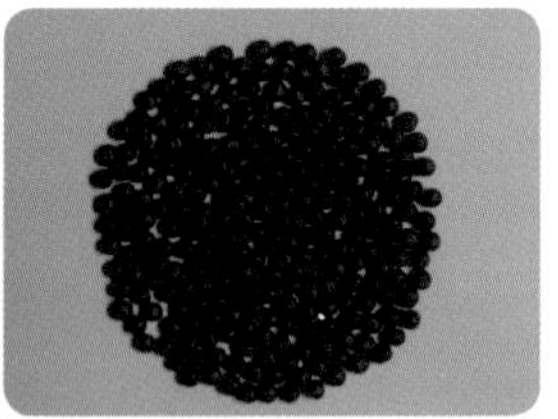

Part 2
현대인의 질병에 좋은 약초

1. 면역 | 2. 정력 | 3. 암 | 4. 당뇨 | 5. 고혈압 | 6. 관절 | 7. 뇌졸중

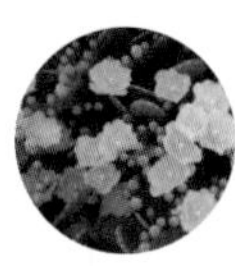

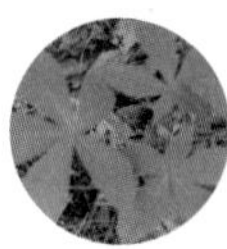

8. 통풍 | 9. 여성질환 | 10. 갱년기 | 11. 비염 | 12. 비만 | 13. 우울증 | 14. 혈액

15. 불면증 | 16. 종기 | 17. 금연 | 18. 탈모 | 19. 시력 | 20. 냉증 | 21. 동맥경화

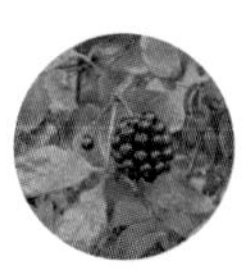

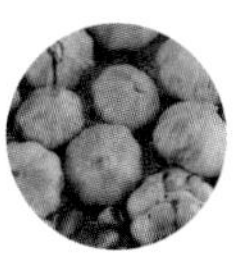

22. 화병 | 23. 춘곤증 | 24. 신경통 | 25. 간 | 26. 심장 | 27. 위장 | 28. 폐 | 29. 신장

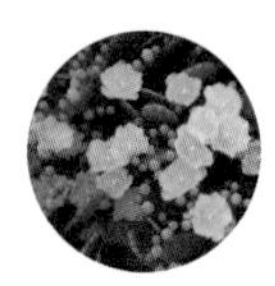

선인장과 천년초

토종 '손바닥 선인장' – 비염 · 아토피 · 변비 등에 효험

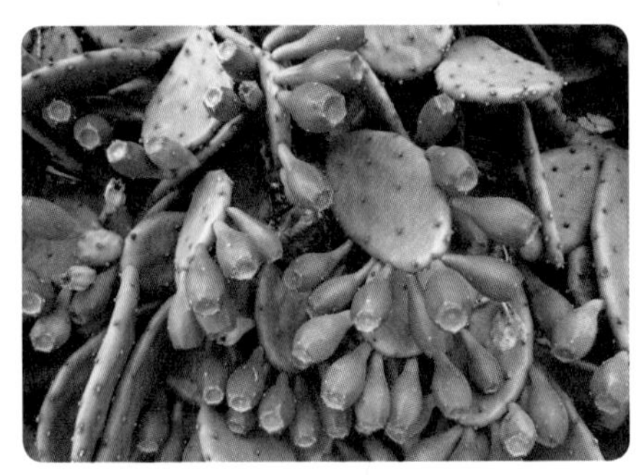

천년초는 섭씨 40도가 넘는 여름철 무더위에서도, 영하 20도의 한겨울 눈보라 속에서도 살아남는 생명력이 강한 우리 토종 '손바닥 선인장'이다. 다른 식물과는 달리 한여름 뙤약볕에 잘라 던져두어도 한 달 이상 견디며 말라죽지 않고 비가 오면 다시 뿌리를 내리고 살아난다. 관리가 편해 재배하기가 쉽고, 특히 천년초 근처에는 해충들이 얼씬도 못해 농약을 칠 필요가 없다.

우리 조상은 천년초의 나이를 알 수 없어 '불로초(不老草)', 뿌리에서 인삼 냄새가 난다고 하여 '태삼(太蔘)', 제주도에서는 손바닥 모양을 닮았다 하여 열대성 귀화 선인장인 백년초와 구분 없이 '손바닥 선인장'으로 불렸다.

천년초는 줄기, 열매 모두를 식용과 약용으로 쓴다. 자기방어물질인 플라보노이드가 많이 함유돼 있고, 항산화제와 칼슘, 칼륨, 마그네슘, 철분, 아미노산, 비타민 C, 무기질 등 미네랄이 풍부하다. 물에 달여 먹거나 가시를 술에 담가 먹거나 칼에 베였거나 피부가 가려울 때 짓찧어 환부에 바른다.

한방에서 잎과 줄기를 말린 것을 '천년초(千年草)'라 부른다. 주로 암, 비염, 변비, 천식, 아토피, 고혈압, 당뇨병, 동맥경화, 골다공증에 다른 약재와 함께 처방한다.

민간에서는 살이 벤 곳이나 가려울 때 짓찧어 환부에 바른다. 기관지 천식, 아토피, 무좀, 습진, 가려움증, 탈모, 화상, 상처, 위염, 장염에 응용한다.

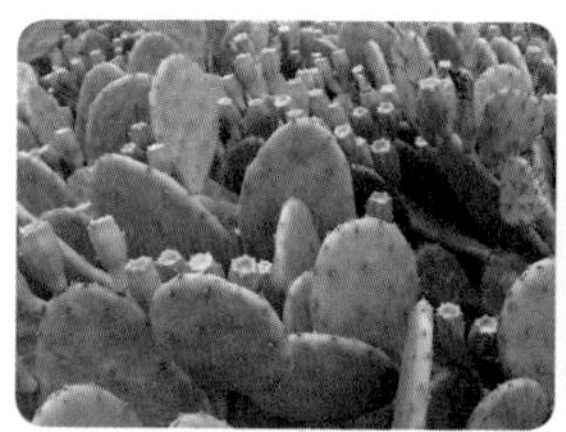
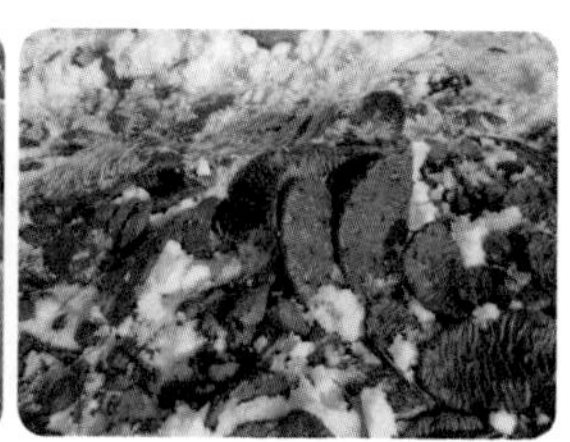

학명	Opuntia humitusa
한약명	천년초(千年草) – 잎과 줄기를 말린 것
다른 이름	태삼, 불로초, 손바닥 선인장
분포지	전국의 산기슭이나 밭, 제주도, 농가에서 재배
형태	천년초는 선인장과의 여러해살이풀로 높이 30cm 정도고, 잎과 줄기에는 가는 가시가 있다. 꽃은 6월에 노란색으로 피고, 열매는 여름에 여문다.
이용 부위	식용(꽃, 잎, 줄기, 뿌리), 약용(잎과 줄기)
약초 만들기	꽃이 피기 전에 잎과 줄기, 뿌리를 통째로 채취하여 햇볕에 말린다.
식용	· 천년초 가루나 달인 육수를 음식에 넣어 먹는다. · 냉면, 만두, 국수, 칼국수로 먹는다.
꽃차 만들기	6월에 노란 꽃을 따서 찻잔에 넣고 뜨거운 물을 부어 우려내어 마신다.
효소 만들기	봄에 잎과 줄기를 채취하여 가시를 제거한 후에 물로 씻어 물기를 뺀다. 적당한 크기로 잘라 용기에 넣고 설탕을 녹인 시럽을 70% 부어 100일 이상 발효시킨다.
구분	제주도 백년초

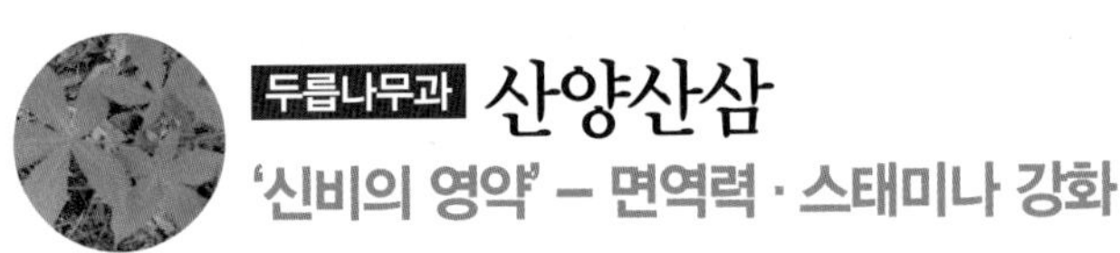

두릅나무과 산양산삼

'신비의 영약' – 면역력 · 스태미나 강화

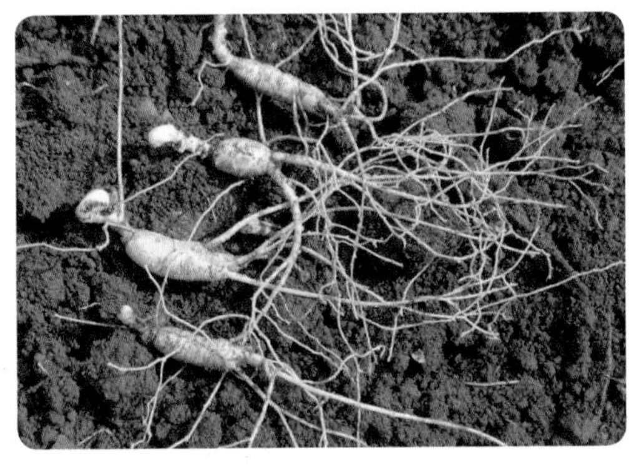

산양산삼은 역사적·문화적·건강적으로 매우 중요한 우리 민족 고유의 유산이다. 예로부터 산삼은 신비성과 희귀성으로 신(神)의 가호를 받았다 하여 "죽은 사람도 살릴 수 있다"는 신비의 영약으로 알려져 있다. 산속에서 저절로 나서 오래 자란 것을 '산삼(山蔘)', 신이 내린 약초라 하여 '신초(神草)'라 불린다. 최근에 중국삼, 북한삼, 외국화기삼 등이 장뇌삼이나 산삼으로 둔갑하는 경우가 많아 2010년 산림청에서 '산양산삼'으로 명칭을 통일하였다.

산양산삼은 독성이 없어 식용과 약용으로 가치가 높다. 산삼은 산삼 뿌리가 가늘고 굽어지고 길게 뻗어 잔털이 별로 없으며, 천혜의 자연 조건이 맞지 않거나 벌레나 동물이 살짝 스치기만 하여도 생장점을 멈추고 일정 기간 휴면을 한다. 인삼은 4~6년산을 쓰고 무게로 가격을 정하지만, 산양산삼은 생김새와 연수에 따라 가격이 달라진다.

산삼칠효설(山蔘七效設)

1. 보기구탈(補氣球脫) : 원기를 보하여 허탈을 다스린다.
2. 익혈복맥(益血復脈) : 피를 더해주고 맥을 강하게 한다.
3. 양심안심(養心安心) : 마음을 편안히 해주고 신경을 안정시킨다.
4. 생진지갈(生津止渴) : 진액을 보하고 갈증을 해소한다.
5. 보폐정천(補肺定喘) : 폐의 기능을 보하고 기침을 멈춘다.
6. 건비지사(建脾止瀉) : 비장을 튼튼하게 하고 설사를 멈추게 한다.
7. 탁독합창(托毒合瘡) : 독을 제거하고 종기를 식혀준다.

한방에서 뿌리 말린 것을 '산양산삼(山養山蔘)'이라 부른다. 주로 암, 신체허약, 권태무력, 기혈부족 등에 쓰이며, 면역력과 스태미나 강화를 위해 다른 약재와 함께 처방한다.

민간에서 원기가 몹시 허약한 허혈증에는 토종닭에 8년 이상된 산양산삼 열 뿌리를 넣어 닭백숙으로 먹는다. 기(氣)를 보하고자 할 때는 산양산삼과 백출, 복령, 감초를 배합하여 사군자탕으로 달여서 하루 3번 나누어 복용한다.

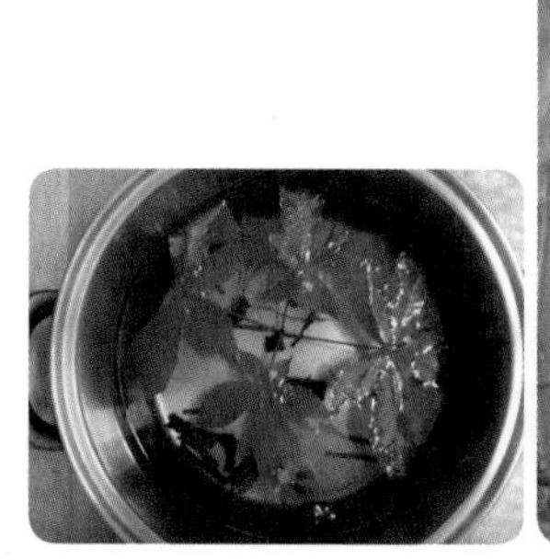

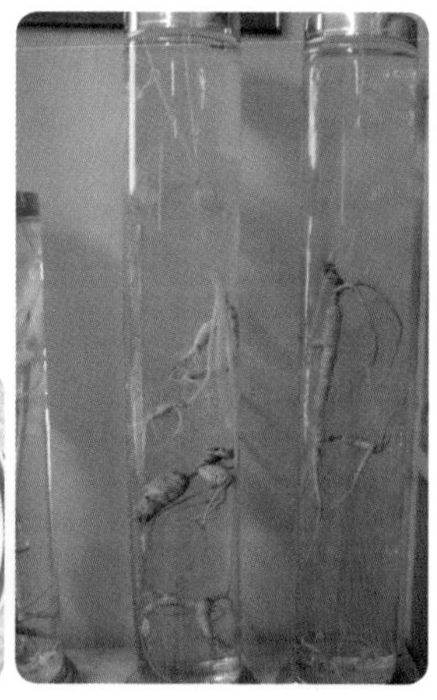

학명	Panax ginseng Nees
한약명	산양산삼(山養山蔘) – 뿌리를 말린 것
다른 이름	천종, 지종, 인종, 장뇌, 산양삼, 고려삼
분포지	깊은 산속(반음지)
형태	산양산삼은 두릅나무과의 여러해살이풀로 키 50~60cm 정도고, 잎은 돌려나고 손바닥 모양의 겹잎이며 가장자리에 톱니가 있다. 꽃은 암수한그루며 4월에 잎 가운데서 나온 긴 꽃 줄기 끝에 작은 꽃이 모여 연한 녹색으로 피고, 열매는 선홍색 핵과로 여문다.
이용 부위	식용(잎, 줄기, 열매, 뿌리), 약용(뿌리)
약초 만들기	봄에 잎, 줄기, 뿌리를 통째로 캐서 마르기 전에 약초로 쓴다.
식용	· 날 것으로 먹는 것이 가장 효과를 볼 수 있다. · 산양산삼을 먹을 때는 공복에 10분 이상 잎부터 뿌리까지 꼭꼭 씹어서 먹는다. 지속적으로 15일 정도 먹고 3일 정도 금했다가 또 다시 지속적으로 먹는다. · 5년 미만인 뿌리를 삼계탕 또는 백숙 등에 넣어 먹거나 산양산삼을 잘게 썰어 꿀에 담가 정과로 먹는다.
산양산삼차 만들기	봄에 잎, 줄기, 뿌리를 통째로 캐서 물에 달여 꿀을 타서 마신다.
산양산삼주 만들기	6년 이상 된 뿌리를 캐서 뇌두(삼의 싹이 나오는 대가리 부분)를 떼어버리고 물로 씻어 물기를 뺀 다음 용기에 넣고 소주(19도)를 부어 밀봉하여 3개월 후에 먹는다.
구분	· 천종(天種) : 하늘이 내린 천연 산삼 · 지종(地種) : 새나 짐승이 산삼씨를 먹고 배설하여 자란 산삼 · 장뇌(長腦) : 사람이 산삼 씨를 심어서 자란 인공 산삼 · 산삼 : 산림에서 스스로 자생한 삼 · 산양삼 : 산삼을 채취한 종자나 종묘를 무농약, 무시지, 자연채광으로 산림에서 채광한 삼 · 산양생삼 : 말리지 않은 산양삼 · 산양건삼 : 산양생삼을 햇볕, 열풍 또는 기타 방법으로 익히지 않고 말린 것 · 산양홍삼 : 산양생삼을 증기 또는 기타 방법으로 쪄서 익혀 말린 것 · 산양삼류 : 규정된 산양삼의 모든 것 · 연근 : 산양삼이 출아하여 자란 연수

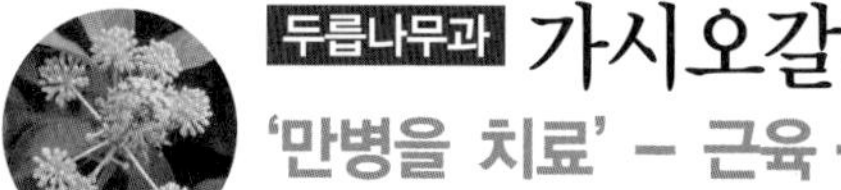

두릅나무과 가시오갈피

'만병을 치료' – 근육·뼈·관절 강화, 혈관정화 기능 탁월

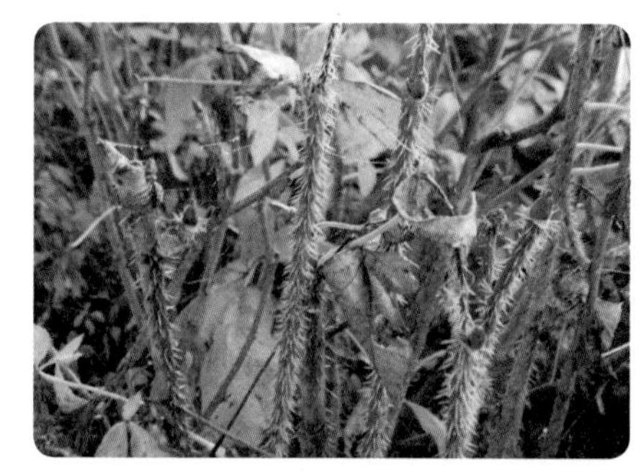

오가피(五加皮)의 학명은 아칸토파낙스(Acanthopanax)인데 '만병을 치료하는 가시나무'라는 뜻이다. 어릴 때는 산삼이나 인삼처럼 한 가지에서 5개의 잎이 나오기 때문에 구별하기 어렵지만, 자라면 두릅나무과의 갈잎떨기나무로 쉽게 구분할 수 있다. 오가피는 우리나라 전역에 분포하며, 가시오갈피는 해발 500m 이상에서 자란다.

조선시대 허준이 쓴《동의보감》에서는 오가피를 삼(蔘) 중에서도 으뜸이라 하여 '천삼(天蔘)'이라 했고, 중국의 이시진이 쓴《본초강목》에서는 "한 줌의 오가피를 얻으니 한 수레의 황금을 얻는 것보다 낫다"고 했다. 장복하면 신체 기능이 활성화되고 근육과 뼈를 튼튼하게 하고 혈관 내 환경을 정화해주며 관상동맥의 확장에도 도움을 준다. 혈관 속에 혈전이나 지방질이 쌓이는 고지혈증에 좋고 효소가 풍부해 신진대사를 촉진한다.

오가피는 부작용이 전혀 없어 식용·약용으로 가치가 높다. 잎, 줄기, 열매, 뿌리 모두 사용할 수 있다. 봄에 새순을 따서 뜨거운 물에 살짝 데쳐서 나물로 무쳐 먹거나 말려서 차로 마실 수 있다. 잎을 따서 깻잎처럼 간장에 재어 장아찌로 만들 수도 있다. 가을에 검은 열매를 따서 용기에 술과 함께 넣고 밀봉했다가 15일 후에 먹거나 설탕이나 시럽을 부어 100일 동안 발효시킨 후에 효소 1에 찬물 5의 비율로 희석해 마셔도 된다.

한방에서 뿌리 또는 줄기의 껍질을 말린 것을 '자오가(刺五加)'라 부른다. 주로 신체허약, 면역, 당뇨병, 동맥경화, 저혈압, 관절염, 요통, 심근염, 신경통, 위염, 악성 종양, 육체적 피로에 다른 약재와 처방한다.

민간에서 관절염과 요통에는 말린 약재 5~10g을 물에 달여서 하루 3번 나누어 복용한다. 노화방지와 면역력 증강을 위해 봄에는 잎, 가을에 열매로 효소를 만들어 장복한다.

학명	Eleutherococcus senticosus
한약명	자오가(刺五加) – 뿌리 또는 줄기의 껍질을 말린 것
다른 이름	가시오가피, 백침, 자오기피, 자오가근(刺五加根)
분포지	깊은 산지 해발 500m 이상
형태	가시오갈피는 두릅나무과의 갈잎떨기나무로 높이 2~3m 정도고, 잎은 어긋나고 손바닥 모양의 겹잎이며 잎의 가장자리에 날카로운 톱니가 있다. 잎자루 밑에 솜털 같은 작은 가지가 많다. 꽃은 7월에 가지 끝에 모여 산형화서 자황색으로 피고, 열매는 10월에 둥근 핵과로 여문다.
이용 부위	식용(꽃, 어린순, 가지, 열매, 뿌리), 약용(줄기, 뿌리)
약초 만들기	봄부터 초여름까지 잎, 뿌리껍질 또는 줄기껍질을 벗겨 햇볕에 말린다.
식용	· 봄에 새순을 따서 끓는 물에 살짝 데쳐서 나물로 무쳐 먹는다. · 잎으로 쌈장, 장아찌를 만들고, 잔가지는 닭을 삶을 때 넣어 먹는다.
효소 만들기	가을에 검은 열매를 따서 이물질을 제거한 후 마르기 전에 용기에 넣고 설탕을 녹인 시럽 70%를 부어 100일 이상 발효시킨다.
가시오갈피 열매주 만들기	가을에 검은 열매를 따서 채반에 펼쳐놓고 물을 뿌려 씻고 이물질을 제거한 후 물기가 빠지면 용기에 넣고 소주(19도)를 부어 밀봉하여 1개월 후에 먹는다.
주의사항	고혈압이나 심장병 환자는 장복을 하지 않는다.

백합과 마늘

'항암식품 1위' – 면역력 강화, 관절염, 동맥경화 등에 효험

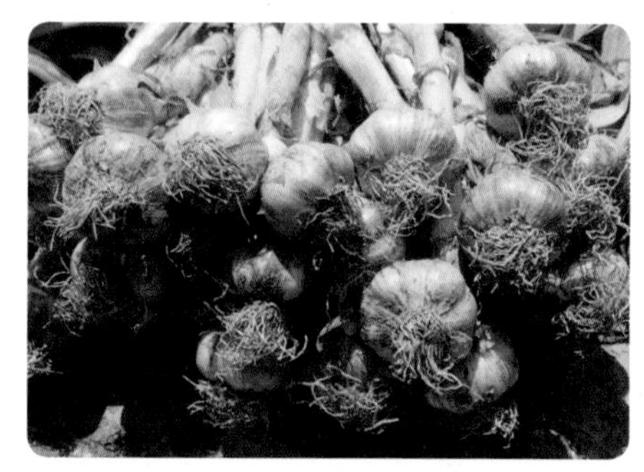

마늘을 치료에 사용한 역사는 5,000년이나 된다. 마늘은 지난 30년간 1,000편 이상의 관련 연구논문이 발표되었고, 미국 암센터에서 권장하는 항암식품 1위에도 올라 있다. 마늘에는 강력한 화합물인 알리신(allicin)과 혈전을 용해하는 트롬복산이 함유되어 있으며, 마늘에 상처를 내어 냄새를 내면 알리신의 항균력은 페니실린의 100배에 이른다.

마늘은 독성이 없어 식용 또는 약용으로 가치가 높다.《본초학》에서 "마늘은 신맛이 있고 기(氣)가 따뜻하다. 또한 육곡(肉穀)을 소화시키고 해독, 산옹(散癰)한다"고 했듯이 최근 논문에 의하면 마늘은 변조된 생체 기능을 회복시키고 몸을 따뜻하게 하여 말초혈관을 확장시켜주며 면역력을 강화시켜준다. 마늘추출액에는 면역력을 강화시키고 암세포를 억제하는 효력이 있는데, 체외에서 배양한 암세포의 70~90%를 억제할 정도로 효능이 좋은 것으로 알려져 있다.

한방에서는 비늘줄기(알뿌리) 말린 것을 '대산(大蒜)'이라 부른다. 주로 감기, 신경통, 동맥경화, 고혈압, 치질, 변비, 곽란, 암, 냉증, 구충에 좋으며, 면역력과 스태미나를 강화하고 해독 작용을 한다. 다른 약재와 함께 처방한다.

민간에서 기관지염에는 마늘을 으깨어 꿀에 반죽하여 식후에 먹는다. 정력증강에는 마늘, 검은 참깨, 꿀을 배합하여 가루내어 환으로 만들어 1회에 20개씩 하루에 3번 먹는다. 탈모증과 티눈에는 껍질을 벗긴 마늘을 으깨어 하루에 3번 이상 환처에 바른다. 신경통에는 목욕물 속에 마늘을 넣고 목욕을 한다.

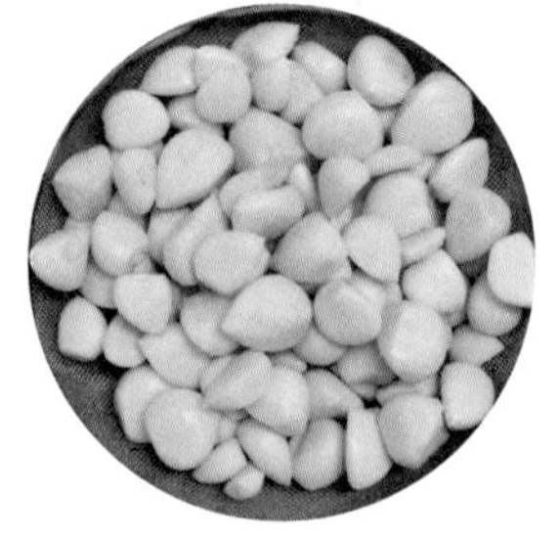

학명	Allium sativum
한약명	대산(大蒜) – 비늘줄기(알뿌리)를 말린 것
다른 이름	호산, 산채, 산산, 야산
분포지	농가에서 재배
형태	마늘은 백합과의 여러해살이풀로 높이 60cm 정도다. 길고 납작한 잎이 3~4개가 어긋나며, 비늘줄기는 5~6개의 작은 마늘쪽으로 되어 있고 얇은 껍질에 쌓여 있다. 꽃은 7월에 꽃대 끝에서 둥글게 연한 자주색으로 피고, 열매는 맺지 않는다.
이용 부위	식용(비늘줄기, 알뿌리), 약용(비늘줄기)
약초 만들기	5월에 마늘의 알뿌리를 캐내어 잎과 줄기를 제거하고 그늘에서 말린다.
식용	· 연한 잎과 마늘종은 생으로 고추장에 찍어 먹고 구워서도 먹는다. · 마늘 껍질을 벗겨내고 반찬의 양념으로 먹는다. · 마늘종을 된장이나 고추장에 박아 30일 후에 먹는다. · 자극적인 냄새가 강하고 매운맛이 있어 양념이나 향신료로 사용한다.
효소 만들기	껍질을 벗겨내어 용기에 넣고 설탕을 녹인 시럽을 70% 부어 100일 이상 발효시킨다.
냄새 제거	마늘을 생으로 먹고 냄새를 제거할 때는 우유를 마신다.
주의사항	· 어린이는 많이 먹지 않는다. · 복용 중에 맥문동, 백하수오를 먹지 않는다. · 음기가 허약한 사람은 금한다.

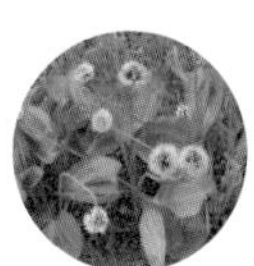

백합과

산마늘(백합과)

목숨 이어주는 '명이나물' – 면역력 증진 · 항균 · 발암물질 억제

산마늘은 울릉도에서 자생하는 우리 토종 산나물이다. 지금은 치악산을 비롯해 재배지가 전국으로 확대돼 있고 대형 마트에서 쉽게 접할 수 있다. 산마늘은 잎과 줄기, 뿌리 등 전체에서 강한 마늘 냄새가 나기 때문에 '산마늘'이라 불리며, 목숨(命)을 이어준다 하여 울릉도에서는 '명이'라는 애칭도 지녔다. 식용 · 약용으로 가치가 높아 예로부터 산마늘을 말려서 한약재로 사용했다.

조선시대 허준이 쓴《동의보감》에서 "산마늘은 비장과 신장을 돕고 몸을 따뜻하게 하며 소화를 촉진시킨다"고 했듯이 산마늘은 쌉싸름한 맛과 향이 고기의 느끼한 맛을 없애주고 부드럽게 해준다. 레몬 못지않게 비타민 C를

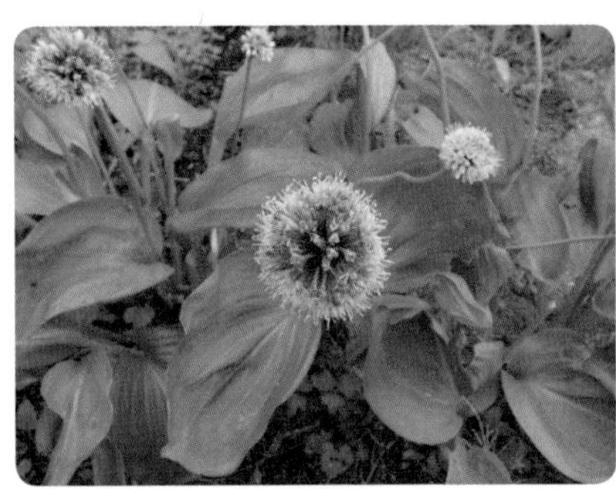

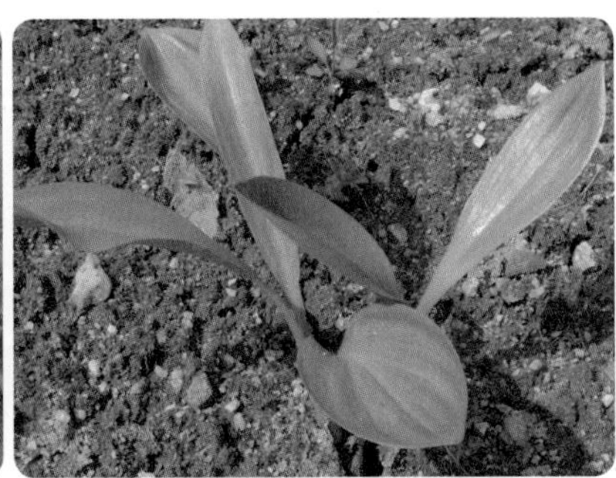

다량 함유하고 있고, 유황 성분과 미네랄이 많아 체내 항균 및 면역력 증진에 효과적이다. 고혈압과 당뇨병에 좋고 혈관성 질환을 예방해주며 발암물질을 억제해 암 예방에도 도움이 된다.

한방에서 알뿌리(비늘줄기) 말린 것을 '격총(茖蔥)'이라 부른다. 주로 소화불량, 복통, 옹종, 독충에 물린 상처, 장기악독에 다른 약재와 처방한다.

민간에서 소화불량과 복통에 비늘줄기 20g을 달여 먹는다. 종기 또는 독충이나 벌레에 물렸을 때 전초나 생알뿌리를 채취하여 짓찧어 환부에 바른다.

학명	Allium victorialis
한약명	격총(茖蔥), 산산(山蒜) – 알뿌리(비늘줄기)를 말린 것
다른 이름	울릉도(명이, 맹이, 멩이, 멩이풀), 산총, 격총, 망부추, 땅이풀
분포지	울릉도, 산지 숲속
형태	산마늘은 백합과의 여러해살이풀로 높이 40~60cm 정도고, 잎은 밑동에서 2~3개씩 나며 넓은 타원형이다. 꽃은 5~7월에 긴 꽃대 끝에 둥근 모양의 연한 흰색으로 피고, 열매는 8~9월에 꽃이 진 후에 염통 모양의 삭과로 여문다.
이용 부위	식용(꽃, 잎, 비늘줄기), 약용(알뿌리)
약초 만들기	여름에 비늘줄기(알뿌리)를 캐서 햇볕에 말린다.
식용	· 봄에 어린순을 뜯어 끓는 물에 살짝 데쳐서 나물로 무쳐 먹는다. · 쌈채, 국거리, 볶음, 튀김으로 먹는다. · 삶아서 묵나물로 먹는다. · 깻잎처럼 간장이나 된장에 재어 30일 후에 장아찌로 먹는다.
주의사항	· 옛날 사약으로 이용되던 독초인 박새를 산마늘로 잘못 알고 먹다가 탈이 나는 경우가 많다. · 유독식물인 박새, 여로, 은방울꽃과 잎이 비슷하기 때문에 주의를 요한다.

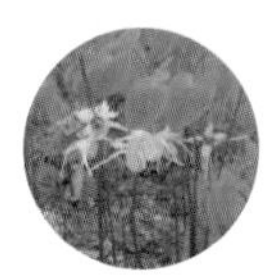

매자나무과 삼지구엽초

'스태미나 강화' – 허리 · 무릎 · 양기부족에 효험

삼지구엽초는 이름처럼 뿌리에서 잎이 뭉쳐 나는데, 줄기 윗부분이 3개의 가지로 갈라지고 각각의 가지에 3개의 잎이 달려 모두 9장의 잎을 가지고 있다. 중국 명나라 때 고서《삼재도회(三才圖會)》에 "숫양 한 마리가 삼지구엽초를 먹고 암양 100마리와 교배했다"고 기록돼 있을 정도로 삼지구엽초는 스태미나 강화나 정력에 좋은 것으로 알려진 우리 토종 약초다. 조선시대 허준이 쓴《동의보감》에도 "삼지구엽초는 허리와 무릎이 쑤시는 것을 보(補)하며 양기가 부족하여 일어나지 않는 남자, 음기(陰氣)가 부족하여 아이를 낳지 못하는 여자에게 좋다"고 되어 있다.

삼지구엽초는 독이 없어 식용·약용으로 가치가 높다. 봄에는 꽃, 여름부

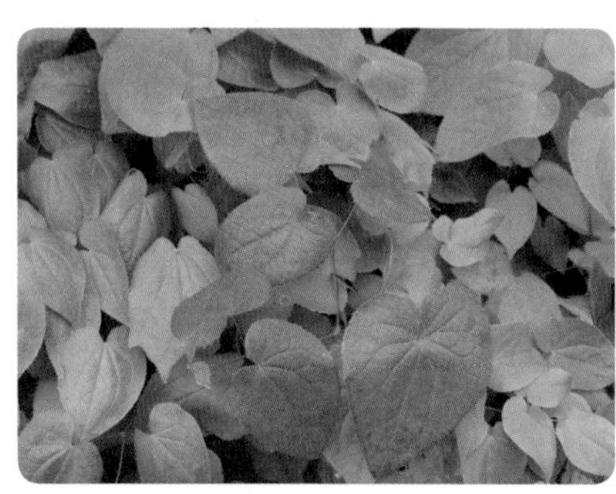

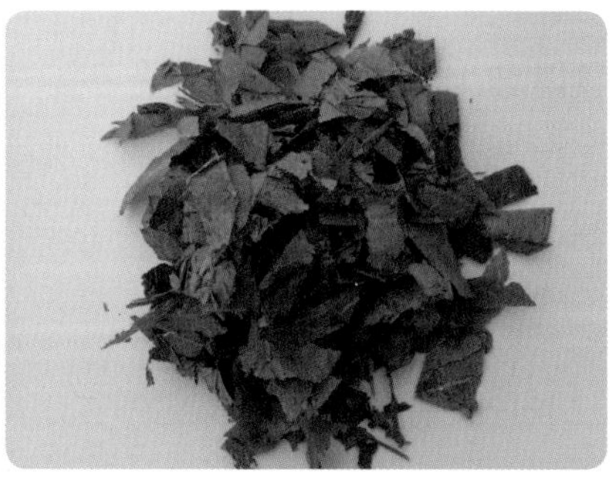

터 가을 사이에는 잎과 줄기를 채취하여 그늘에서 말려 쓴다. 물에 달여 차로 마실 수 있고, 잎이나 뿌리를 술로 담근 것을 '선령비주(仙靈脾酒)'라 부르며 취침 전에 소주잔으로 1~2잔씩 마신다. 잎을 끓는 물에 데쳐 무쳐 먹거나 쌈장, 튀김으로 먹는다. 닭을 삶을 때 잎을 몇 장 넣으면 냄새가 사라진다.

한방에서 지상부를 '음양곽(淫羊藿)', 뿌리줄기를 '음양곽근(淫羊藿根)'이라 부른다. 주로 발기불능이나 강장, 음위, 발기부전, 저혈압, 권태무력, 류머티즘에 다른 약재와 치방한다.

민간에서 정력증강에는 음양곽 잎 20g를 채취하여 물에 달여서 하루에 3번 식사 30분 전에 복용한다. 저혈압, 당뇨병, 중풍에는 잠들기 전에 선령비주를 소주잔으로 1~2잔 마신다.

학명	Epimedium koreanum
한약명	음양곽(淫羊藿), 선령비(仙靈脾) – 잎과 줄기를 말린 것
다른 이름	닻풀, 방장초, 삼지초, 선영피, 선약초, 팔파리, 천냥금
분포지	경기 · 강원 이북 산지의 나무 그늘
형태	삼지구엽초는 매자나무과의 여러해살이풀로 높이 30cm 정도다. 뿌리에서 잎이 뭉쳐 나고 줄기 윗부분이 3개의 가지로 갈라지며 각각의 가지에 3개의 잎이 달리는데 줄기에 달리는 잎은 가장자리가 가시처럼 가는 톱니 모양이다. 꽃은 5월에 연한 노란색으로 밑으로 향해 피고, 열매는 8월에 긴 타원형으로 여문다.
이용 부위	식용(꽃, 전초, 뿌리), 약용(잎과 줄기)
약초 만들기	봄에는 꽃, 여름부터 가을 사이에는 잎과 줄기를 채취하여 그늘에서 말린다.
식용	· 어린잎을 생으로 먹거나 쌈장에 찍어 먹는다. · 봄에 어린잎을 따서 끓는 물에 살짝 데쳐서 나물로 무쳐 먹는다. · 봄에 연한 잎을 따서 깻잎처럼 간장에 재어 장아찌로 먹는다. · 닭을 삶을 때 잎을 몇 장 넣어 냄새를 없애는 데 쓴다.
꽃차 만들기	5월에 꽃을 따서 그늘에 말려 3~6g을 찻잔에 넣고 끓는 물을 부어 우려내어 마신다.
선령비(仙靈脾)주 만들기	봄부터 가을까지 잎이나 뿌리를 채취하여 용기에 넣고 소주(19도)를 부어 밀봉하여 3개월 후에 먹는다.
주의사항	유정 또는 몽설이 있거나 성기능이 높을 때는 쓰지 않는다.

가지과 구기자나무

'천연 자양강장제' – 당뇨병 · 고혈압 · 신체 원기회복에 효험

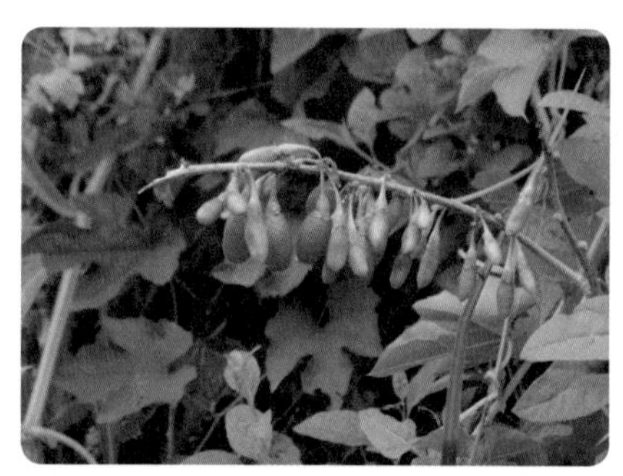

중국 의서에서 구기자(拘杞子)를 매일 상복하면 병약자가 건강해지고 정력이 증강되며 불로장수(不老長壽)의 선약(仙藥)으로 기록되어 있을 정도로 늙지 않게 한다 하여 '각로(却老)'라 불린다. 묵은 줄기로 만든 지팡이인 선인장(仙人掌)을 짚고 다니면 장수한다는 속설이 있다.

구기자는 신체의 원기를 회복시켜주고 정기를 북돋아주는 대표적인 자양강장제로 알려져 있다. 잎과 열매에는 비타민 A, B_1, B_2, C를 비롯하여 칼슘, 인, 철, 단백질, 타닌, 미네랄 등이 함유되어 있다.

봄에 나오는 잎은 천정초(天精草), 여름꽃은 장생초(長生草), 겨울의 뿌리는 지골피(地骨皮)로 구분한다. 구기자를 식용과 약용으로 쓸 때는 잎, 열매, 뿌리를 모두 사용한다. 구기자 잎은 끓는 물에 살짝 데쳐서 나물로도 무쳐 먹는다. 예전에 민간에서는 구기자 뿌리 한 줌에 식초를 넣고 달여서 치통에 썼고, 눈이 아플 때는 열매 달인 물로 눈을 씻었다.

한방에서 익은 열매를 말린 것을 '구기자(枸杞子)', 뿌리껍질을 말린 것을 '지골피(地骨皮)', 잎을 말린 것을 '구기엽(枸杞葉)'이라 부른다. 주로 열매는 당뇨병, 음위증, 요통, 오슬무력, 마른 기침에 쓰이며, 뿌리껍질은 기침, 고혈압, 토혈, 혈뇨, 결핵에 다른 약재와 처방한다.

민간에서 당뇨병에는 가지를 채취하여 잘게 썰어 물에 달여서 수시로 차로 마신다. 몸이 허약할 때는 열매 10g과 황정 뿌리 10g을 물에 달여서 수시로 장복한다. 치통에는 뿌리 한 줌에 식초를 넣고 달인 물로 입안에서 가글을 한다.

학명	Lycium chinense Miller
한약명	구기자(枸杞子) – 익은 열매를 말린 것, 지골피(地骨皮) – 뿌리껍질을 말린 것, 구기엽(枸杞葉) – 잎을 말린 것
다른 이름	지골자, 적보, 청정자, 천정자, 선인장, 구기, 구기묘, 지선, 구계, 고기, 각로
분포지	전국 각지, 마을 근처 재배
형태	구기자나무는 가지과의 갈잎떨기나무로 높이 1~2m 정도고, 줄기는 다른 물체에 기대어 비스듬히 서고 끝이 늘어진다. 꽃은 6~9월에 잎겨드랑이에 1~4송이씩 자주색 종 모양으로 피고, 열매는 8~9월에 타원형 장과로 여문다.
이용 부위	식용(꽃, 어린순, 열매), 약용(잎, 열매, 뿌리껍질)
약초 만들기	· 봄 또는 가을에 뿌리를 캐서 물에 씻고 껍질을 벗겨 감초탕에 담가 썰어서 햇볕에 말린다. · 가을에 익은 열매를 따서 햇볕에 말린다.
식용	· 봄에 어린 싹을 따서 끓는 물에 살짝 데쳐서 나물로 무쳐 먹는다. · 봄에 어린 싹을 소금물에 담가두었다가 잘게 썰어 소금으로 간을 한 다음에 쌀과 섞어 나물밥을 짓는다. · 나물무침, 튀김, 죽으로 먹는다. · 잎과 열매로 식혜를 만든다. · 생잎을 즙을 내서 녹즙으로 먹는다.
차 만들기	구기자 10g과 오미자 3g을 물 500ml에 넣고 달여 마신다.
효소 만들기	봄에는 잎을 따서 용기에 넣고 설탕을 녹인 시럽을 30%, 가을에는 익은 열매를 따서 용기에 넣고 설탕을 80% 붓고 100일 이상 발효시킨다.
구기자주 만들기	가을에 익은 열매를 따서 용기에 넣고 소주(19도)를 부어 밀봉하여 3개월 후에 먹는다.
주의사항	위장이 약하거나 설사를 자주하는 사람은 주의한다.

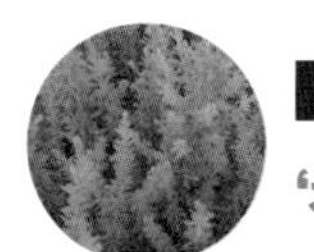

콩과 비수리

'천연 비아그라' – 야뇨증 · 유정 · 스태미나 강화에 도움

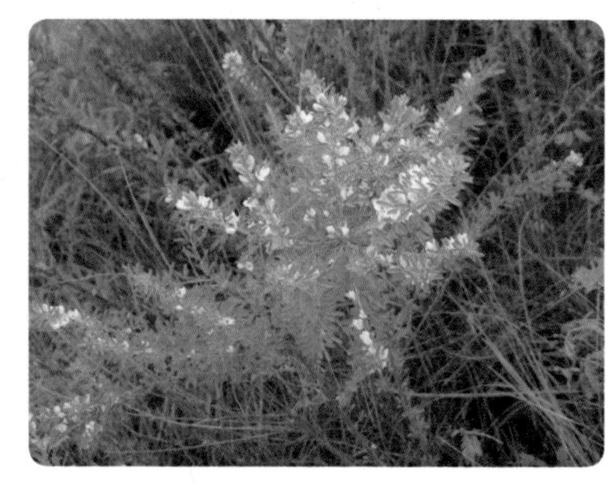

우리 산야에는 스태미나를 강화해주는 삼지구엽초, 하수오 외에도 '천연 비아그라'라는 애칭을 가지고 있는 야관문(夜關門)이 있다. 예로부터 이 풀을 복용한 남자와 하룻밤을 지낸 여자는 다음 날부터 밤이면 대문의 빗장을 열어놓고 기다리게 된다 하여 '야관문(夜關門)'이라 불린다.

야관문으로 약초를 만들 때는 꽃이 피기 전 뿌리와 잎, 줄기 등이 온전히 달린 전초(全草)를 많이 쓴다. 야관문주(酒)는 전초를 채취하여 소주에 넣고 밀봉하여 3개월 후에 마신다. 전초를 말려 꿀을 타서 차(茶)로도 마신다. 잎이나 뿌리를 말린 후에 가루를 내어 찹쌀과 배합하여 환을 만들어 식후에 30~40알을 먹는다.

한방에서는 야관문을 주로 간장, 신장, 폐장의 기능을 보하는 데 쓴다. 민간에서 스태미나를 강화하고자 할 때는 야관문으로 술을 담가 먹었고, 산에서 뱀에게 물렸을 때는 잎과 줄기를 짓찧어 상처에 붙이거나 가루를 내어 먹었다.

한방에서 뿌리를 포함한 전초를 말린 것을 '야관문(夜關門)' '삼엽초(三葉草)'라 부른다. 주로 유정, 야뇨증, 천식, 위통, 시력감퇴, 유선염, 타박상에 다른 약재와 처방한다.

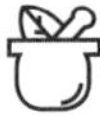

민간에서 정력증강을 위해 줄기를 술에 담가 먹었다. 급성 유선염에는 생잎을 짓찧어 환부에 붙인다.

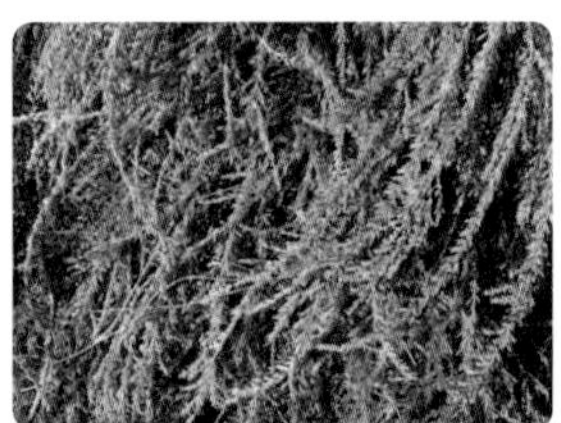

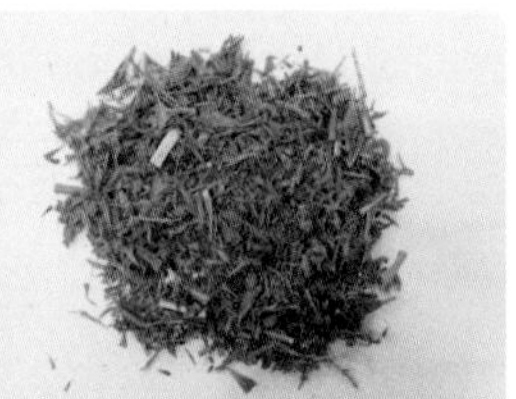

학명	Lespedeza cuneata
한약명	야관문(夜關門) · 삼엽초(三葉草) – 뿌리를 포함한 전초를 말린 것
다른 이름	맞추, 백마편, 철리관, 삼엽초, 철소파, 공갱이대, 싸리
분포지	산의 경사지
형태	비수리는 콩과의 여러해살이풀로 높이 1m 정도다. 잎은 어긋나고 3출겹잎이며 작은 잎은 선상 피침형이고 가장자리는 밋밋하다. 꽃은 8~9월 잎겨드랑이에 모여 흰색으로 피고, 열매는 10월에 둥근 협과로 여문다.
이용 부위	식용(꽃, 전초), 약용(전초, 뿌리)
약초 만들기	꽃이 피기 전 뿌리와 잎, 줄기 등이 온전히 달린 전초(全草)를 그늘에 말린다.
식용	꽃이 피기 전에 어린잎을 뜯어 끓는 물에 살짝 데쳐서 나물로 먹는다.
야관문주 만들기	꽃이 피기 전에 지상부 전체와 뿌리를 채취하여 용기에 넣고 35도 소주를 붓고 밀봉하여 3개월 후에 마신다.
주의사항	· 야관문주를 3일 이상 계속해서 먹지 않는다. · 1년 미만된 야관문주를 마시면 머리털이 빠진다.

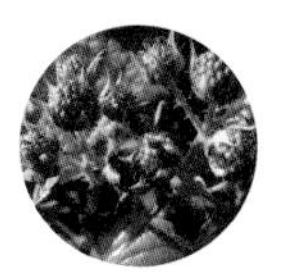

장미과

복분자딸기

'스태미나 강화' – 음위 · 빈뇨 · 신체허약에 도움

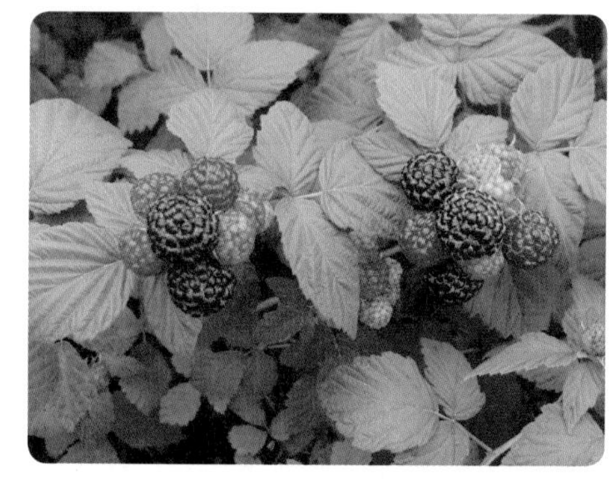

전통 의서에서 산딸기인 복분자를 성인이 먹으면 오줌줄기가 세져 요강이 엎어진다 하여 '엎어질 복(覆)'에 '요강 분(盆)'자를 합하여 '복분자(覆盆子)'라 불린다.

복분자는 독이 없어 미성숙한 열매와 성숙한 열매 모두 식용이나 약용으로 쓴다. 주로 원기회복과 자양강장에 효험이 있다. 한국 전통 와인의 맛과 향을 알리는 건강식품으로 알려져 복분자주, 음료, 차, 유제품, 과자, 잼 등으로 각광받고 있다.

복분자는 인체의 노화를 막아주는 항산화 효과가 탁월하고 폴리페놀 함량은 프랑스산 와인보다 28% 가량 높다. 성호르몬을 활성화하기 때문에 성기능을 강화하며, 혈관을 이완시키고 혈관벽을 강화해준다.

한방에서는 덜 익은 열매를 말린 것을 '복분자(覆盆子)'라 부른다. 주로 신체허약, 양기부족, 음위, 유정, 빈뇨, 이뇨에 도움을 주며, 시력 회복과 스태미나 강화에 좋다. 다른 약재와 함께 처방한다.

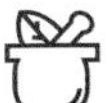

민간에서 음위증에는 복분자를 술에 담갔다가 건져내어 약한 불에 말려 가루내어 물에 타서 복용한다. 스태미나를 강화하고 허약한 신체를 보하기 위해서는 약재를 1회에 2~4g씩 물에 달여 하루 3번 나누어 복용한다.

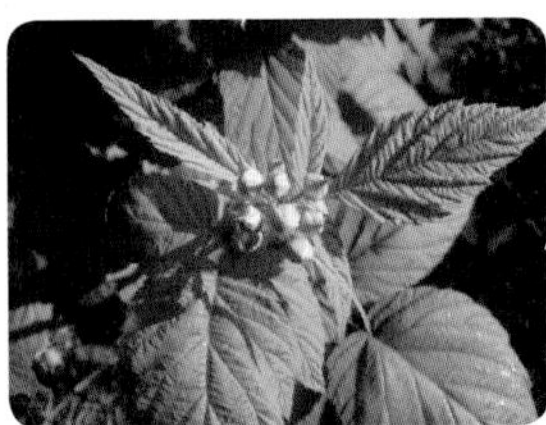

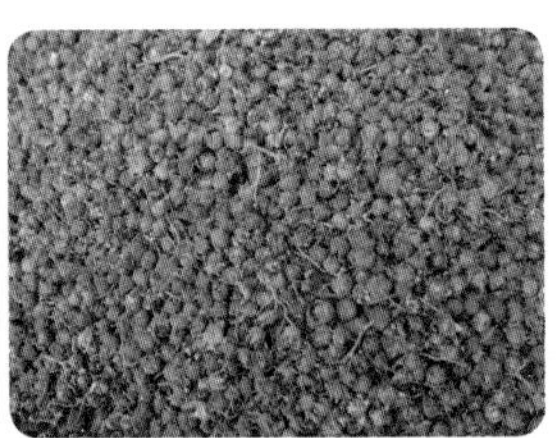

학명	Rubus coreanus Miquel
한약명	복분자(覆盆子) – 덜 익은 열매를 말린 것
다른 이름	곰딸, 곰의딸
분포지	산기슭의 양지
형태	복분자는 장미과의 갈잎떨기나무로 높이 3m 정도다. 잎은 어긋나고 깃꼴겹잎이며, 작은 잎은 타원형이고 가장자리에 예리한 톱니가 있다. 꽃은 5~6월에 가지 끝에 산방화서로 흰색이나 연홍색으로 피고, 열매는 7~8월에 반달 모양의 보과로 여문다.
이용 부위	식용(꽃, 어린순, 익은 열매), 약용(덜 익은 열매)
약초 만들기	초여름에 덜 익은 푸른 열매를 따서 햇볕에 말린다.
식용	봄에 어린순을 채취하여 끓는 물에 살짝 데쳐서 나물로 무쳐 먹는다.
차 만들기	찻잔에 덜 익은 복분자를 6~10g씩 넣어 우려내어 마신다.
효소 만들기	여름에 검은 열매를 따서 용기에 넣고 설탕 100%를 붓고 100일 이상 발효시킨다.
약술 만들기	여름에 검은 열매를 따서 용기에 넣고 소주(19도)를 부어 밀봉하여 1개월 후에 먹는다.

국화과 개똥쑥

'항암 효과 1,000배 이상' – 암세포 억제, 위암에 효능

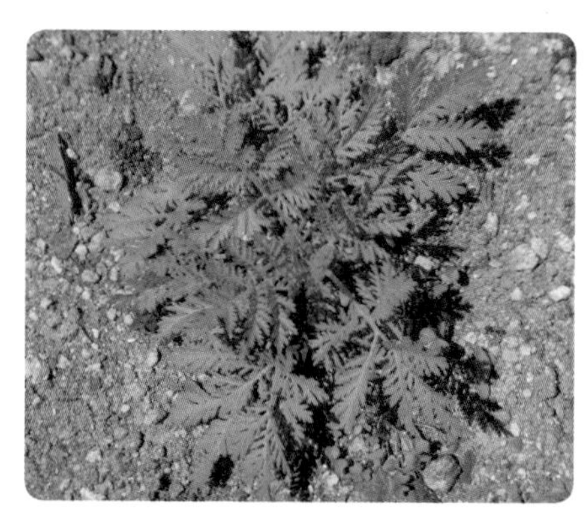

'개똥쑥'이라는 이름은 손으로 뜯어서 비벼보면 마치 개똥 같은 냄새가 난다고 하여 붙여졌다.

개똥쑥이 주목받기 시작한 것은 2008년 미국 워싱턴대 연구팀이 〈암저널〉에 "개똥쑥이 기존 암 환자에게 부작용은 최소화하면서 항암 효과는 1,000배 이상 높은 항암제로 기대된다"고 발표한 이후다. 중국의 약리학자인 투유유(Youyou Tu)는 중국 고서 《주후비급방》의 기록에서 단서를 얻어 개똥쑥에서 말라리아 치료제인 아르테미신(artemisine)를 개발한 공로로 2015년 윌리엄 캠밸(William C. Cambell)과 노벨생리학상을 공동 수상했다. 우리나라의 경우 〈한국식품영양과학회지〉에서 개똥쑥 잎과 줄기로 항산화 및 암세포 증식억제 활성 실험을 한 결과 상피암이나 위암에 효능이 있다고 주장하여 주목을 받았다.

개똥쑥은 5월 단오 이전에 뜯어 식용과 약용으로 쓴다. 쑥은 어혈을 풀어주고 혈액순환과 간질환에 좋다. 모세혈관의 막힌 곳을 뚫어주고, 냉병을 몰

아내 몸을 따뜻하게 한다. 개똥쑥은 일부 아시아 국가에서는 샐러드 형태로 섭취한다. 봄에 어린잎을 따서 된장에 넣어 먹거나 쑥처럼 갈아서 떡으로 먹기도 하고 그늘에 말려서 차(茶)로도 마신다. 식용이나 효소로 만들 때는 키가 30cm 미만일 때 채취해 쓴다.

한방에서 줄기와 잎을 말린 것을 '황화호(黃花蒿)'라 부른다. 주로 암, 말라리아, 고혈압, 당뇨, 기관지염, 천식에 좋으며, 숙취 해소와 면역력 향상, 피로회복에도 다른 약재와 처방한다.

민간에서 각종 암·위암·상피암에는 잎과 줄기를 물에 달여서 하루에 3번 식후에 복용한다. 학질에는 잎을 채취하여 그늘에 말려서 차(茶)로 마신다.

학명	Artemisia annua
한약명	황화호(黃花蒿) – 줄기와 잎을 말린 것
다른 이름	비쑥, 진잎쑥, 개땅숙, 인진호, 취호, 황호, 초호
분포지	들과 길가
형태	개똥쑥은 국화과의 한(두)해살이풀로 높이 1~1.5m 정도고, 잎은 어긋나고 3회 깃꼴겹잎으로 빗살 모양이며, 표면에 잔털이 많고 특이한 향이 있다. 꽃은 6~8월에 줄기 끝에 원추화서로 녹황색으로 피고, 열매는 9월에 수과로 여문다.
이용 부위	식용(키 30cm 이하 어린순), 약용(전초)
약초 만들기	여름에 꽃이 피고 특유의 향기가 진할 때 전초를 베어 햇볕에 말린다.
식용	· 봄에 어린순을 채취하여 끓는 물에 살짝 데쳐서 나물로 무쳐 먹는다. · 봄에 어린잎을 따서 된장에 넣어 먹는다. · 쑥처럼 갈아서 떡으로 먹는다.
환 만들기	여름에 꽃이 피고 특유의 향기가 진할 때 전초를 베어 햇볕에 말려 밀폐용기에 보관하며, 찻잔에 적당량을 넣고 뜨거운 물을 부어 우려낸다.
효소 만들기	전초와 줄기를 따서 적당한 크기로 잘라 햇볕에 말린 후에 가루를 내어 찹쌀과 배합하여 만든다.
주의사항	· 개똥쑥은 약성이 강하기 때문에 한꺼번에 많이 먹으면 안 된다. · 냉병이 있는 환자와 임산부는 금한다. · 혈액이 부족하고 기력이 약하며 허증이나 냉증이 있는 환자는 금한다.

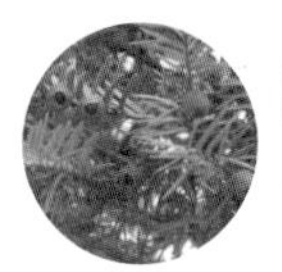

주목과 주목

항암제 '탁솔' – 암 · 신장병 · 당뇨 치료

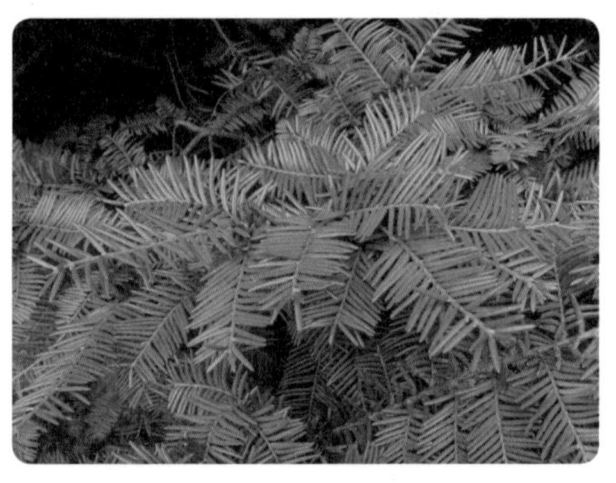

주목은 "살아서 천년, 죽어서 천년을 산다"는 대표적인 장수목(長壽木)으로 추운 지역이나 해발 1,000m가 넘는 정상이나 능선에서 자란다. 나무껍질이 얇아 띠 모양으로 벗겨지고 줄기를 자르면 붉다. 나무의 줄기가 붉은색을 띠어 '붉을 주(朱)' 자에 '나무 목(木)' 자를 써서 '주목(朱木)'이라 불린다.

미국 국립암연구센터에서 1971년 태평양산 주목 껍질에서 항암 효과가 있는 파크리탁셀이라는 물질을 발견했고, 21년 뒤 미국의 브리스톨 마이너스 스퀴브(BMS)는 주목의 껍질과 잎, 줄기, 씨눈에 기생하는 곰팡이를 증식하여 항암제인 탁솔(Taxal)을 발명하였다. 잎에 있는 탁소테레(Taxotere) 성분이 항암제인 '탁솔(taxol)'로 시판 승인을 받아 지금은 연간 1조 원이 넘는 매출을 올리고 있다. 주목에서 추출되는 의약품으로 시판되고 있는 것은 의사의 처방으로 먹을 수 있다.

한방에서 잎과 가지를 말린 것을 '자삼(紫杉)' '일위엽(一位葉)' '주목(朱木)' '적백송(赤柏松)'이라 부른다. 주로 암, 당뇨병, 신장병, 소변불리, 부종, 월경불순, 유종, 이뇨, 통경에 다른 약재와 함께 처방한다.

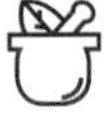

민간에서 위암에는 햇순이나 덜 익은 열매를 채취하여 1회 8~10g씩 달여서 10일 이상 하루 2~3번 복용한다. 당뇨병에는 껍질을 말린 약재를 1회 3g을 달여 하루에 3~4번 나누어 복용한다.

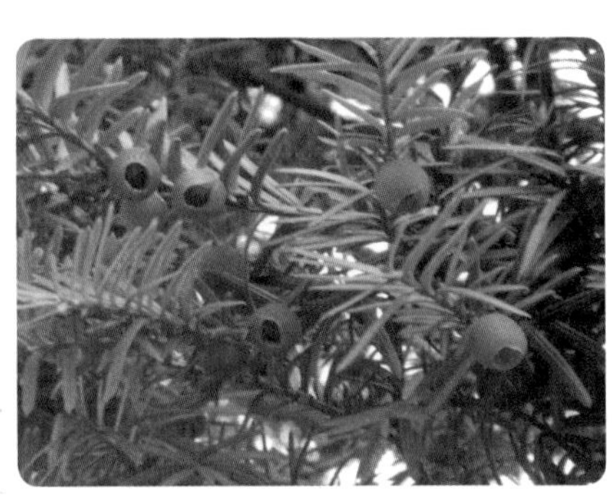

학명	Thuja orientalis S. et Z.
한약명	자삼(紫杉) · 일위엽(一位葉) · 주목(朱木) · 적백송(赤柏松) – 잎과 가지를 말린 것
다른 이름	적목, 경목, 노가리나무
분포지	전국 각지
형태	주목은 주목과의 늘푸른큰키나무로 높이 20m 정도고, 잎은 선형이며 깃처럼 2줄로 배열한다. 꽃은 암수한그루로 4월에 잎겨드랑이에 1송이씩 핀다. 수꽃은 갈색이고 비늘조각에 싸이며, 암꽃은 달걀 모양이고 녹색이다. 열매는 9~10월에 핵과로 여문다.
이용 부위	식용(꽃, 붉은색 가종피), 약용(잎, 가지)
약초 만들기	가을에 잎과 가지를 채취하여 그늘에서 말린다.
식용	· 봄에 어린순을 채취하여 끓는 물에 살짝 데쳐서 나물로 무쳐 먹는다. · 붉은색 가종피를 먹는다.
차 만들기	9~10월에 붉은 열매를 따서 그늘에서 말려 밀폐용기에 넣는다. 찻잔에 2~3개를 넣고 뜨거운 물로 우려낸 후 마신다.
주목주 만들기	가을에 잎과 가지를 채취하여 잎은 그대로, 가지는 적당한 크기로 잘라 용기에 넣고 소주(19도)를 부어 밀봉하여 3개월 후에 먹는다.
주의사항	· 잎과 씨앗에는 알칼로이드 계통의 탁신(taxin)이라는 유독 성분이 있어 혈압 강하 또는 심장을 정지시키는 부작용을 일으킨다. · 함부로 상복하면 중독성의 위험이 있고, 혈압을 떨어뜨리는 작용을 하기 때문에 주의한다.

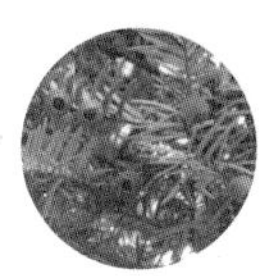

뽕나무과 꾸지뽕나무

항암 효능 탁월 – 고혈압 · 당뇨병 · 고지혈증 등 효험

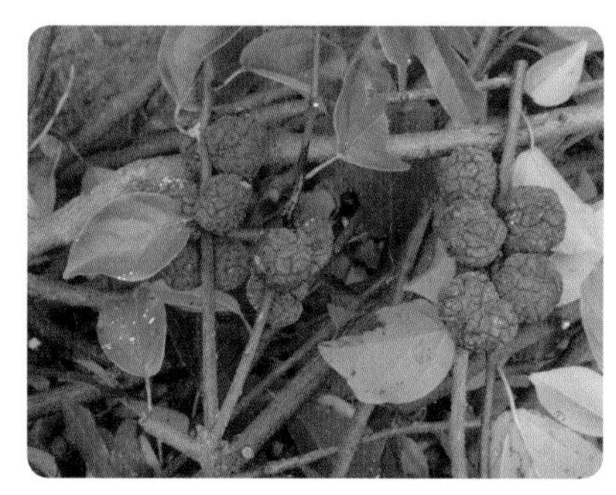

꾸지뽕나무는 우리나라에서는 남부지방 양지바른 산기슭이나 밭둑, 마을 주변에서 자란다. 일반 뽕나무와 달리 토종 꾸지뽕나무는 가지에 가시가 달렸지만, 요즘은 접목을 통해 가시가 없는 개량 품종이 나왔다. 부작용이 전혀 없어 잎, 가지, 뿌리, 열매 어느 것 하나 버릴 것이 없고, 식용·약용으로 가치가 높다. 동물실험에서 꾸지뽕나무는 위암, 간암, 폐암, 피부암에 70% 항암 효능이 있는 것으로 밝혀진 훌륭한 약재다. 최근 농가에서도 꾸지뽕나무 재배가 늘고 있다.

조선시대 허준이 쓴《동의보감》에 꾸지뽕은 항암, 혈당 강하, 기관지 천식에 효험이 있으며, 부인병 예방과 스트레스 해소에도 좋은 것으로 기록돼 있다. 그 외《식물본초》,《생초약성비요》,《본초구원》등 전통 의서에 효능과 효과가 언급돼 있다. 꾸지뽕에는 식물의 자기방어물질인 플라보노이드가 함유되어 있어 면역력과 강력한 항균 및 항염 효과가 있고, 췌장의 인슐린 작용을 도와주는 내당인자(Glucose Toierance Factor)와 미네랄(칼슘, 마그네슘)이 풍부하여 체내 포도당 이용률을 높이고 인슐린의 분비를 조절해준다.

한방에서 뿌리를 말린 것을 '자목(柘木)'이라 부른다. 주로 암, 당뇨병, 고혈압, 관절통, 요통, 타박상, 진통에 다른 약재와 처방한다.

민간에서 고혈압과 당뇨병에는 잎, 줄기, 뿌리를 달여 복용한다. 위암·식도암에는 뿌리 속 껍질 40g을 식초에 담근 후에 하루에 3번 복용한다. 습진에는 잎을 채취하여 달인 물을 환부에 바른다.

학명	Cudrania tricuspidata
한약명	자목(柘木) – 뿌리를 말린 것
다른 이름	돌뽕나무, 활뽕나무, 가시뽕나무, 상자
분포지	산기슭의 양지, 마을 부근
형태	꾸지뽕나무는 뽕나무과의 낙엽활목 소교목으로 높이 8m 정도다. 잎이 3갈래로 갈라진 것은 끝이 둔하고 밑이 둥글며, 달걀 모양인 것은 밑이 둥글고 가장자리가 밋밋하다. 꽃은 암수딴그루로 5~6월에 두상 꽃차례를 이루며 연노란색으로 피고, 열매는 9~10월에 둥글게 적색 수과로 여문다.
이용 부위	식용(잎, 열매, 가지, 뿌리), 약용(잎, 열매, 가지, 뿌리)
약초 만들기	· 봄에 부드러운 잎을 따서 그늘에 말린다. · 가지나 뿌리를 수시로 채취하여 적당한 크기로 잘라서 햇볕에 말린다. · 가을에 성숙한 열매를 따서 냉동보관하여 쓴다.
식용	· 가을에 성숙된 열매를 생으로 먹거나 밥에 넣어 먹는다. · 잎을 따서 갈아 즙을 내어 수제비, 국수, 부침개 등으로 먹는다. · 봄에 부드러운 잎을 따서 깻잎처럼 양념에 재어 60일 후에 먹는다. · 꾸지뽕 육수를 만들 때는 꾸지뽕(말린 잎, 가지, 뿌리), 당귀, 음나무, 두충, 대추, 오가피, 황기 등을 넣고 하루 이상 달인 물로 육수를 만들어 탕, 고기에 재어 먹는다.
차 만들기	· 늦가을 잎이 진 후에 잔가지를 채취하여 적당한 크기로 잘라 햇볕에 말려 물에 달여 마신다. · 뿌리는 수시로 캐서 껍질을 벗겨 햇볕에 말린 후 물에 달여 마신다.
효소 만들기	가을에 열매가 빨갛게 익었을 때 따서 용기에 넣고 설탕을 녹인 시럽 70%를 부어 100일 이상 발효시킨다.
꾸지뽕주 만들기	수시로 뿌리를 캐서 물로 씻고 물기를 뺀 다음 용기에 넣고 소주(19도)를 부어 밀봉하여 3개월 후에 먹는다. 재탕, 삼탕까지 먹을 수 있다.

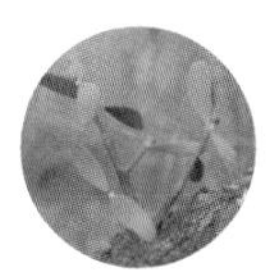

겨우살이과 **겨우살이**

항암 효능 탁월 – 고혈압 · 동맥경화 · 심장병 등 효험

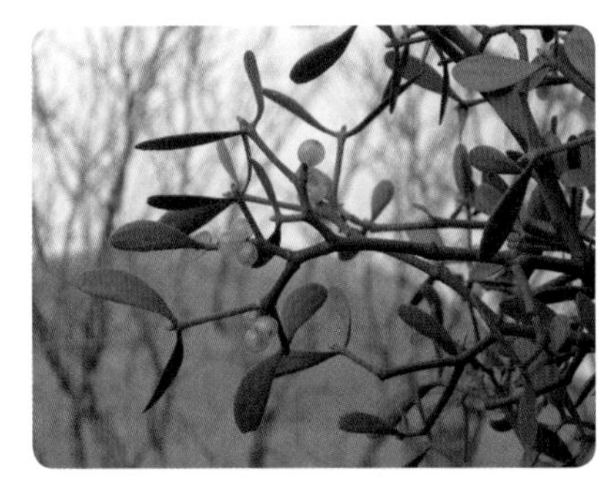

겨우살이는 세계적으로 200여 종에 900 남짓한 종이 더부살이를 하면서 땅에 뿌리를 내리지 않고 다른 식물에 붙어서 사는 기생나무다. 겨울에도 녹색을 잃지 않고 살아 넘긴다 하여 '동청(冬青)' 또는 '겨우살이'라 불린다. 참나무에 사는 겨우살이를 '곡기생(槲寄生)', 뽕나무에 사는 겨우살이를 '상기생(桑寄生)'이라 부르고, 그 외에 배나무, 자작나무, 팽나무, 밤나무, 동백나무, 오리나무 등에도 기생하면서 잎사귀에 엽록체를 듬뿍 담고 있어 스스로 광합성 작용을 한다.

겨우살이는 독성이 없어 식용보다는 약용으로 가치가 높다. 1926년부터 유럽에서는 겨우살이에서 암치료 물질을 추출하여 임상에 사용하고 있는데, 겨우살이에는 항암 성분인 비스코톡신(viscotoxin)이 들어 있어 암을 다스린다. 중국 동물실험에서 겨우살이 추출물을 흰쥐에게 투여하자 암세포가 70% 억제하는 것으로 밝혀졌다.

경상대학교 건강과학연구원에서는 민간에서 항암 효과 있다는 약초 60여

종을 6개월간 한국생명공학연구소 자생식물이용기술사업단에 의뢰해서 4주간 생리식염수만을 먹인 뒤에 약초를 투여한 후 반응을 살펴보았다. 그 결과 10종에서 항암 효과를 보였고, 이 중 겨우살이는 암세포를 80% 억제하는 것으로 밝혀졌다. 꾸지뽕나무 70%, 하고초 75%, 와송 50%, 느릅나무 80%, 상황버섯 70%, 부처손 50% 등으로 암세포가 억제되어 효과가 탁월한 것으로 밝혀졌다.

 한방에서 잎과 뿌리줄기를 말린 것을 '기생목(寄生木)' '상기생(桑寄生)' '조산백(照山白)'이라 부른다. 주로 암, 고혈압, 요슬산통, 동맥경화, 월경곤란, 나력, 심장병에 다른 약재와 처방한다.

민간에서는 각종 암에 말린 약재를 1회 4~6g씩 달이거나 가루내어 복용한다. 고혈압과 동맥경화에는 생잎을 소주에 담가두었다가 하루에 2~3번 조금씩 나누어 마신다.

학명	Viscum album
한약명	기생목(寄生木) · 상기생(桑寄生) · 조산백(照山白) – 잎과 뿌리줄기를 말린 것
다른 이름	새나무, 우목, 저사리, 동청, 기생초, 황금가지, 기동, 조라
분포지	전국 산속
형태	겨우살이는 겨우살이과의 늘푸른더부살이 떨기나무로 참나무(곡기생), 상기생(뽕나무), 자작나무, 밤나무, 배나무, 신갈나무, 오리나무 등에 기생한다. 가지가 새의 둥지같이 둥글게 자라 지름이 1m에 달하는 것도 있다. 꽃은 2~4월에 암수딴그루 종 모양으로 가지 끝에 노란색으로 피고, 열매는 10월에 둥글게 여문다.
이용 부위	식용(잎, 가지), 약용(잎, 가지)
약초 만들기	겨울과 봄에 잎과 줄기를 통째로 채취하여 적당한 크기로 잘라 햇볕에 말린다.
차 만들기	겨우살이 10g을 탕기에 넣고 물 600ml을 붓고 1시간 정도 달인 후 꿀을 타서 마신다.
효소 만들기	겨울과 봄에 잎과 줄기를 통째로 채취하여 적당한 크기로 잘라 용기에 넣고 설탕을 녹인 시럽을 재료에 100% 부어 100일 이상 발효시킨다.
약술 만들기	겨울과 봄에 잎과 줄기를 통째로 채취하여 적당한 크기로 잘라 용기에 넣고 소주(19도)를 부어 밀봉하여 3개월 후에 먹는다.

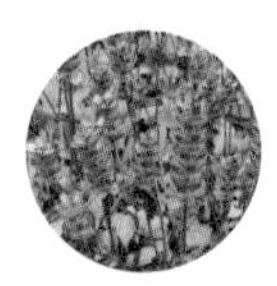

꿀풀과

꿀풀

갑상선에 탁월 – 항암 및 종기·염증 억제 효과

꿀풀은 방망이처럼 생긴 꽃차례에 꽃이 빽빽이 달려 있어 '꿀방망이', 꽃이 입술 모양을 닮았다 하여 '순형화관(脣形花冠)'으로도 불린다. 봄에 꿀풀 꽃이 피었을 때 꽃술을 빨면 꿀처럼 달다. 꿀풀은 독이 없어 식용·약용·관상용·밀원용으로 가치가 높다. 꿀풀의 화수(花穗)는 꽃이 핀 후에 하절에 시

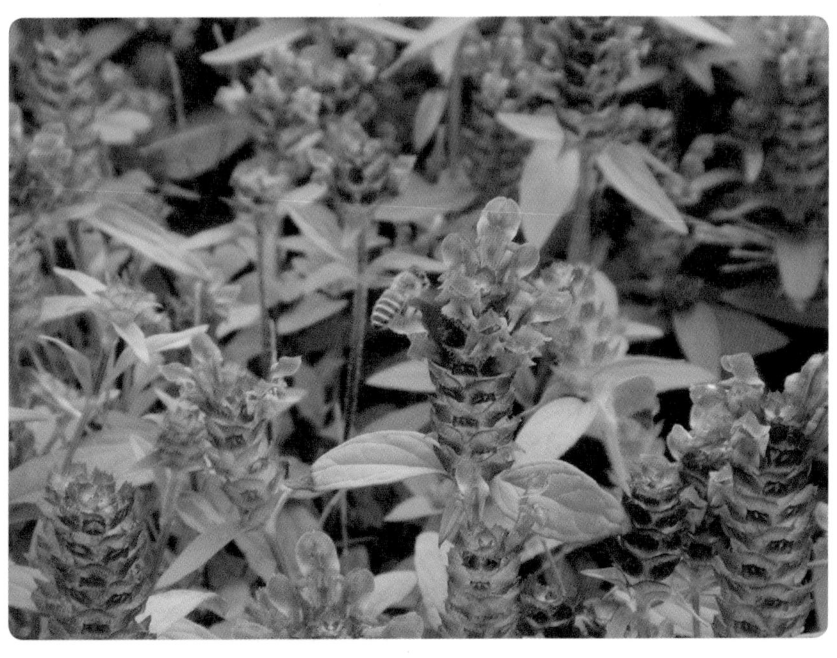

들어 검게 변할 때 채취해 약초로 쓴다. 꿀풀은 꿀풀과의 다년생 초본으로 전국의 산야(山野)에 자생하며, 경남 함양군 백전면 하고초 마을에서는 집단으로 재배한다. 꽃이 필 무렵 이 마을은 '벌들의 축제 장'이 된다.

꿀풀(하고초)은 동물실험에서 75%의 항암 작용이 있는 것으로 밝혀졌고, 약리실험에서는 항암·소염·항균·이뇨 작용이 있었다. 잎을 달인 물은 복수암, 혈관 확장에 효험이 있고, 종기나 염증을 억제하는 효과가 있는 것으로 알려졌다.

한방에서 잎을 '하고초(夏枯草)'라 부른다. 주로 갑상선, 나력(瘰癧), 연주창, 급성 유선염, 유암, 고혈압에 다른 약재와 처방한다.

민간에서 갑상선종과 종기에는 생풀을 짓찧어 종양의 환부에 붙인다. 고혈압에는 말린 약재를 1회 1~3g씩 달이거나 가루내어 복용한다.

학명	Prunella vulgaris var. liacina
한약명	하고초(夏枯草) · 고원초(高遠草) – 다 자란 전초를 말린 것
다른 이름	가지골나물, 꿀방망이, 동풍, 철색초, 맥하초, 근골초, 봉두초, 제비꿀풀, 화살통풀
분포지	산기슭의 양지 쪽 풀밭
형태	꿀풀은 꿀풀과의 여러해살이풀로 높이 10~40cm 정도다. 긴 타원형의 잎이 마주나고 가장자리는 밋밋하거나 톱니가 있고 전체에 흰색 털이 있으며, 줄기는 네모꼴로 곧게 서고 밑부분에서 땅속줄기가 뻗어 나온다. 꽃은 5~7월에 줄기나 가지 끝에서 이삭 모양을 이루며 붉은빛을 띤 보라색으로 피고, 열매는 9월에 여문다.
이용 부위	식용(꽃, 생잎), 약용(말린 전초)
약초 만들기	여름에 꽃이 반 정도 마를 때 채취하여 햇볕에 말린다.
식용	· 봄에 꽃이 피기 전에 어린잎을 따서 끓는 물에 살짝 데쳐서 나물로 먹는다. · 봄에 꽃을 따서 재료 위에 놓아 만든다.
꽃차 만들기	5~7월에 꽃을 따서 그늘에 말려 3~6g을 찻잔에 넣고 끓는 물을 부어 우려내어 마신다.
약술 만들기	봄에 잎과 뿌리를 통째로 따서 물로 씻은 후 물기를 빼고 용기에 넣어 소주(19도)를 붓고 밀봉하여 3개월 후에 먹는다.

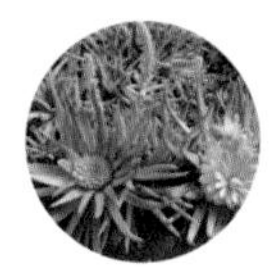

돌나무과 와송

폐암에 50% 효능 – 간경화 · 악성 종기 · 암 억제 효과

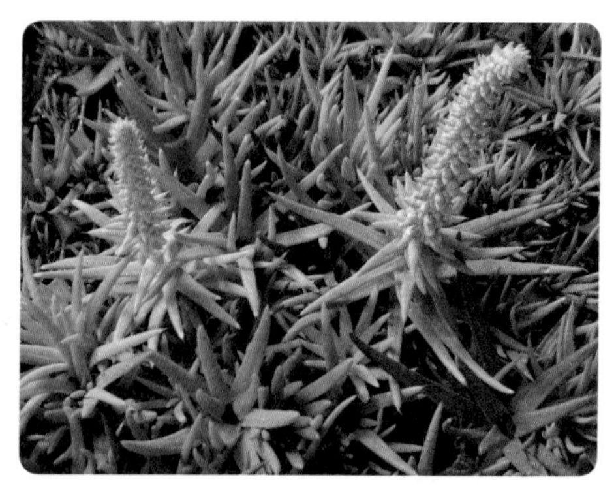

와송은 땅에 뿌리를 내리지 않고 주로 지붕 위의 기와나 바닷가 바위에서 생명을 유지한다. 뿌리에서 나온 잎은 방석처럼 퍼지고 끝이 가시처럼 뾰쪽하고 딱딱하다. 줄기에는 잎자루가 없으며 통통한 잎이 돌려나고 끝은 딱딱해지지 않는다. 전체에 물기가 많고 꽃이 피고 열매를 맺은 후 죽는다.

와송은 잎이 다닥다닥 달리며 잎자루가 없고 꽃받침이 있다. 오래된 기와지붕에서 자란다 하여 '기와솔', 모양이 소나무 열매인 솔방울과 비슷하고 바위틈에서 잘 자라 '바위솔', 지붕을 지킨다 하여 '지붕지기', 연꽃 모양과 비슷하여 '외연화'라 불린다. 최근에는 암에 좋다고 하여 농가에서 대량으로 재배한다. 와송은 동물실험에서 폐암에 50%의 항암 효능이 있는 것으로 밝혀졌다.

한방에서 뿌리를 제외한 전초를 말린 것을 '와송(瓦松)'이라 부른다. 주로 암, 간염, 학질, 악성 종기, 화상, 이질, 간경화에 다른 약재와 처방한다.

민간에서 각종 암에는 전초를 적당한 크기로 잘라 물에 달여 하루에 3번 공복에 복용한다. 습진과 치질에는 전초를 짓찧어 즙을 내어 환처에 붙인다.

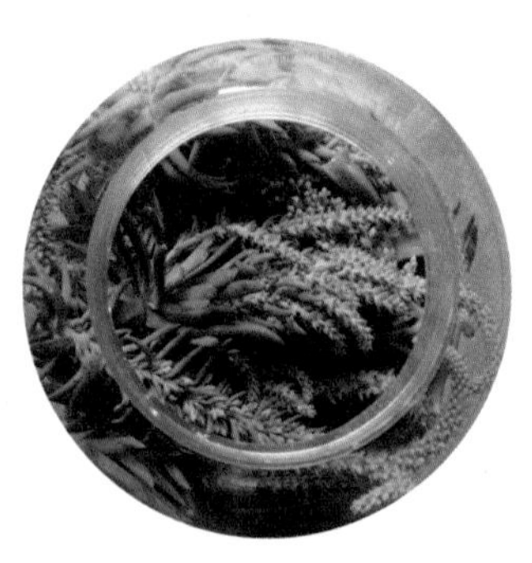

학명	Orostachys japonicus
한약명	와송(瓦松) – 뿌리를 제외한 전초를 말린 것
다른 이름	와연화, 지붕지기, 지부지기, 와상, 옥송
분포지	산지의 바위와 기와
형태	와송은 돌나물과의 여러해살이풀로 높이 30cm 정도고, 뿌리에서 나온 잎은 방석처럼 퍼지고 끝이 가시처럼 뾰쪽하고 딱딱하다. 줄기에서는 잎자루가 없고 통통한 잎이 돌려나고 끝은 딱딱해지지 않는다. 전체에 물기가 많고 꽃이 피고 열매를 맺으면 죽는다. 꽃잎은 5장이며 9월에 촘촘히 모여 탑 모양의 흰색으로 피고, 열매는 10월에 골돌과로 여문다.
이용 부위	식용(꽃잎, 전초), 약용(전초)
약초 만들기	여름부터 가을까지 전초를 채취하여 햇볕에 말린다.
식용	· 가을에 전초를 통째로 채취하여 생채로 먹는다. · 봄에 전초를 끓는 물에 살짝 데쳐서 잘게 썰어 양념무침으로 먹는다.
차 만들기	여름부터 가을까지 전초를 뽑아 뿌리와 이물질을 제거한 후에 적당한 크기로 잘라 햇볕에 말려 물에 달여 마신다.
효소 만들기	봄에 전초와 줄기를 따서 마르기 전에 용기에 넣고 설탕을 녹인 시럽 40%를 부어 100일 이상 발효시킨다.

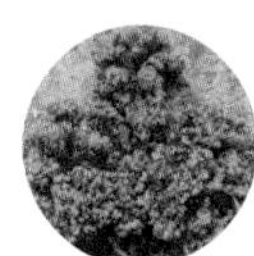

부처손과 부처손

'영혼을 살리는 신비의 약초' – 암 억제 · 타박상 · 천식에 효험

부처손의 포자낭은 작은 가지 끝에 1개씩 달리고, 비늘조각 같은 잎이 4줄로 늘어서 있으며, 포자엽은 달걀 모양의 삼각형으로 가장자리에 톱니가 있다. 가는 뿌리가 서로 엉켜 실타래처럼 생겼으며 밑동에서 줄기가 나온다.

부처손은 사람의 손길이 닿지 않는 바위나 암벽에 붙어 자생한다. 비나 눈이 올 때는 수분을 흡수하기 위해 잎을 펼치고 있다가 햇볕이 쨍쨍할 때는 수분 증발을 최대한 억제하기 위하여 잎을 안쪽으로 공처럼 오므리고 있는데 이때 마치 주먹을 쥐고 있는 모습과 같다. 측백 잎과 흡사하여 '권백(卷柏)', 신선이 먹었다 하여 '장생불사초' '불로초' '불사초' 등의 애칭이 있다.

부처손은 독성이 전혀 없어 약초로 가치가 높다. 중국의 전통 의학에서 "천

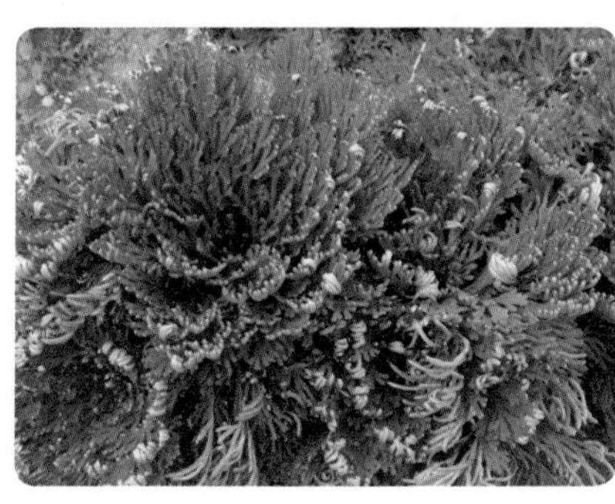

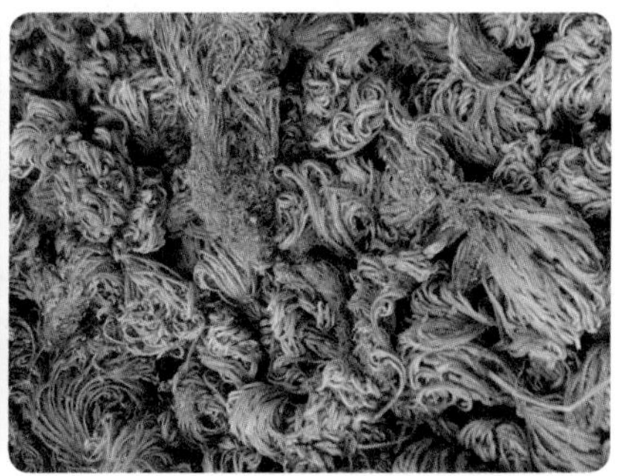

금(千金)과도 바꿀 수 없는 영혼을 살리는 신비의 약초"라고 기록되어 있다. 부처손은 동물실험에서 50% 항암 효능이 있는 것으로 밝혀졌다.

한방에서 전초를 말린 것을 '권백(卷柏)'이라 부른다. 주로 각종 암, 천식, 황달, 타박상, 탈항, 신장염, 대하증, 토혈, 혈변에 다른 약재와 처방한다.

민간에서 소종과 무좀에는 생잎을 짓찧어 환부에 붙인다. 각종 암에는 말린 약재를 1회에 3~6g 물에 달여 복용한다.

학명	*Selaginella tamariscina*
한약명	권백(卷柏) – 전초를 말린 것
다른 이름	장생불사초, 불로초, 불사초, 바위손, 보처수
분포지	고산지대의 건조한 바위 곁
형태	부처손은 부처손과의 여러해살이풀로 고산지대의 건조한 바위 곁에서 자라며 키 20cm 정도다. 가는 뿌리가 서로 엉켜 실타래처럼 생겼으며, 밑동에서 줄기가 나와 건조하면 안으로 말려서 공처럼 되고 습하면 다시 퍼진다. 포자엽은 달걀 모양의 삼각형으로 가장자리에 톱니가 있다.
이용 부위	식용(전초), 약용(전초)
약초 만들기	봄부터 가을까지 전초를 통째로 채취하여 그늘에서 말린다.
식용	볶음과 튀김으로 먹는다.
차 만들기	가을에 전초를 통째로 채취하여 그늘에서 말려 밀폐용기에 보관하며, 찻잔에 적당량을 넣고 뜨거운 물을 부어 우려낸다.
효소 만들기	봄부터 가을까지 전초를 통째로 채취하여 마르기 전에 용기에 넣고 설탕을 녹인 시럽 40%를 부어 100일 이상 발효시킨다.
약술 만들기	봄부터 가을까지 전초를 통째로 채취하여 물로 이물질을 제거하고 물기를 뺀 다음 용기에 넣고 소주(19도)를 부어 밀봉하여 3개월 후에 먹는다.
주의사항	임산부는 복용을 금한다.

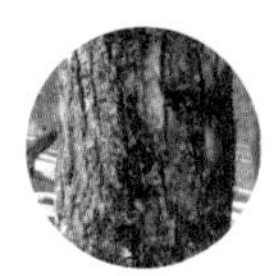

느릅나무과

느릅나무

'신비의 종창약' – 암 · 종기 · 염증에 탁월한 효험

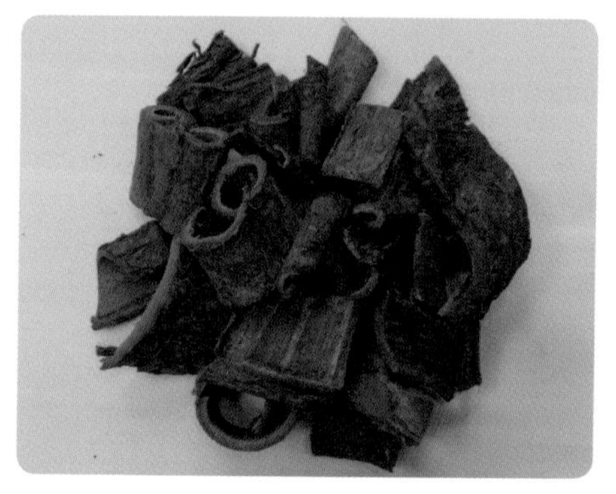

느릅나무는 옛날 사용했던 얇은 동전과 닮아 '유전(楡錢)' 또는 '유협전(楡莢錢)'이라 불린다. 느릅나무는 식용과 약용으로 가치가 높다. 뿌리의 껍질인 유근피(楡根皮)를 상복하는 사람들은 유별나게 건강하고 병이 없어 상처가 나도 일체 덧나거나 곪지 않고 난치병은 물론 잔병조차 앓는 일이 거의 없다. 껍질을 벗겨 율무가루를 섞어 떡을 만들고, 옥수수가루와 섞어 국수로 먹는다.

인산 김일훈이 쓴 《신약(神藥)》에서 유근피에는 강력한 진통제가 함유되어 있고 살충 효과가 있으며 부작용과 중독성이 없어 장복해도 무방하다고 하였다. 단방 혹은 혼합한 처방을 통해 쓸 수 있는 신비의 자연생 약재다. 암종(癌腫)의 영약으로 종창, 등창에 효험이 있고 비위 질환인 위궤양, 십이지장궤양, 소장, 대장, 직장궤양 등 제반 궤양증에 효험이 있다. 특히 장(腸)에 염증이 생기는 크론씨병에 탁월한 효험을 보인다.

느릅나무는 동물실험에서 위암과 폐암에 80%의 항암 효능이 있는 것으로 밝혀졌다. 유근피를 복용할 때는 위기(胃氣)를 돕기 위해 까스명수에 유근피 가루를 한 숟갈씩 넣어 복용한다.

한방에서는 뿌리껍질을 말린 것을 '유근피(楡根皮)' '유백피(楡白皮)'라 부른다. 주로 뿌리껍질은 암, 종기, 종창, 옹종, 화상, 요통, 간염, 근골동통, 인후염, 장염, 해수, 천식, 타박상, 토혈에 처방하며, 열매는 회충, 요충, 촌충, 기생충에 다른 약재와 같이 처방한다.

민간에서 위암에는 느릅나무와 오동나무 약재를 각각 20g씩에 달여서 복용한다. 종기, 옹종, 화상에는 생뿌리 껍질을 짓찧어 즙을 환부에 붙인다. 불면증에는 어린잎으로 국을 끓여 먹는다.

학명	Ulmus davidinna var. japonica
한약명	유근피(楡根皮)·유백피(楡白皮)–뿌리껍질을 말린 것, 낭유피, 낭유경엽,
다른 이름	뚝나무, 춘유, 추유피, 분유, 가유
분포지	산기슭의 골짜기
형태	느릅나무는 느릅나무과의 갈잎큰키나무로 높이 20~30m 정도고, 잎은 어긋나고 긴 타원형이며 양면에 털이 있고 가장자리에 예리한 겹톱니가 있다. 꽃은 3~5월에 잎보다 먼저 다발을 이루며 누르스름한 녹색으로 피고, 열매는 4~6월에 타원형 시과로 여문다.
이용 부위	식용(어린잎, 뿌리껍질), 약용(열매, 뿌리껍질)
약초 만들기	봄부터 여름 사이에 뿌리를 캐서 물로 씻고 껍질을 벗겨서 겉껍질을 제거하고 햇볕에 말린다.
식용	· 봄에 어린잎을 채취하여 끓는 물에 살짝 데쳐서 나물로 무쳐 먹는다. · 봄에 어린잎을 따서 된장국에 넣어 먹거나, 밀가루나 콩가루에 버무려 떡을 만들고, 옥수수와 섞어 국수로 먹는다. · 열매를 따서 장을 담근다.
유근피차 만들기	유근피 20g을 물 600ml에 넣고 30분 정도 끈적끈적해질 때까지 달인 후 3번에 걸쳐 나누어 마신다.
유백피주 만들기	줄기껍질을 수시로 채취하여 적당한 크기로 잘라 용기에 넣고 소주(19도)를 부어 밀봉하여 3개월 후에 먹는다.

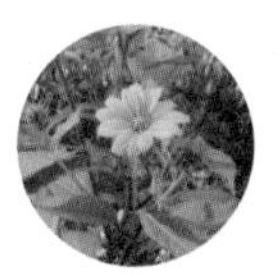

국화과 뚱딴지

천연 인슐린 함유 – 식물섬유 풍부 · 비만과 당뇨에 효험

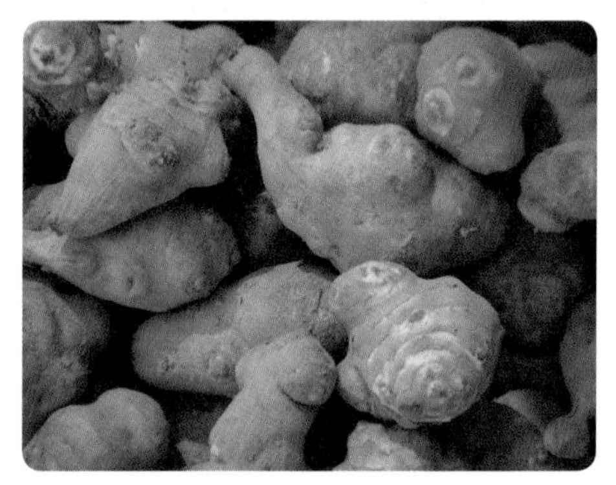

우리 조상은 뚱딴지를 감자보다 질이 떨어져 식용보다는 돼지 사료로 썼기 때문에 '돼지감자', 뿌리가 감자를 뒤룽뒤룽 매단 것처럼 이상야릇하고 생뚱맞아 '뚱단지', 꽃이 하늘을 향해 해바라기처럼 아름답게 피기 때문에 '꼬마 해바라기'라 불렀다.

뚱딴지는 땅속줄기 끝이 굵어져 감자처럼 여문다. 잎과 덩이뿌리에 천연 인슐린(insulin)이라 불리는 이눌린(inulin)을 많이 함유하고 있어 당뇨병에 탁월한 효능이 있다고 알려져 있다. 약리실험에서 혈당 강하 및 해열 작용이 있는 것으로 밝혀졌으며, 식용·약용·관상용으로 가치가 높다. 식물섬유가 우엉보다 풍부하므로 최근에는 변비, 비만, 다이어트 식품으로도 각광받고 있다.

덩이뿌리는 감자처럼 삶아 먹고 튀김, 샐러드, 조림 등으로도 먹을 수 있다. 덩이뿌리 장아찌를 담글 때는 소금물에 절여두면 수분이 빠져나와 쪼글

쪼글해지는데 이때 건져내어 물에 헹구고 고추장에 버무려 숙성시켜두면 된다.

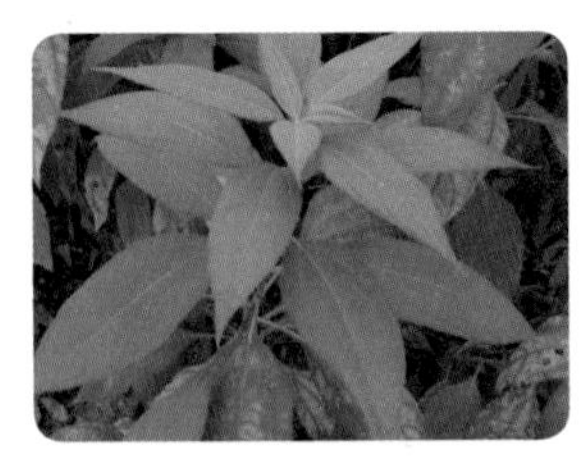

 한방에서 덩이줄기를 말린 것을 '국우(菊芋)'라 부른다. 주로 당뇨병, 신경통, 류머티즘성 관절통, 골절, 타박상에 다른 약재와 처방한다.

 민간에서 당뇨병과 신경통에는 덩이줄기를 날 것으로 먹거나 덩이줄기를 캐서 잘게 썰어 햇볕에 말려서 물에 달여 수시로 마신다. 타박상과 골절상에는 잎을 채취하여 짓찧어 환부에 붙인다.

학명	Helianthus tuberosus Linne
한약명	국우(菊芋) · 저내(苧乃) – 덩이줄기를 말린 것
다른 이름	돼지감자, 뚝감자, 꼬마 해바라기
분포지	밭둑이나 길가
형태	뚱딴지는 국화과의 여러해살이풀로 높이 1.5~3m 정도고, 전체에 짧은 털이 있고 줄기는 곧게 자라며 가지가 갈라진다. 잎자루에 날개가 있고 잎이 줄기 밑에서 마주나고 윗부분에서는 어긋나며 가장자리에 톱니가 있다. 땅속줄기 끝이 굵어져 감자처럼 된다. 꽃은 8~10월에 줄기와 가지 끝에 두상화 1송이씩 노란색으로 피고, 열매는 10월에 긴 타원형으로 여문다.
이용 부위	식용(꽃, 잎, 뿌리), 약용(뿌리)
약초 만들기	늦가을에 꽃이 진 뒤에 땅속에서 덩이줄기를 캐서 물로 씻은 후 햇볕에 말린다.
식용	· 봄에 잎을 따서 쌈이나 국거리로 먹는다. · 봄에 잎을 채취하여 끓는 물에 살짝 데쳐서 나물로 무쳐 먹는다. · 깻잎처럼 간장에 재어 살짝 데쳐 먹거나 된장이나 고추장에 박아 30일 후에 장아찌로 먹는다.
차 만들기	· 8~10월에 꽃을 따서 깨끗하게 손질하여 그늘에서 말려 밀폐용기에 보관한다. 찻잔에 1송이를 넣고 뜨거운 물을 부어 우려낸 후 마신다. · 꽃이 피기 전에 잎을 따서 늦가을에 뿌리를 캔 후 썰어 말려서 차관이나 주전자에 넣고 끓여 꿀을 타서 차로 마신다.
효소 만들기	봄에 잎을 따서 용기에 넣고 설탕을 녹인 시럽 30%를 넣거나, 덩이줄기를 채취하여 물로 씻고 적당한 크기로 잘라서 마르기 전에 용기에 넣고 설탕을 녹인 시럽을 재료의 70%, 설탕을 100% 부어 100일 이상 발효시킨다.

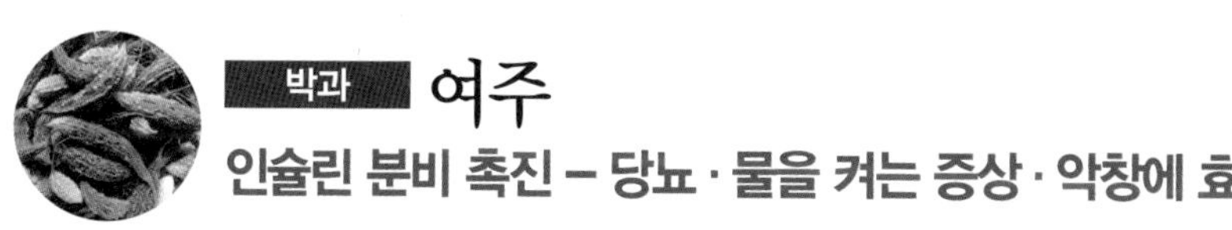

박과 여주

인슐린 분비 촉진 – 당뇨 · 물을 켜는 증상 · 악창에 효험

열매가 여지(茘枝)와 비슷하여 '여주', 중국 이름인 '예지'에서 변화하여 '여지' '여주' 등 여러 이름으로 불린다. 여주에 함유된 카라틴은 부작용이 없으며 간세포의 LDL 콜레스테롤을 제거하고 인슐린 분비를 강화해 지속적인 호르몬 시스템의 정상화를 가져와 당뇨병에 도움을 준다. 또한 여주에 함유돼 있는 폴리페놀 성분은 강력한 항암 성분이다.

여주는 열매를 먹는데 식용보다는 약용으로 가치가 크다. 열병으로 가슴이 답답하고 열이 많은 증상과 갈증으로 물을 많이 마시는 증상, 당뇨병, 일사병, 진해, 거담에 쓴다. 집에서 간단히 차(茶)로 만들어 마실 수도 있는데 가을에 열매를 따서 햇볕에 말려 적당한 크기로 잘라 꿀을 타서 차로 마신다.

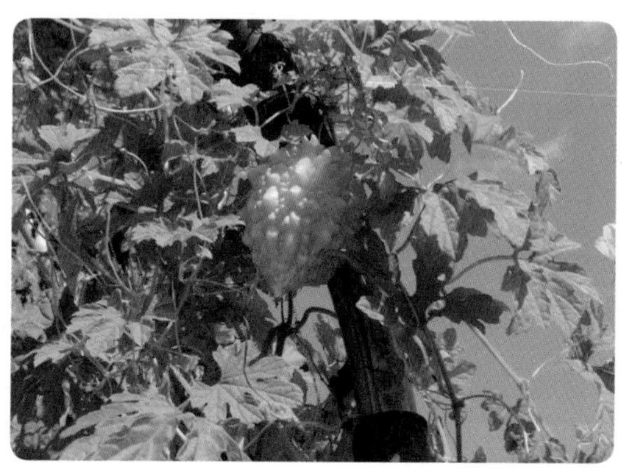

한방에서 열매를 말린 것을 '고과(苦瓜)'라 부른다. 주로 당뇨병, 열사병, 이질, 옹종, 악창, 열병으로 번갈(煩渴)하여 물을 켜는 증상, 적안동통, 악창에 다른 약재와 처방한다.

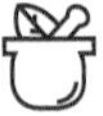

민간에서 당뇨병과 열사병에는 열매를 따서 햇볕에 말려 하루 용량 10~15g을 물에 달여 아침 저녁으로 공복에 복용한다. 악창과 옹종에는 생열매를 짓찧어 환부에 바른다.

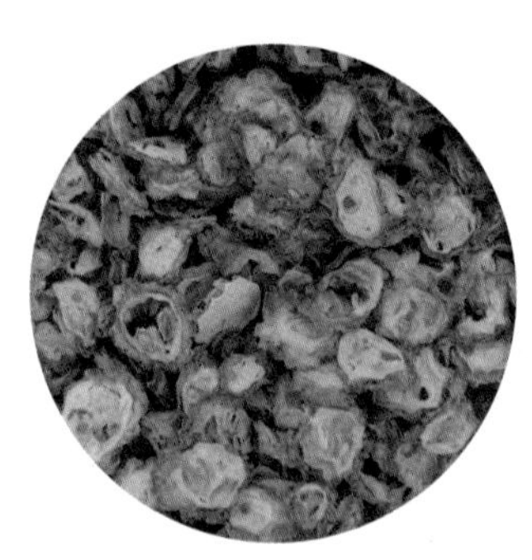

학명	Momordica charantia
한약명	고과(苦瓜) – 열매를 말린 것
다른 이름	금여지, 만여지, 나포도, 유자, 유주, 양과, 홍고랑
분포지	정원, 밭에서 재배
형태	여주는 박과의 덩굴성 한해살이풀로 줄기는 1~3m 정도고, 잎은 어긋나고 끝이 5~7갈래로 갈라진 손바닥 모양이며 가장자리에 톱니가 있다. 덩굴손으로 물체를 감고 올라간다. 꽃은 암수딴그루로 6~9월에 잎겨드랑에 1송이씩 노란색으로 피고, 열매는 9~10월에 껍질이 울퉁불퉁한 타원형 황적색으로 여문다.
이용 부위	식용(꽃, 어린순, 열매, 씨 껍질), 약용(열매)
약초 만들기	여름에 익지 않은 열매를 따서 그대로 쓰거나 햇볕에 말린다.
식용	· 쓴맛을 제거하고 요리한다. · 과육, 씨껍질을 먹는다. · 양념무침, 국거리로 먹는다. · 봄에 꽃이 피기 전에 어린잎을 채취하여 끓는 물에 살짝 데쳐서 나물로 무쳐 먹는다.
꽃차 만들기	· 6~9월에 바로 핀 꽃을 따서 그늘에서 5일 정도 말려 밀폐용기에 보관한다. 찻잔에 2~5개 정도를 넣고 뜨거운 물을 부어 우려낸 후 마신다. · 가을에 성숙한 열매를 따서 그늘에 말려 용기에 넣고 끓여 꿀을 타서 차로 먹는다.
효소 만들기	열매를 따서 적당한 크기로 잘라서 마르기 전에 용기에 넣고 설탕을 녹인 시럽을 재료의 70%, 설탕 100%를 부어 100일 이상 발효시킨다.
주의사항	비위가 약한 사람은 복용하면 구토, 설사, 복통을 일으킨다.

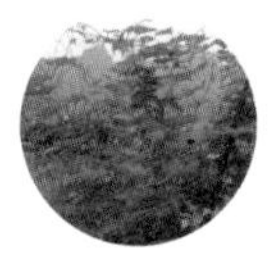

박과

하눌타리

'하늘에 떠 있는 수박' – 당뇨 · 수은중독 · 기관지염에 효험

하눌타리는 하늘의 화분이라 하여 '천화분(天花粉)', 주먹 크기의 열매가 높은 가지에 타올라 덩굴에 매달린 것이 마치 수박이 하늘에 떠 있는 것처럼 보인다 하여 '하늘수박'이라 불린다. 하눌타리에는 고구마 같은 덩이뿌리가 있고 잎은 둥근 모양의 단풍잎처럼 생겼으며, 덩굴손은 다른 물체에 잘 감겨 올라간다.

하눌타리는 독성이 없어 식용·약용·공업용으로 가치가 높다. 또한 사포닌과 아미노산 등을 함유하고 있어 열로 인하여 진액이 손상되어 입안이 마르고 혀가 건조하며 갈증을 동반하고 가슴이 답답한 증상에 쓴다. 조선시대 허준이 쓴《동의보감》에서 "천화분은 소갈병(消渴病)을 치료하는 가장 으뜸

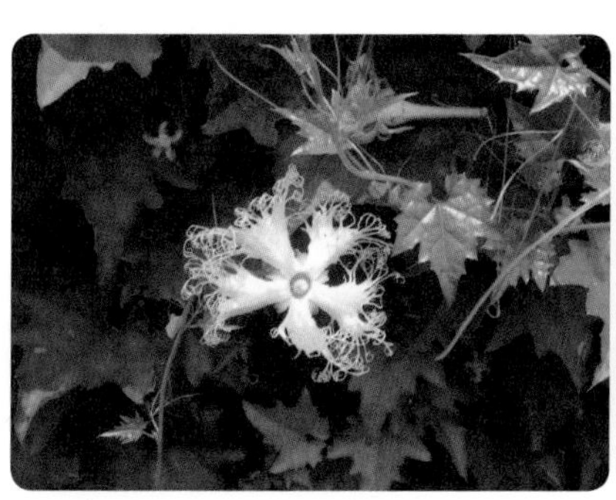

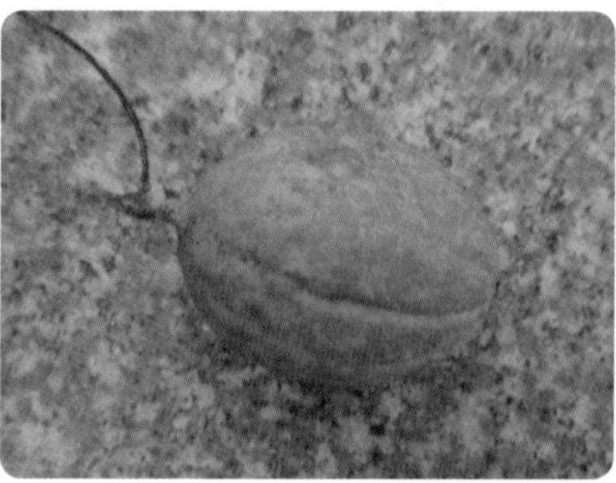

이 되는 약이다"라고 했듯이 당뇨에도 좋다.

한방에서 말린 뿌리를 '천화분(天花粉)', 익은 씨를 말린 것을 '과루(瓜蔞)', 생뿌리를 '과루근(瓜蔞根)'이라 부른다. 주로 열매(해수, 기관지염, 부스럼, 악창, 종기, 수은중독) 또는 뿌리(당뇨병, 옹종, 종기, 폐열조해, 열사로 인한 상진)와 다른 약재를 함께 처방한다.

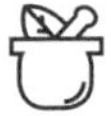

민간에서 당뇨나 황달에는 하눌타리 뿌리, 인삼, 맥문동을 각각 10g씩 배합하여 불에 달여 하루 3번 나누어 복용한다. 기관지 천식에는 하눌타리 뿌리를 캐서 물로 씻은 것 10g과 참대 껍질 2g을 물에 달여서 공복에 복용한다.

학명	Tricbosantbes kirilowii
한약명	천화분(天花粉) – 뿌리를 말린 것, 과루(瓜蔞) – 익은 씨를 말린 것, 과루근(瓜蔞根) – 생뿌리
다른 이름	하늘수박, 대원과, 새박, 괄루인, 괄루자, 단설, 화분, 조과, 쥐참외
분포지	산기슭과 들
형태	하눌타리는 박과의 여러해살이 덩굴풀로 길이 2~5m 정도고, 잎은 어긋나고 둥글며 손바닥처럼 5~7개로 갈라지고 거친 톱니가 있으며, 밑은 심장형으로 양면에 털이 있고 고구마 같은 덩이뿌리가 있다. 꽃은 암수딴그루로 7~8월에 꽃자루에 1송이씩 흰색으로 피고, 열매는 10월에 장과로 여문다.
이용 부위	식용(꽃, 어린순, 열매, 뿌리), 약용(종자, 열매, 뿌리)
약초 만들기	· 가을에 익은 열매를 따서 껍질을 제거하고 씨를 받아 햇볕에 말린다. · 가을에 뿌리를 캐서 겉껍질을 벗겨버리고 잘게 썰어 햇볕에 말린다.
식용	· 쓴맛을 제거하고 요리한다. · 양념무침, 국거리로 먹는다. · 봄에 어린순을 따서 끓는 물에 살짝 데쳐서 나물로 무쳐 먹는다.
꽃차 만들기	· 7~8월에 꽃을 따서 그늘에서 말려 밀폐용기에 보관하며, 찻잔에 1송이를 넣고 뜨거운 물로 우려내어 마신다. · 가을에 뿌리를 캐서 겉껍질을 벗겨버리고 잘게 썰어 햇볕에 말려 물에 달여 마신다.
효소 만들기	열매를 따서 적당한 크기로 잘라 마르기 전에 용기에 넣고 설탕을 녹인 시럽을 재료의 70%, 설탕 100%를 부어 100일 이상 발효시킨다.

백합과

천문동

강장제로 쓰이는 대표 약초 – 당뇨 · 신장병 · 해수에 큰 효험

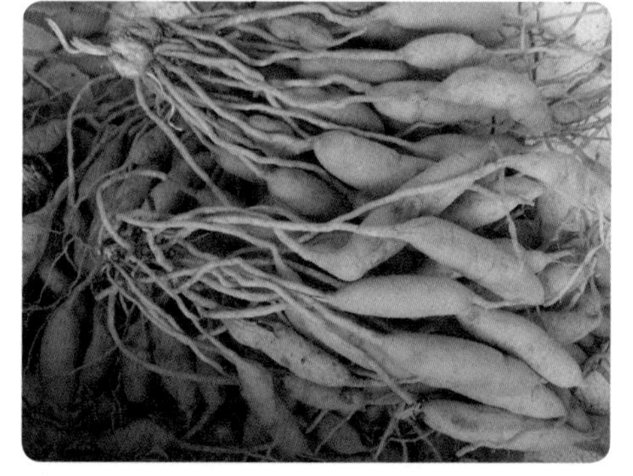

하늘의 문을 열어준다 하여 '천문동(天門冬)', 울릉도에서는 눈 속에서 돋아난다 하여 '부지깽이나물', 강장제로 알려진 탓으로 '호라지(비)좆'이라 불린다.

겨울에 강장제로 쓰이는 대표적인 약초로 알려져 있으나, 봄의 어린 싹은 달면서도 담백해 씹으면 버섯 같이 싸삭거리는 독특한 맛이 진미인 산나물이다. 작은 고구마처럼 생긴 덩이뿌리인 괴경이 여러 개 달려 있다. 옛날에는 흉년에 구황식량 구실을 했지만 현재는 식용보다는 약용으로 쓰인다.

조선시대《향약집성방》의 '신선방'에서 잘 먹으면 신선처럼 된다는 약초로 천문동, 석창포, 구기자, 황정, 복령, 운모, 회화나무 열매, 닥나무 열매를 꼽는데 이 중에서도 진액을 늘린다는 천문동을 언급하고 있다.

중국 갈홍이 쓴《포박자(抱朴子)》에서는 입산 생활을 할 때 천문동을 삶거나 쪄서 먹으면 곡기를 끊고도 살 수 있고, 가루를 만들어 술에 타서 먹거나 짓찧어서 액고(液膏)를 만들어 먹어도 좋다고 했다. 이것을 100일간 계속 먹으면 체력이 강해지는데 효과가 창출이나 황정의 배가 되며 신통력도 생긴다. 200일 먹으면 얼굴이나 체력이 전혀 변치 않아 늙지 않으며, 송진과 꿀을 개서 환약을 만들어 먹으면 더욱 좋다고 했다. 두자징(杜紫徵)은 이것을 먹고 80명의 첩을 거느리고 130명의 자식을 낳고 140세까지 살았으며 하루에 300리를 걸었다는, 강장제의 효능을 과장한 전설도 있다.

중국과 일본에서는 암 치료약으로 쓰이는데 약리실험에서 백혈병과 혈액암에 억제 작용이 있는 것으로 밝혀졌다. 민간에서는 피로를 회복하고 식욕을 증진시키고 정신을 안정시킬 때 먹었다. 자양강장제, 해열제, 진해제, 이뇨제 등으로 쓰인다.

 한방에서 뿌리를 말린 것을 '천문동(天門冬)'이라 부른다. 주로 당뇨병, 신장병, 해수, 인후종통, 이롱, 각혈에 다른 약재와 처방한다.

 민간에서 해수와 각혈에는 뿌리 5g을 달여서 먹는다. 당뇨병에는 뿌리줄기 6~12g을 약한 불로 끓여서 건더기는 건져내고 국물만 용기에 담아 냉장고에 보관하여 마신다. 암에는 천문동을 짓찧어 환부에 붙인다.

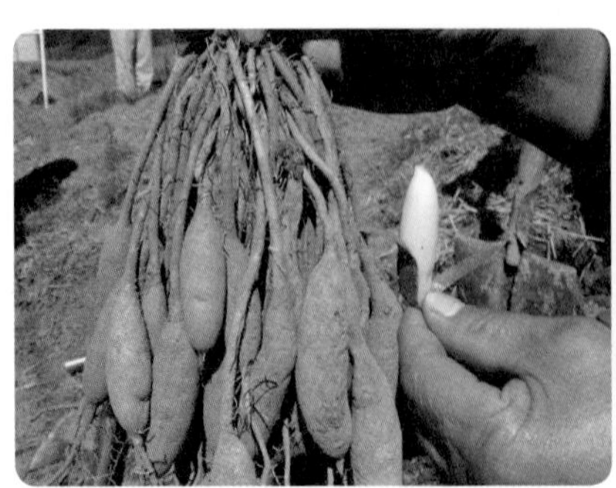

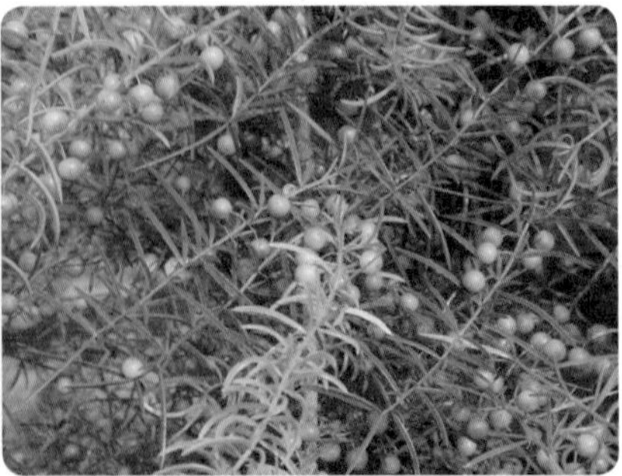

학명	Asparagus cochinchinensis Merrill.
한약명	천문동(天門冬) – 뿌리를 말린 것
다른 이름	천문, 천동, 금화, 지문동, 파라수, 만년송, 부지깽이나물
분포지	전국의 산 숲속 그늘, 해안가
형태	천문동은 백합과의 여러해살이풀로 높이는 60~100cm 정도고, 괴근은 방추형으로 모여 나며, 줄기는 가늘고 길며 가지가 있다. 잎은 미세한 막질 또는 짧은 가시로서 줄기에서 흩어져 난다. 꽃은 5~6월에 노란색 빛이 나는 갈색으로 잎겨드랑이에서 1~3송이씩 피고, 열매는 백색의 장과가 여문다.
이용 부위	식용(꽃, 어린순), 약용(뿌리)
약초 만들기	가을부터 겨울까지 방추형 뿌리줄기를 캐서 햇볕에 말린다.
식용	· 나물무침, 볶음, 찌개, 국거리, 반찬으로 먹는다. · 봄에 어린순을 채취하여 끓는 물에 살짝 데쳐서 나물로 무쳐 먹는다. · 삶아 말려 묵나물로 먹는다. · 뿌리에 소금을 한 줌 넣고 조려서 정과로 먹는다.
차 만들기	열매를 따서 물로 씻고 햇볕에 말려서 가루내어 물에 타서 마신다.
효소 만들기	가을부터 겨울까지 방추형 뿌리줄기를 캐서 물로 씻고 적당한 크기로 잘라 용기에 넣고 설탕을 녹인 시럽을 재료의 80% 부어 100일 이상 발효시킨다.
약술 만들기	겨울에 방추형 뿌리를 캐어 물로 씻고 물기를 뺀 다음 소주(19도)를 부어 밀봉하여 3개월 후에 먹는다.
주의사항	장기간 복용을 금한다.

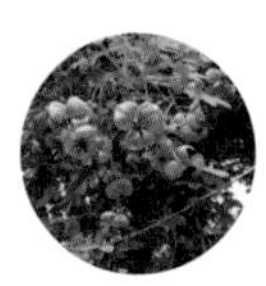

으름덩굴과 으름덩굴

성적 상징물로 여겨져 – 열매는 당뇨병, 줄기와 뿌리는 이뇨·신경통에 효험

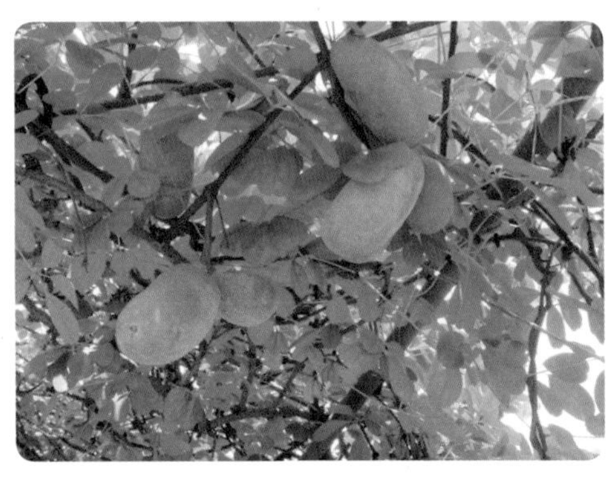

열매가 바나나를 연상시키는 으름덩굴은 줄기에 야성미가 넘치고 스스로 다른 물체를 휘감아 나무를 타기 때문에 '숲속의 여인' 또는 꽃이 여인의 모습처럼 아름답다 하여 '임하부인(林下夫人)' 등으로 불린다. 열매가 바나나처럼 생겨서 남성을 상징하고, 열매가 스스로 벌어지면 여성의 음부(淫婦)와 비슷해 성적 상징물로 여겨졌다.

으름은 독이 없어 식용·약용·관상용으로 가치가 높다. 어린순은 나물로 무쳐 먹었고, 열매가 익으면 과육으로 먹었다. 또 검은 씨앗으로는 기름을 짰다. 꽃, 잎, 줄기, 열매, 뿌리, 종자 모두를 약재로 쓴다. 한방에서 으름덩굴은 기혈(氣血)과 혈맥(血脈)을 잘 통하게 하기 때문에 마비동통(痲痺疼痛)에 쓰고, 열매는 혈당을 내려주기 때문에 당뇨병에 쓰며, 줄기와 뿌리는 이뇨에 쓴다. 그러나 임산부, 설사를 자주 하는 사람, 입과 혀가 마른 사람, 몽정하는 사람은 먹지 않는다. 민간에서는 산모의 유즙 분비가 부족할 때 으름덩굴의 잎을 달여서 먹었다.

한방에서 줄기를 말린 것을 '목통(木通)'이라 부른다. 주로 부종, 신경통, 관절염, 당뇨병, 월경불순, 해수, 유즙불통, 빈뇨, 배뇨곤란, 불면증, 이명, 진통, 창종에 다른 약재와 처방한다.

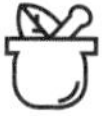

민간에서 당뇨병과 급성 신장염에는 말린 약재를 1회 2~6g씩 물에 달여 복용한다. 악창과 종기에는 잎을 짓찧어 즙을 환부에 붙인다.

학명	Akebia quinata
한약명	목통(木通) - 줄기를 말린 것
다른 이름	만년등, 임하부인, 유름, 통초, 통초자, 통초근, 목통실, 졸갱이, 구월찰(열매), 예지자, 연복자(씨)
분포지	산과 들
형태	으름덩굴은 으름덩굴과의 갈잎덩굴나무로 길이 6~8m 정도다. 잎은 어긋나고 작은 잎은 타원형이며 5~8개가 모여 달려 손바닥 모양을 이루고, 줄기는 다른 나무를 감고 올라간다. 꽃은 5월에 암수한그루로 잎겨드랑에서 암자색으로 피는데 수꽃은 작고 많이 피며, 암꽃은 크고 적게 핀다. 열매는 9~10월에 길이 6~10cm의 타원형 장과로 여문다.
이용 부위	식용(꽃, 잎, 가지, 열매, 씨앗), 약용(줄기)
약초 만들기	봄 또는 가을에 줄기를 잘라 겉껍질을 벗기고 적당한 길이로 잘라 햇볕에 말린다.
식용	· 쓴맛을 제거하고 요리한다. · 나물무침, 국거리로 먹는다. · 봄에 어린순을 따서 끓는 물에 살짝 데쳐서 나물로 무쳐 먹는다.
꽃차 만들기	· 4~5월에 꽃을 따서 그늘에서 5일 정도 말려 밀폐용기에 보관한다. 찻잔에 3~5개 정도를 넣고 뜨거운 물을 부어 우려낸 후 마신다. · 줄기 10g을 물 900ml에 넣고 물이 절반이 될 때까지 끓이다가 감초를 넣어 다시 끓여 하루에 3번 나누어 마신다.
효소 만들기	가을에 벌어지지 않은 익은 열매를 따서 적당한 크기로 잘라서 마르기 전에 용기에 넣고 설탕을 녹인 시럽을 재료의 70%, 설탕 100%를 부어 100일 이상 발효시킨다.
약술 만들기	가을에 벌어지지 않은 열매를 따서 용기에 넣고 소주(19도)를 부어 밀봉하여 3개월 후에 먹는다.
주의사항	· 임산부는 금한다. · 설사를 하는 사람, 입과 혀가 마르는 사람은 금한다.

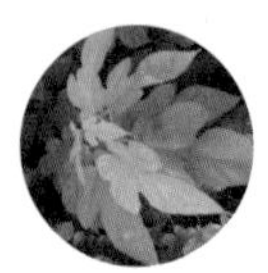

뽕나무과 뽕나무

성인병에 좋아 – 고혈압 · 당뇨 · 기관지염에 효험

뽕나무의 한자어인 '상(桑)'은 '손 수(手)' 세 개와 '나무 목(木)'이 합쳐져 이루어진 글자다. 글자 자체에 여러 사람의 손을 거쳐 채취한 잎으로 누에를 기른다는 의미가 담겨 있다. 일각에서는 열매인 오디를 많이 먹으면 방귀가 잘 나온다 하여 '뽕나무'라 불렀다는 설도 있다.

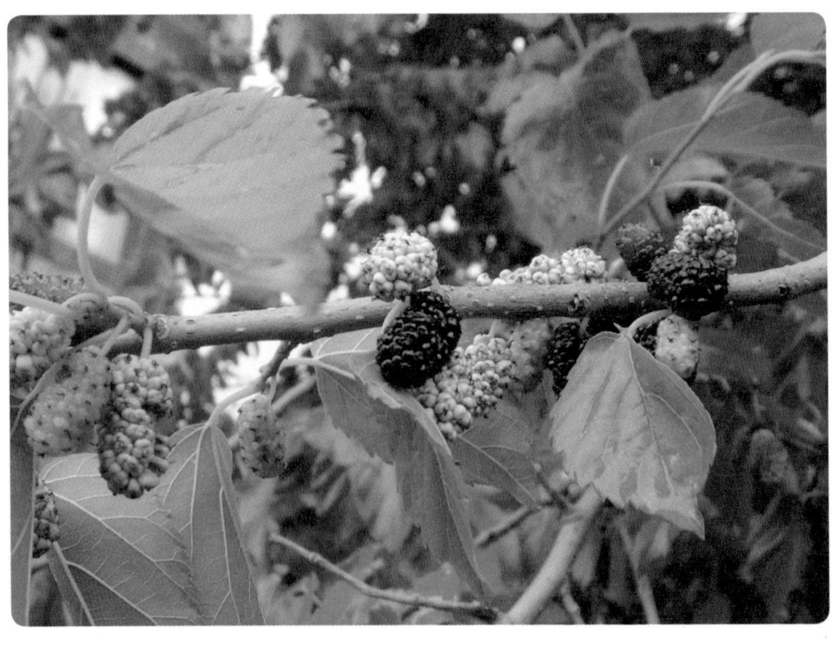

고사한 뽕나무에서 나는 상황버섯은 동물실험에서 소화기암에 70%의 항암 효능이 있는 것으로 밝혀졌다. 한방에서는 뽕나무의 잎, 열매(오디), 줄기, 뿌리를 모두 약재로 처방한다. 고혈압이나 당뇨병, 황달, 빈뇨, 관절통 등에 효험이 있다. 잎에 들어 있는 폴리페놀 성분이 노화를 억제하고, 루틴 성분은 모세혈관을 튼튼하게 해준다. 민간에서는 입안이 헐 때 나무에서 나오는 흰 즙을 발랐고, 류머티즘에는 뽕나무 혹을 따서 술을 담가 먹었다.

한방에서 잎을 말린 것을 '상엽(桑葉)', 뿌리껍질을 말린 것을 '상백피(桑白皮)', 가지를 말린 것을 '상지(桑枝)', 덜 익은 열매를 말린 것을 '상심자(桑椹子)'라 부른다. 주로 잎(고혈압, 구갈, 기관지 천식, 불면증, 피부병, 류머티즘), 열매(소갈, 이명, 관절통, 변비, 어혈, 이뇨), 가지(관절염, 류머티즘, 수족마비, 피부소양증), 뿌리껍질(고혈압, 기관지염, 부종, 소변불리, 자양강장, 천식, 피부소양증, 황달, 해수)을 다른 약재와 처방한다.

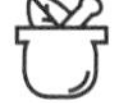

민간에서 암에는 뽕나무에서 나오는 상황버섯이나 겨우살이를 채취하여 잘게 썰어 물에 달여서 하루에 3번 공복에 복용한다. 고혈압에는 뿌리를 캐서 물로 씻고 15g을 물에 달여 하루에 3번 공복에 마신다. 장복해야 효과를 볼 수 있다.

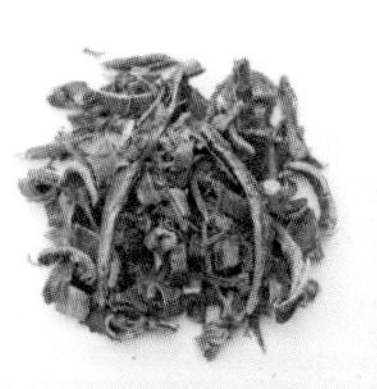

상백피

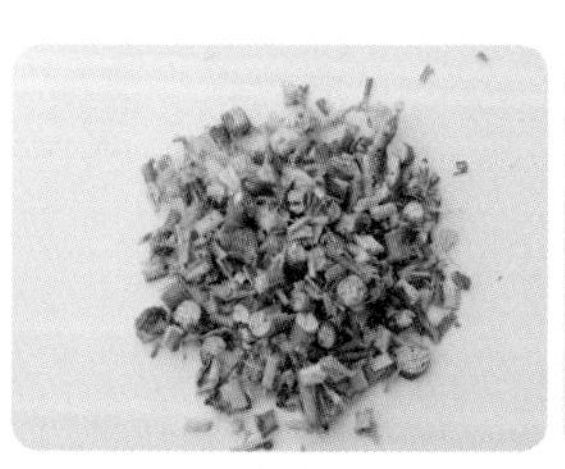

상지

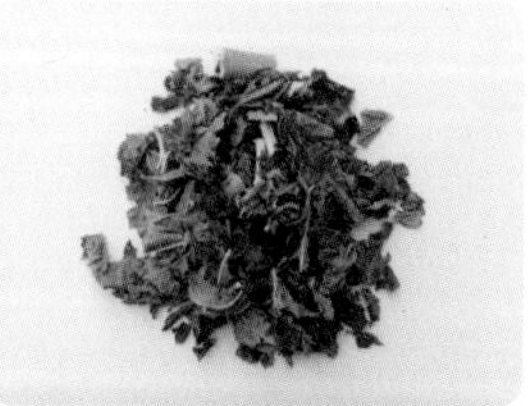

상엽

학명	Morus alba Linne
한약명	상엽(桑葉) – 잎을 말린 것, 상백피(桑白皮) – 뿌리껍질을 말린 것, 상지(桑枝) – 가지를 말린 것, 상심자(桑椹子) – 덜 익은 열매를 말린 것
다른 이름	오디나무, 포화, 상, 상수, 뽕, 상목
분포지	마을 부근 식재
형태	뽕나무과의 갈잎큰키나무로 높이는 5~10m 정도고, 잎은 달걀 모양이고 3~5갈래로 갈라지며 가장자리에 둔한 톱니가 있고 끝이 뾰쪽하다. 꽃은 암수딴그루고 4~5월에 햇가지 잎겨드랑이에서 연두색으로 피며, 열매는 6~7월에 검은색으로 여문다.
이용 부위	식용(꽃, 잎, 가지, 열매, 뿌리껍질), 약용(잎, 가지, 뿌리껍질, 덜 익은 열매)
약초 만들기	· 6월에 붉은 빛의 덜 익은 열매를 따서 햇볕에 말린다. · 6월경 잎을 채취하여 햇볕에 말린다. · 가을에 뿌리껍질을 캐서 속껍질만을 따로 떼어 햇볕에 말린다. 흙 밖으로 나온 뿌리는 쓰지 않는다. · 뽕나무 잎은 서리가 내리기 전에 채취하면 약효가 떨어지고, 서리가 내린 후에 채취해야 약효가 높다.
식용	· 여름에는 열매인 오디를 생으로 먹는다. 잎이나 가지, 속껍질을 말려 가루로 만들어 곡식과 섞어서 밥, 죽, 떡을 만들어 먹는다. · 봄에 어린잎을 따서 끓는 물에 살짝 데쳐서 나물로 먹는다. · 봄에 잎을 채취하여 간장에 재어 30일 후에 먹는다.
차 만들기	· 열매 30g을 물 500ml에 넣고 달여 2~5번 나누어 마신다. · 잎은 가을에 서리가 내린 뒤에 따서 햇볕에 말려 물에 달여 마신다. · 뿌리는 수시로 캐서 껍질을 벗겨서 햇볕에 말려 물에 달여 마신다. · 잔가지는 늦가을 잎이 진 후나 봄에 싹이 나기 전에 채취하여 적당한 크기로 잘라 햇볕에 말려 물에 달여 마신다.
효소 만들기	여름에 검게 익은 열매를 따서 용기에 넣고 설탕을 80% 부어 100일 이상 발효시킨다. 또는 가을부터 겨울에 가지와 뿌리를 채취하여 물로 씻고 적당한 크기로 잘라 용기에 넣고 설탕을 녹인 시럽을 재료의 80% 부어 100일 이상 발효시킨다.
오디주 만들기	여름에 검게 익은 열매를 따서 용기에 넣고 소주(19도)를 부어 밀봉하여 3개월 후에 먹는다.
주의사항	비위허한증으로 설사를 할 때는 쓰지 않는다.

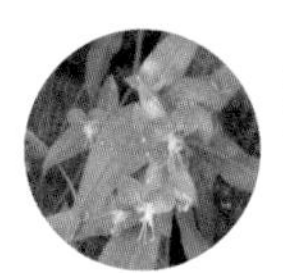

닭의장풀과 닭의장풀

'꽃이 피는 대나무' – 인후염 · 당뇨 · 부종에 효험

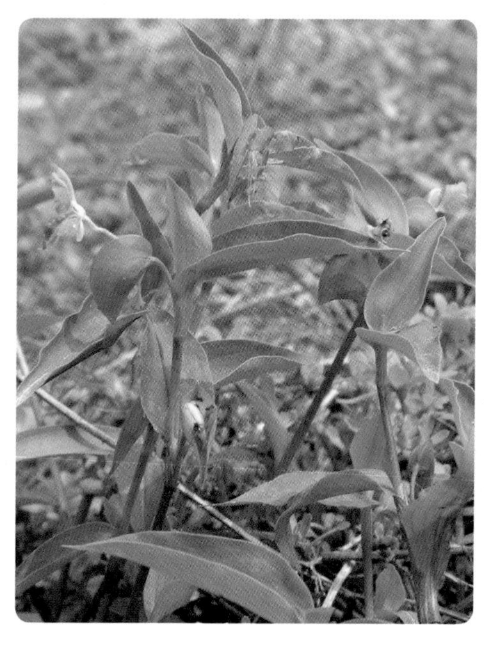

닭의장풀은 산자락, 밭둑, 개울 등 그늘지고 촉촉한 곳이라면 어디서나 잘 자란다. 닭장 밑에서 잘 자라는 풀이라 하여 '닭의장풀', 꽃잎이 오리발 같다 하여 '압각초(鴨跖草)' 또는 '달개비'라 불린다. 파란 꽃, 닭의 밑씻개, 달개비, 벽죽자, 벽죽초 등 다른 이름으로도 불린다. 당나라 시인 두보(杜甫)는 닭의장풀이 마디마디로 자라는 모습이 대나무를 닮았다고 해서 '꽃이 피는 대나무'라 부르기도 했다.

닭의장풀은 독이 없어 식용·약용으로 가치가 높다. 한방에서 당뇨병, 소변불리, 간염, 이질, 뇨혈에 다른 약재와 응용한다. 꽃은 염색용으로 쓴다.

한방에서 전초를 말린 것을 '압척초(鴨跖草)' '벽죽초(壁竹草)' '죽엽채(竹葉菜)'라 한다. 주로 인후염, 부종, 소변불리, 이하선염, 간염, 당뇨병에 다른 약재와 처방한다.

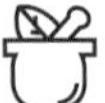
민간에서 당뇨병에는 전초를 채취하여 그늘에 말려 물에 달여 하루에 3번 공복에 복용한다. 구내염에는 닭의장풀을 채취하여 짓찧어 즙을 내서 입안에서 가글을 한 후 복용하거나 뱉는다. 타박상과 종기에는 전초를 뜯어 짓찧어 환부에 붙인다.

학명	Commelina communis Linne
한약명	압척초(鴨跖草) · 벽죽초(壁竹草) · 죽엽채(竹葉菜) – 전초를 말린 것
다른 이름	벽죽자, 벽죽초, 닭의 밑씻개, 달개비
분포지	풀밭, 냇가의 습지
형태	닭의장풀과의 한해살이풀로 높이 15~50cm 정도고, 잎은 어긋나고 끝이 뾰쪽한 피침형이다. 꽃은 3장으로 7~8월에 반으로 접힌 포에 쌓여 잎겨드랑이에서 1송이씩 2장은 하늘색, 1장은 흰색으로 피고, 열매는 9~10월에 잿빛을 띠는 타원형으로 여문다.
이용 부위	식용(꽃, 어린순), 약용(전초)
약초 만들기	· 가을에 뿌리를 캐서 햇볕에 말린다. · 잎은 생풀을 쓴다.
식용	· 쓴맛을 제거하고 요리한다. · 연한 잎과 꽃봉오리를 먹는다. · 양념무침, 튀김, 국거리로 먹는다. · 가을에 꽃이 피기 전에 연한 잎만을 따서 끓는 물에 살짝 데쳐서 나물로 무쳐 먹는다.
차 만들기	닭의장풀 전체를 꽃이 필 무렵 채집하여 잘게 썰어 물에 달여 마신다.
효소 만들기	가을에 뿌리를 채취하여 물로 씻고 물기를 뺀 다음 용기에 넣고 설탕을 녹인 시럽을 30% 붓고 100일 이상 발효시킨다.

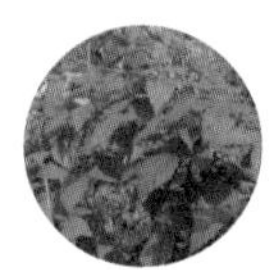

메꽃과 새삼

노화방지 효과 – 신장 기능 회복과 허리통증 치료에 탁월

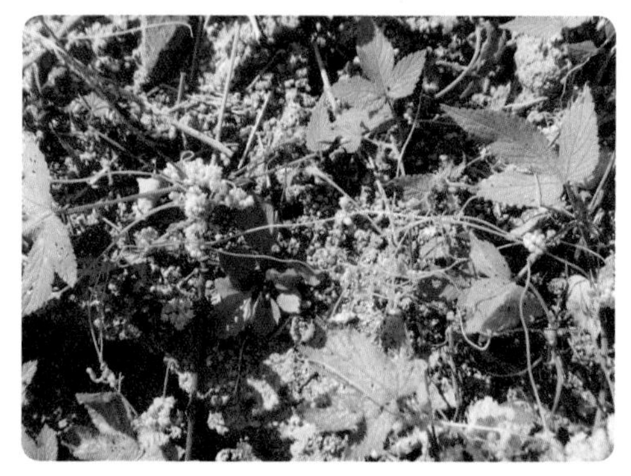

토사자는 들, 밭둑이나 잡초가 무성한 곳에서 자라는 우리 토종 약초다. 고전 의서에 토끼가 다리가 부러져 풀밭에 버려졌는데 다음 날이 풀을 먹고 건강한 모습으로 돌아다녔다고 하여 '토사자(菟絲子)'로 불렸다. 싹이 실처럼 가늘고 길게 자라기 때문에 '실새삼'이라 불린다.

사람은 나이가 들면서 노화로 신체 기능 중 특히 신장 기능이 저하된다. 토사자는 신장 기능이 허약하여 발기가 잘 안 되고 허리가 아픈 증상에 효과가 있다고 알려져 있다. 노화로 인하여 기와 혈이 고갈돼 시력이 떨어지고 물체가 흐릿하게 보이는 증상에는 토사자와 결명자를 섞어 차(茶)로 마시면 좋다. 조선시대 허준이 쓴《동의보감》에도 "토사자는 허리가 아프고 무릎이 시린 것을 낫게 하며 간(肝)·신(腎)·정(精)·골(骨)·수(髓)를 보한다"고 되어 있다.

한방에서 익은 씨를 말린 것을 '토사자(兎絲子)'라 부른다. 주로 신체 허약, 유정, 빈뇨, 당뇨병, 요슬산통, 음위에 다른 약재와 처방한다.

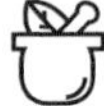
민간에서 당뇨병에는 종자 15g을 달여서 먹는다. 노화로 인한 시력감퇴에는 토사자와 결명자를 동량으로 배합하여 달여 먹는다. 기미와 주근깨에는 전초를 말린 물로 10번 이상 얼굴을 씻는다.

학명	Cuscuta japonica Chois
한약명	토사자(兎絲子) · 토사(兎絲) – 익은 씨를 말린 것
다른 이름	샘, 조마
분포지	산과 들
형태	새삼은 메꽃과 한해살이덩굴풀로 구릉지에서 길이 5m 정도로 자란다. 처음에 땅에서 발아하여 다른 식물에 흡잡근으로 붙게 되면 기생하고 뿌리는 없어진다. 꽃은 8~9월에 종 모양 황백색으로 피고, 열매는 9~10월에 달걀 모양 삭과로 여문다.
이용 부위	식용(줄기), 약용(종자)
약초 만들기	가을에 열매가 여물면 실새삼의 지상부를 베어 씨를 털어내고 햇볕에 말린다.
식용	· 종자를 냄비에 넣고 삶아 죽이 되면 으깨어 떡을 만들어 먹는다. · 여름에 열매가 여물기 전에 지상부를 채취하여 나물로 무쳐 먹는다. · 토사자, 막걸리, 밀가루를 배합해서 만든다.
차 만들기	8~9월에 종자를 채취하여 햇볕에 말려 가루내어 물에 타서 마신다.
효소 만들기	종자를 용기에 넣고 설탕을 녹인 시럽 80%를 부어 100일 이상 발효시킨다.
약술 만들기	가을에 열매가 여물면 실새삼의 지상부를 베어 씨만을 털어내 용기에 넣고 소주(19도)를 부어 밀봉하여 3개월 후에 마신다.
주의사항	복용 중 모란을 금한다.

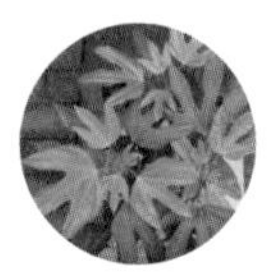

두릅나무과 황칠나무

최고의 자양강장제 – 당뇨병 · 고혈압 · 면역저하에 효험

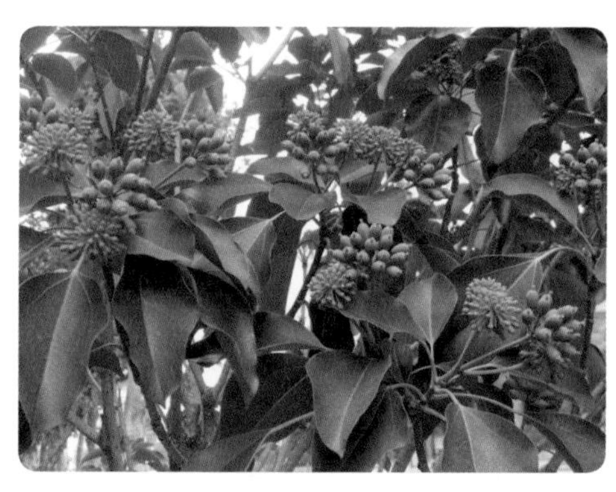

황칠은 옻칠과 같이 나무에 상처를 내어 수액을 받아 쓴다. 황칠은 방충성과 내구성이 옻칠보다 훨씬 좋다고 알려져 있다. 예로부터 '옻칠 천년, 황칠 만년'이라는 말이 있듯이 신(神)이나 황제의 옷인 곤룡포, 용상, 나전칠기 등에 헌정품으로 사용했다. 고려 시대에는 옻칠보다 황칠이 우수해 불상과 나전칠기에 사용했다.

황칠나무의 수액을 얻기 위해 도료용이나 관상용으로 심는다. 황칠나무는 독이 없어 약용·식용·관상용으로 가치가 높다. 뿌리줄기는 항산화 작용으로 성인병 예방 및 치료에 효험이 있는 것으로 알려져 있다. 여름 보양식으로 황칠닭백숙도 만들어 먹는데 옻에 약한 사람은 먹지 않는다. 옻닭처럼 가려움증의 부작용이 나타날 수 있기 때문이다.

당뇨에는 뿌리줄기 50g에 물 70㎖를 넣고 달인 액을 반으로 나누어 아침 저녁으로 복용한다. 민간에서는 피를 맑게 해준다고 해 간 해독에 쓴다. 황칠나무 잎 추출물은 장운동을 촉진하며 변비를 치료한다.

 한방에서 뿌리줄기를 말린 것을 '풍하이(楓荷梨)'라 부른다. 주로 자양강장, 당뇨병, 고혈압, 신경통, 편두통, 월경불순, 면역저하, 변비, 우울증에 다른 약재와 처방한다.

 민간에서 간질환과 간염에는 뿌리 30g을 달여 식후 2~3회 복용한다. 변비에는 잎을 달여 복용한다.

학명	Dendropanax morbifera Lev.
한약명	풍하이(楓荷利)-뿌리줄기를 말린 것, 황칠(黃漆)-수액
다른 이름	황제목, 수삼, 압각목, 노란 옻나무, 황칠목, 금계자
분포지	제주도 남부지방, 경남 · 전남 등지의 섬지방 산기슭
형태	황칠나무는 두릅나무과의 상록활엽교목으로 높이는 15m 정도고, 잎은 어긋나고 난형 또는 타원형이며 가장자리는 밋밋하다. 꽃은 6월에 가지 끝에 1개씩 녹황색으로 피고, 열매는 10월에 타원형 핵과로 여문다.
이용 부위	식용(잎, 열매, 뿌리), 약용(잎, 수피, 뿌리줄기)
약초 만들기	약초로 쓸 때는 줄기와 뿌리를 캐서 햇볕에 말린다.
식용	봄에 어린순을 채취하여 끓는 물에 살짝 데쳐서 나물로 먹는다.
차 만들기	봄에 새순을 따서 그늘에 말려 물에 우려내어 마신다.
효소 만들기	가을에 익은 열매를 따서 용기에 넣고 설탕을 녹인 시럽 80%를 부어 100일 이상 발효시킨다.
수액 받기	· 음력 6월에 나무줄기에 칼로 흠집을 내서 받는다. · 처음에는 우윳빛이지만 공기 중에 산화되면서 황색으로 변한다.
주의사항	· 임산부는 복용을 금한다. · 닭백숙을 먹을 때 가려움증의 부작용이 나타날 수 있다.

목련과 **오미자나무**

다섯 가지 맛 지녀 – 기관지염 · 당뇨병 · 고혈압 및 항암에 효험

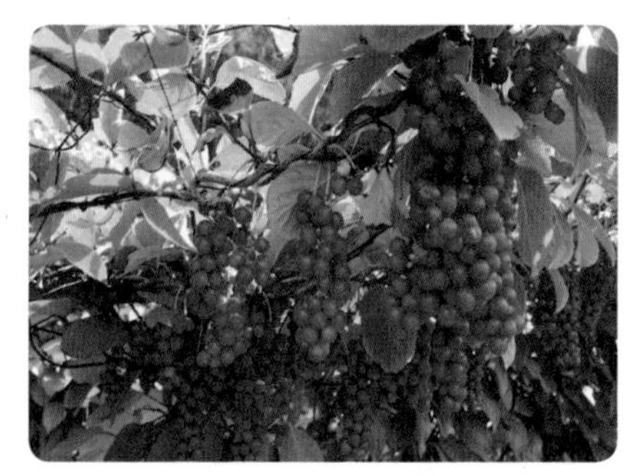

신맛, 단맛, 짠맛, 매운맛, 쓴맛 등 다섯 가지 맛을 지니고 있다고 하여 '오미자'라는 이름이 붙여졌다. 열매와 과육은 시고, 껍질은 달며, 씨는 맵고 쓰면서 짠맛까지 난다. 그 다섯 가지의 맛이 인체의 오장육부(五臟六腑)에 각기 좋은 것으로 알려져 있다. 그러나 신맛이 강하여 과다하게 복용하면 기혈이 막힐 수 있어 적당히 음용해야 한다.

오미자는 독이 없어 식용·약용으로 가치가 높다. 폐와 기관지의 기능을 도와주고 몸안의 체액을 증가시키며 간의 기능을 조절하고 설사를 멎게 한다. 혈당이나 혈압을 강하하는 작용이 있어 당뇨병과 고혈압에도 좋다. 항암 효능을 지녔다는 연구결과도 있다. 오미자는 비타민 A와 C, 유기산이 많이 함유되어 있고 폐와 기관지, 신장의 기능을 도와주며, 몸안의 체액을 증가시켜준다. 민간에서는 오미자 줄기를 채취하여 물에 담가 우린 물로 두부를 만들 때 간수 대신 사용하기도 했다.

한방에서 익은 열매를 말린 것을 '오미자(五味子)'라 부른다. 주로 당뇨병, 기관지염, 인후염, 동맥경화, 빈뇨증, 설사, 소변불통, 식체, 신우신염, 양기부족, 음위, 저혈압, 조루, 해수, 천식, 탈모증, 허약체질, 권태증, 해열에 다른 약재와 처방한다.

민간에서 해수와 천식에는 오미자 열매와 탱자나무 열매를 끓여서 식전에 하루 3번 복용한다. 인후염에는 오미자를 물에 우려 차(茶)로 마신다. 자양강장에는 오미자 효소를 담가 찬물에 희석해서 마신다.

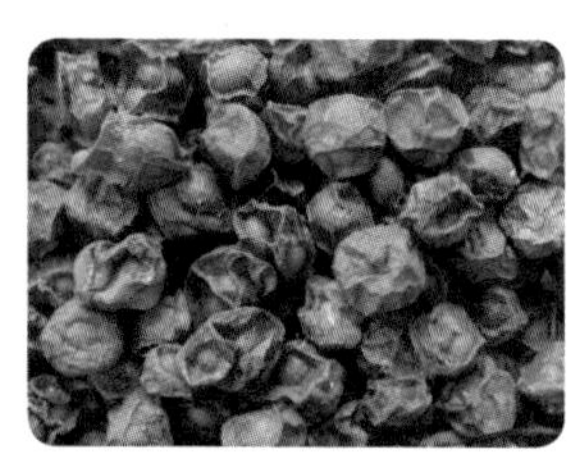

학명	Schizandra chinensis Bail
한약명	오미자(五味子) – 익은 열매를 말린 것
다른 이름	개오미자, 오메자, 문합, 현급, 금령자, 홍내소, 북미
분포지	전국 각지, 산기슭의 300m 이상 돌 많은 비탈
형태	오미자나무는 목련과의 갈잎떨기나무로 길이는 5~9m 정도고, 잎은 어긋나고 달걀 모양이며 가장자리에 톱니가 있다. 줄기는 다른 물체를 감고 올라간다. 꽃은 6~7월에 새 가지의 잎겨드랑이에 1송이씩 흰색 또는 붉은 빛이 도는 연한 노란색으로 피고, 열매는 8~9월에 둥근 장과로 여문다.
이용 부위	식용(꽃, 어린순, 열매), 약용(열매)
약초 만들기	가을에 익은 열매를 따서 햇볕에 말린다.
식용	· 나물무침, 볶음, 튀김, 국거리로 먹는다. · 열매로 화채를 만든다. · 봄에 어린순을 따서 끓는 물에 살짝 데쳐서 나물로 무쳐 먹는다.
꽃차 만들기	5~7월에 꽃을 따서 그늘에 말려 3~5송이를 찻잔에 넣고 따뜻한 물을 부어 2~3분 후 향이 우러나오면 마신다.
효소 만들기	가을에 익은 열매를 송이째 따서 용기에 넣고 설탕을 80% 부어 100일 이상 발효시킨다.
약술 만들기	가을에 익은 열매를 송이째 따서 용기에 넣고 소주(19도)를 부어 밀봉하여 한 달 후에 먹는다.
주의사항	신맛이 강하여 과다하게 복용하면 기혈이 막힌다.

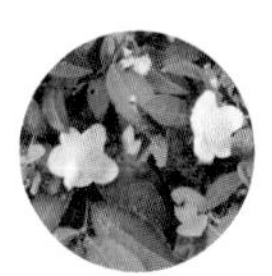

차나무과 차나무

심신 건강에 도움 – 항암 · 당뇨병 · 고혈압에 효험

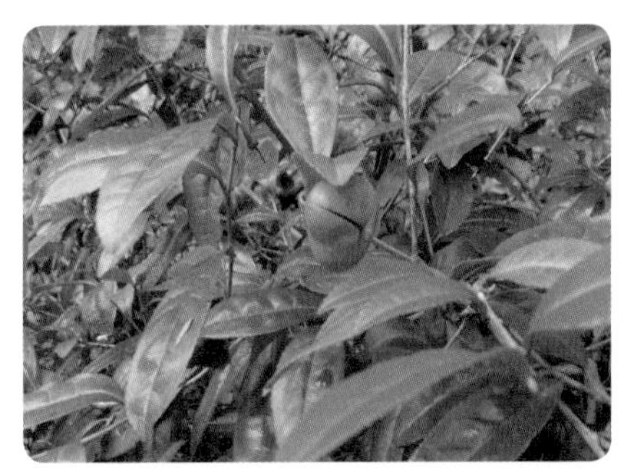

《삼국사기》에는 신라 흥덕왕 3년(828)에 신라 사신 대렴(大廉)이 당나라에서 가져온 차나무의 씨를 왕의 어명으로 지리산에 심었다고 기록되어 있다. 하동, 악양, 보성 등지가 차의 주산지로 각광받고 있다. 온난 다습한 기후에서 잘 자라기 때문에 우리나라에서는 남부지방에서만 재배할 수 있다. 잎은 연 4회 따는 것이 보통이지만, 대만 등지에서는 연 15~30회까지 딴다.

차나무 잎을 다려 수시로 마시면 건강에 좋다. 차나무는 독이 없어 식용·약용으로 가치가 높다. 차에는 카페인, 탄닌, 비타민 A·C, 루틴(Rutin)이라는 항산화 물질과 무기염료 등이 함유되어 있다. 조선시대 허준이 쓴《동의보감》에서 "차를 지속적으로 마시면 심장이 강해지고 열이 내리고 갈증을 해소할 뿐만 아니라 소화를 돕고 머리를 맑게 하고 이뇨 작용에 도움을 준다"고 하였다.

녹차(綠茶)는 발효시키지 않고 그대로 말린 부드러운 찻잎 또는 그것을 끓인 차를 말하며, 홍차(紅茶)는 잎을 발효시켜 녹색을 빼내고 말린 찻감 또는 달인 물로 붉은 빛깔을 낸 것을 말한다.

한방에서 어린 싹을 말린 것을 '다엽(茶葉)', 열매를 말린 것을 '다자(茶子)'라 부른다. 주로 간염, 고혈압, 구내염, 기관지염, 당뇨병, 불면증, 두통, 소화불량, 천식, 해수지방간, 콜레스테롤 억제에 다른 약재와 처방한다.

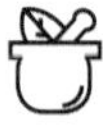

민간에서 거담과 천식에는 열매를 물에 달여 하루에 3번 공복에 복용한다. 피로감과 두통에는 어린 싹을 물에 달여 차(茶)로 마신다.

학명	Thea sinensis
한약명	다엽(茶葉)-어린 싹을 말린 것, 다자(茶子)-열매를 말린 것
다른 이름	아차, 고차, 아초, 차수엽, 다수, 다엽수, 가다, 원다, 고다, 작설, 다나무
분포지	남부 지방(경사지), 경남, 전남
형태	차나무는 차나무과의 상록활엽관목으로 높이 2~3m 정도고, 잎은 타원형으로 어긋나며 가장자리에 둔한 톱니가 있다. 꽃은 10~11월에 잎겨드랑이나 가지 끝에서 1~3송이씩 밑을 향해 흰색으로 피고, 열매는 10월에 꽃이 핀 이듬해 둥글게 여문다.
이용 부위	식용(꽃, 어린순, 열매), 약용(잎, 뿌리)
약초 만들기	봄에 어린순, 가을에 열매, 뿌리는 수시로 채취하여 그늘에 말린다.
식용	· 쓴맛을 제거하고 요리한다. · 양념무침 또는 열매로 기름을 짜서 먹는다. · 봄에 어린 싹을 채취하여 끓는 물에 살짝 데쳐서 나물로 무쳐 먹는다.
꽃차 만들기	10~11월에 꽃을 따서 그늘에서 5일 정도 말려 밀폐용기에 보관한다. 찻잔에 3~5송이를 넣고 뜨거운 물을 부어 우려낸 후 마신다.
효소 만들기	봄에 잎을 채취하여 마르기 전에 용기에 넣고 설탕을 녹인 시럽 30%를 붓고 100일 정도 발효시킨다.
약술 만들기	가을에 열매를 따서 용기에 넣고 소주(19도)를 부어 밀봉하여 3개월 후에 먹는다.
녹차 만들기	녹차를 만들려면 잎을 찜통에 넣고 30~40초 동안 찐 다음 선풍기 등을 사용하여 빨리 식힌다. 그 다음 배로(焙爐) 위에 가열된 시루에 담고 손으로 비벼가면서 완전히 말린다. 이때 제조기술에 따라 제품의 등급에 차이가 생기고, 향기와 맛이 달라진다.
주의사항	지나치게 마시면 몸안의 체액이 감소되어 잠을 못 이룰 수도 있다.

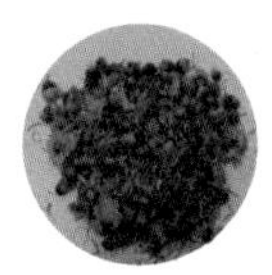

국화과 **감국**

말초혈관 확장 – 두통·간 기능·고혈압에 효험

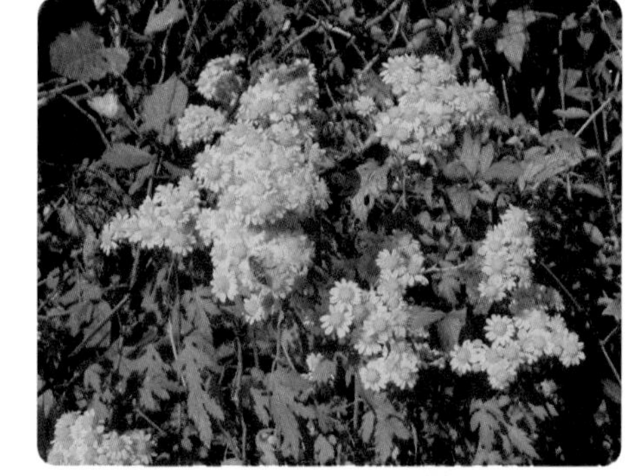

옛날에는 감국으로 여러 요리를 만들어 먹었기 때문에 '요리국(料理菊)'이라 불렀다. 국화는 관상용과 약용 국화로 분류하는데 식용보다는 약재로 가치가 높다.

중국의 이시진이 쓴《본초강목》에는 "감국차를 장기간 복용하면 혈기(血氣)가 좋고 몸을 가볍게 하며 쉬 늙지 않는다. 위장을 평안케 하고 오장을 도우며 사지를 고르게 하고 감기, 두통, 현기증에 유효하다"고 기록되어 있다.

감국에서 항산화 기능을 지닌 성분은 리나닌(linarin), 루테올린(luteolin), 아피게닌(apigenin), 아카세틴(acacetin) 등의 플라보노이드 성분이다. 모두 항염증 및 항바이러스 활성 효능을 지녔다. 또한 감국은 눈을 밝게 하고 간 기능을 개선해준다. 약리실험에서 심장의 관상동맥과 말초혈관을 확장하는 효과가 있어 혈압을 내려주는 것으로 밝혀졌다. 감국 추출물로 아토피 치료 및 기미 방지 효능을 연구 중이다.

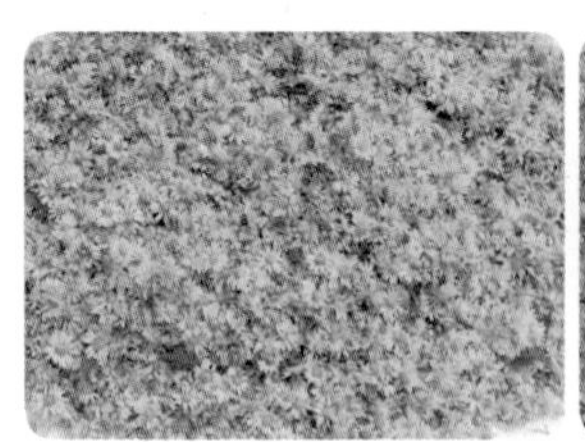
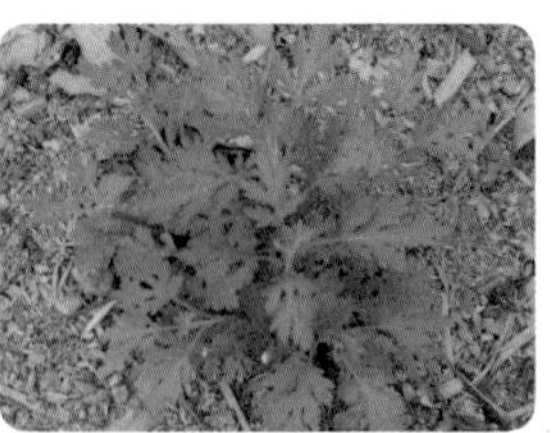

한방에서 꽃을 말린 것을 '감국(甘菊)'이라 부른다. 주로 고혈압, 관절통, 나력, 옹종, 습진, 구창, 간열로 머리가 아프고 어지러울 때 다른 약재와 처방한다.

민간에서 종기와 부스럼에는 생꽃을 짓찧어 환부에 붙인다. 눈이 붉게 충혈되었을 때는 꽃을 달인 물로 눈을 씻는다.

학명	Chrysanthemum indicum Linne
한약명	감국(甘菊) – 꽃을 말린 것
다른 이름	야국화, 들국화, 단국화
분포지	산과 들
형태	감국은 국화과의 여러해살이풀로 높이 30~60cm 정도다. 잎은 어긋나고 달걀 모양이며 깃 모양으로 갈라지고, 가장자리에 결각 모양의 톱니가 있으며 전체에 짧은 털이 있다. 꽃은 9~10월에 줄기 끝에 두상화서가 산방형 노란색으로 핀다.
이용 부위	식용(꽃, 어린순), 약용(꽃)
약초 만들기	가을에 꽃을 따서 바람이 잘 통하는 그늘에서 말린다.
식용	봄에 어린순을 채취하여 끓는 물에 살짝 데쳐서 나물로 먹는다.
꽃차 만들기	· 9~10월에 막 핀 꽃을 따서 깨끗하게 손질하여 그늘에서 말려 밀폐용기에 보관한다. 찻잔에 3~5송이를 넣고 뜨거운 물을 부어 우려낸다. · 말린 꽃을 베개 속에 넣어두고 자면 머리가 맑아진다.
약술 만들기	가을에 꽃을 따서 용기에 넣고 소주(19도)를 붓고 밀봉하여 3개월 후에 마신다.
주의사항	남자는 20일 이상 장기 복용을 금한다.

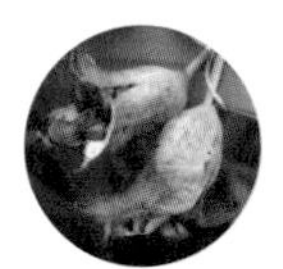

천남성과 석창포

피부병증에 탁월 – 피부병 · 장염 · 고혈압에 효험

옛날 단오에 여인들이 향기가 있어 머리를 감는 데 쓰는 창포와 비슷하고, 주로 물가의 바위에 붙어서 자란다 하여 '석창포(石菖蒲)', 물속에서 자라는 잎의 모양이 검을 닮았다 하여 '수검(水劍)'이라 불린다.

석창포는 약용·관상용으로 가치가 높다. 약성은 따뜻하고 맛은 맵다. 약초로 쓸 때는 잎, 줄기, 수염뿌리를 제거한 후에 햇볕에 말려서 쓴다. 약으로 쓸 때는 탕으로 하거나 산제 또는 환제하여 사용하고 술을 담가서 쓴다.

예로부터 소화 기능에 효험이 있으며 피부병증을 다스리는 데 쓴다. 항암, 건위, 진정, 진경, 거담, 이습 효능이 있다.

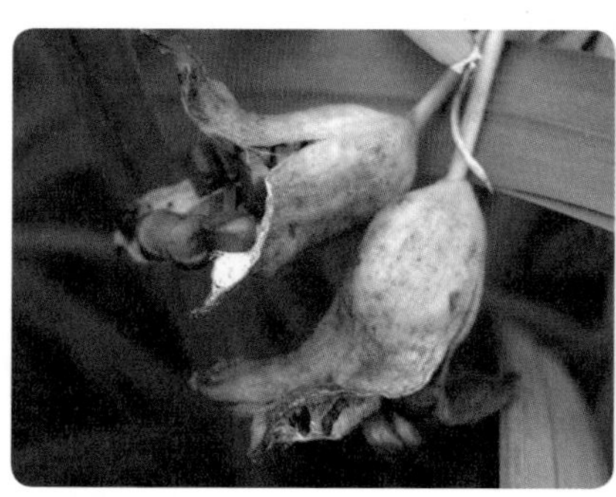

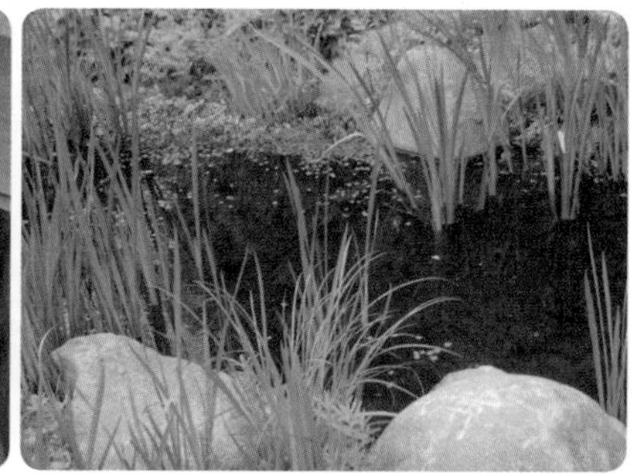

한방에서 뿌리줄기를 말린 것을 '석창포(石菖蒲)'라 부른다. 주로 암, 종기, 고혈압, 건망증, 장염, 이질, 간질병, 기침, 기관지염, 정신불안, 소화불량, 가슴 두근거림에 다른 약재와 처방한다.

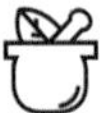

민간에서 암과 고혈압에는 말린 약재를 1회 1~3g씩 물에 달여 복용한다. 종기에는 약재를 달인 물로 환부를 닦아내거나 가루를 내어 기름으로 개어서 환부에 바른다. 피부를 윤택하고자 할 때는 목욕을 할 때 욕탕에 입욕제로 넣는다.

학명	Acorus gramineus Soland.
한약명	석창포(石菖蒲) – 뿌리줄기를 말린 것
다른 이름	창포, 왕창포, 향포, 석향포, 애기석창포
분포지	물가, 바위에서 붙어 자란다
형태	석창포는 천남성과의 여러해살이풀로 높이 30~50cm 정도고, 물가 바위에서 붙어서 자란다. 잎은 뿌리에서 모여 나고 긴 칼 모양이며 가장자리는 밋밋하다. 꽃은 6~7월에 꽃줄기 옆에 육수화서 연한 노란색으로 피고, 열매는 9~10월에 둥근 삭과로 여문다.
이용 부위	식용(꽃, 잎), 약용(뿌리)
약초 만들기	8~10월에 뿌리줄기를 캐서 물에 씻어 비늘잎과 잔뿌리를 제거하고 햇볕에 말린다.
차 만들기	창포 10g을 잘게 썰어 물 2ℓ에 넣고 약한 불에서 오랫동안 달여 꿀을 타서 마신다.
효소 만들기	봄에 잎을 채취하여 마르기 전에 용기에 넣고 설탕을 녹인 시럽을 재료의 30% 부어 100일 이상 발효시킨다.
약술 만들기	8~10월에 뿌리줄기를 캐서 비늘잎과 잔뿌리를 제거하고 물에 씻어 물기를 뺀 다음 용기에 넣고 소주(19도)를 부어 밀봉하여 3개월 후에 먹는다.
주의사항	부작용으로 구토와 메스꺼움이 있을 때 중단한다.

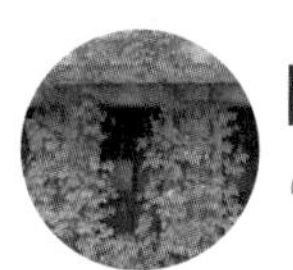

포도과

담쟁이덩굴

'땅을 덮는 비단' – 관절염 · 근육통에 효험

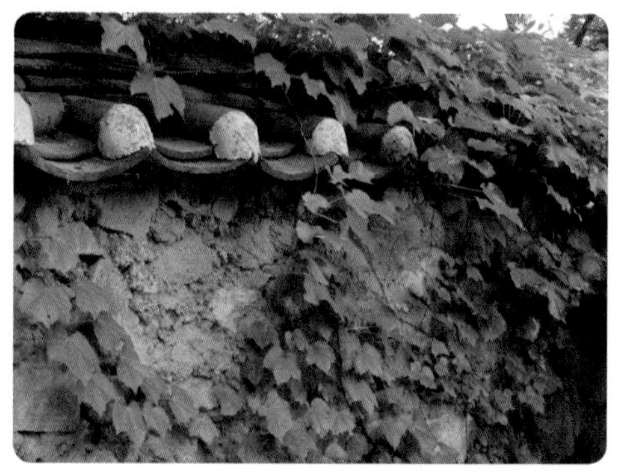

담쟁이덩굴은 줄기마다 다른 물체에 달라붙는 흡착근이 있어서 담장, 벽, 바위, 나무 등을 타고 올라가며 자생한다. 나무줄기, 바위, 담 등을 타고 오르기 때문에 '담쟁이덩굴', 산에 오르는 호랑이라는 뜻으로 '파산호(爬山虎)', 땅이나 바위 또는 나무를 감고 비단금침(緋緞衾枕)의 수를 놓기 때문에 땅을 덮는 비단이라 하여 '지금(地錦)'이라 불린다. 담쟁이덩굴은 여름철 무성한 잎과 가을 단풍이 아름다워 아파트, 옹벽, 건물 벽면, 도로 비탈면 등의 녹화용으로 널리 이용된다. 공해에 강하고 옮겨 심기도 용이하다.

담쟁이덩굴은 약용으로도 가치가 높다. 특히 관절염으로 인한 통증 완화에 좋다. 류머티스 관절염에 30~60g을 달여서 복용하면 효험을 볼 수 있다. 이뇨촉진 작용을 해 요로감염증이나 신우신염에도 쓰인다. 혈압을 내려주는 효능이 있어 고혈압 환자에게도 좋다. 또 산후 어혈, 어혈 복통도 제거해준다. 담쟁이덩굴 줄기에서 나오는 즙액은 감미료의 재료로 쓴다.

한방에서 잎과 줄기를 말린 것을 '지금상춘등(地錦常春藤)'이라 부른다. 주로 암, 당뇨병, 적백대하, 편두통, 풍습성 관절염, 근육통, 장내출혈, 어혈, 종창, 옹종, 구역증, 근공동통, 산후복통, 편두통, 피부염, 허약체질에 다른 약재와 처방한다.

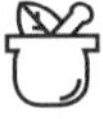
민간에서 당뇨병에는 줄기와 열매를 그늘에서 말려 하루 15g을 달여 상복한다. 골절과 종창에는 생줄기를 짓찧어 환부에 붙인다.

학명	Parthenocis tricuspidata
한약명	지금상춘등(地錦常春藤) - 잎과 줄기를 말린 것
다른 이름	산포도, 석벽려, 담장덩굴, 돌담장이, 상춘등, 나만, 낙석, 장춘등
분포지	전국 각지, 바위 밑, 돌담, 골짜기의 숲 밑
형태	담쟁이덩굴은 포도과의 갈잎덩굴나무로 길이 10m 이상 자라고, 잎은 어긋나고 넓은 달걀 모양이며, 덩굴손은 잎과 마주나고 끝에 둥근 흡착근으로 바위나 나무줄기에 붙어 자란다. 꽃은 6~7월에 가지 끝과 잎겨드랑이에서 나온 꽃줄기에 모여 황록색으로 피고, 열매는 8~10월에 둥근 장과로 여문다.
이용 부위	식용(어린잎, 열매, 속줄기), 약용(잎, 줄기)
약초 만들기	· 가을에 줄기와 열매를 채취하여 잎이 달린 채 그늘에서 말린다. · 도심이나 도로가에서 시멘트를 타고 올라간 것은 약초로 쓰지 않는다. · 산속에서 소나무나 참나무를 타고 올라가는 것을 가을에 줄기의 겉껍질을 벗겨버리고 속껍질을 햇볕에 말려서 쓴다.
식용	봄에 어린잎과 줄기를 끓는 물에 살짝 데쳐서 나물로 무쳐 먹는다.
차 만들기	가을에 줄기의 겉껍질을 벗겨버리고 속껍질을 잘게 썰어 햇볕에 말려서 물에 달여 마신다.
효소 만들기	가을에 익은 열매를 따서 용기에 넣고 설탕을 녹인 시럽을 재료의 70%를 부어 100일 이상 발효시킨다.
약술 만들기	가을에 익은 열매를 따서 용기에 넣고 소주(19도)를 부어 밀봉하여 3개월 후에 먹는다.
주의사항	도로변의 담장을 타고 오르는 것에는 독성이 있다.

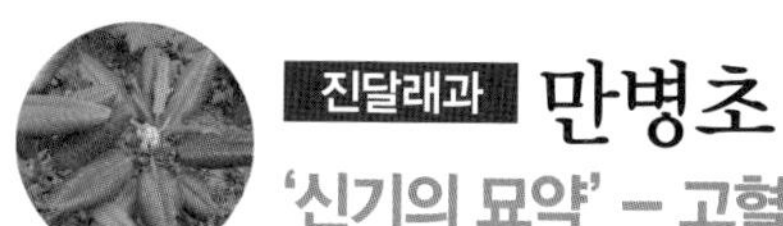

진달래과 만병초

'신기의 묘약' – 고혈압 · 요배산통 · 양기부족에 효험

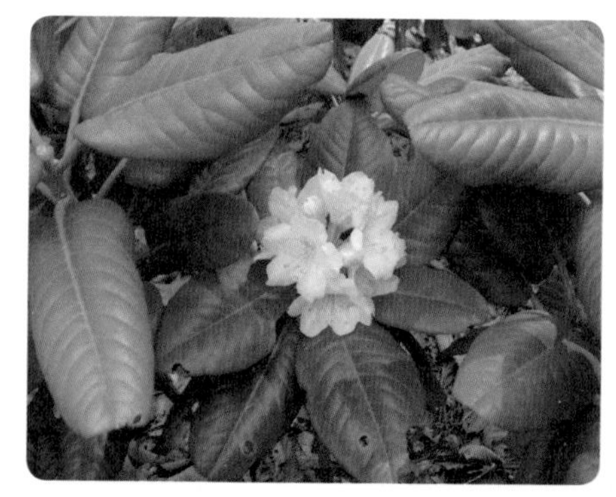

진달래과의 만병초(萬病草)는 만 가지 병을 고친다 하여 붙여진 이름이다. 꽃향기가 칠리(七里)를 간다고 하여 '칠리향'이라는 애칭도 지녔다. 만병초는 사계절 녹색을 유지하고 겨울에는 잎을 둥글게 말아 자신을 보호하며, 동속약초로는 노랑만병초, 홍만병초가 있다.

만병초는 식용보다는 약용과 관상용으로 가치가 높다. 꽃으로 향수를 만들고, 옛날에는 제사를 지낼 때 말린 꽃과 잎을 태워 향나무 대용으로 쓰기도 했다. 잎과 뿌리를 달여 차(茶)로 마시거나 뿌리를 캐서 적당한 크기로 잘라 용기에 넣고 술을 부어 3개월 후에 먹는다. 만병초 잎의 안드로메도톡신 성분은 독성이 강해 한꺼번에 과량 섭취하면 치명적이지만, 소량을 복용하면 혈압을 낮춰준다. 여성이 말린 약재를 1회 4g을 달여 하루에 2~3회씩 20일 이상 복용하면 성욕이 강해지는 최음 효과를 볼 수 있다.

충남대학교 산학협력단은 만병초로부터 분리된 '트리테르페노이드계 화합물을 함유하는 대사성 질환의 예방 또는 치료용 조성물'에서 당뇨병과 비만의 예방 또는 치료를 위한 특허를 출원했다.

한방에서 잎을 말린 것을 '석남엽(石南葉)'이라 부른다. 주로 신경통, 생리통, 월경불순, 관절염, 관절통, 요배산통, 불임증, 이뇨, 진통, 양기 부족에 다른 약재와 처방한다.

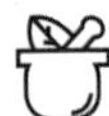

민간에서 고혈압에는 말린 약재를 1회 2~4g씩 달여 식후에 복용한다. 관절통과 요배산통에는 잎을 달인 물로 목욕을 한다.

학명	Rhododendron brachycarpum
한약명	석남엽(石南葉) – 잎을 말린 것
다른 이름	홍수엽, 풍약, 떡갈나무, 들쭉나무
분포지	북부지방, 강원도, 지리산, 울릉도, 고산지대
형태	만병초는 진달래과의 상록활엽관목으로 높이는 4m 정도고, 잎은 어긋나고 가지 끝에서는 5~7개가 모여 나고 타원형 또는 피침형이며 가장자리는 밋밋하다. 꽃은 7월에 가지 끝에 10~20개가 달리고, 7~8월에 흰색, 붉은색, 노란색으로 피며, 열매는 9~10월에 삭과로 여문다.
이용 부위	식용(꽃), 약용(잎, 줄기, 뿌리)
약초 만들기	· 봄과 늦가을, 겨울에 잎을 따서 그늘에 말린다. · 약으로 쓸 때는 탕으로 하거나 환제 또는 산제로 사용한다.
부부화합주 만들기	봄과 늦가을, 겨울에 잎을 따서 마르기 전에 용기에 넣고 소주(19도)를 부어 밀봉하여 3개월 후에 먹는다.
주의사항	한꺼번에 과량 섭취하면 치명적이다.

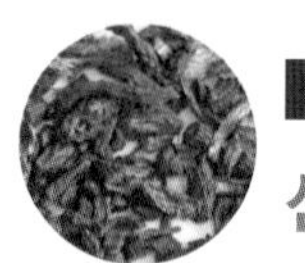

초롱꽃과 만삼

산모용 보약 – 비위허약 · 기혈부족 · 저혈압에 효험

만삼(蔓蔘)은 우리나라 지리산과 중부지방, 북부지방의 해발 700m 이상 깊은 산지 숲속 그늘에서 자생한다. 예로부터 만삼은 더덕과 같은 약효가 있다 하여 '참더덕'이라 불렸다. 만삼 뿌리는 방향성이 있는 삼으로 도라지 모양처럼 30cm 이상 길게 자라고 더덕보다 누른빛이 더 돈다. 잎과 줄기를 자르면 우유빛의 진액이 나온다. 만삼은 부작용과 독성이 없어 식용·약용·관상용으로 가치가 높다. 민간에서는 저혈압으로 인한 어지럼증이나 비위가 약해 헛구역질하는 데 썼다. 기력이 부족할 때는 만삼의 뿌리를 달여 먹었다. 산모의 산전과 산후 보약으로도 썼다. 만삼의 꽃과 줄기에서 내뿜는 향이 좋기 때문에 아파트 베란다나 집 주변에 심으면 좋다.

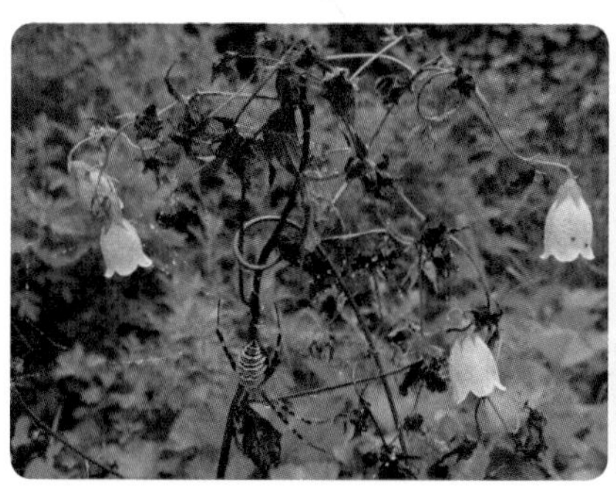

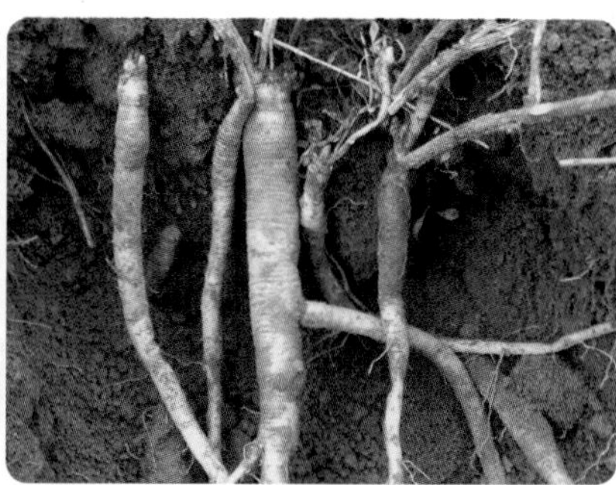

한방에서 뿌리를 말린 것을 '당삼(黨蔘)'이라 부른다. 거담 작용이 있어 주로 비위허약, 식욕부진, 신체허약, 기혈부족, 천식, 편도선염, 인후염, 거담, 빈혈, 구갈, 인후염, 저혈압에 다른 약재와 처방한다.

민간에서 기력이 부족할 때는 만삼의 뿌리를 달여 먹는다. 산모(産母)의 산전산후(産前産後) 보익제로 썼다.

학명	Codonopsis Pilosula Nannf
한약명	당삼(黨蔘) – 뿌리를 말린 것
다른 이름	단더덕, 참더덕, 삼승더덕
분포지	깊은 산속
형태	만삼은 초롱꽃과의 덩굴성 여러해살이풀로 길이 2m 정도고, 다른 물체를 감으며 자란다. 잎은 어긋나거나 마주나고 달걀 모양이며 양면에 잔털이 있다. 꽃은 7~8월에 연한 녹색 바탕에 자주색이 섞인 종 모양으로 가지 끝과 잎겨드랑이에서 1개씩 젖혀서 피고, 10월에 원추형으로 삭과(蒴果)가 여문다.
이용 부위	식용(꽃, 잎, 뿌리), 약용(뿌리)
약초 만들기	가을 또는 봄에 뿌리를 캐서 줄기를 잘라버리고 물에 잘 씻어 햇볕에 말린다.
식용	· 꽃과 줄기는 비빔밥에 넣어 먹는다. · 샐러드나 김밥의 재료로 쓰기도 한다. · 뿌리는 양념구이, 장아찌로 먹는다. · 봄에 어린순과 뿌리를 채취하여 줄기를 잘라버리고 끓는 물에 살짝 데쳐서 나물로 무쳐 먹는다.
꽃차 만들기	7~9월에 꽃을 따서 그늘에 말려 밀폐용기에 넣고 보관한다. 찻잔에 1~2송이를 넣고 뜨거운 물을 부어 우려내어 마신다.
효소 만들기	가을에 뿌리를 채취하여 물에 씻고 적당한 크기로 잘라 용기에 넣고 설탕을 녹인 시럽을 80% 붓고 100일 이상 발효시킨다.
약술 만들기	가을에 뿌리를 캐서 물로 씻고 용기에 소주(19도)를 붓고 밀봉하여 3개월 후에 마신다. 재탕, 삼탕까지 마신다.
주의사항	열증에 속한 병증에는 쓰지 않는다.

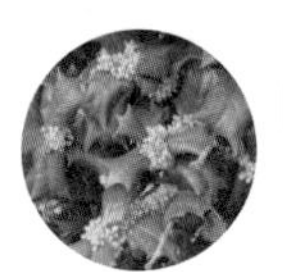

감탕나무과 **호랑가시나무**

관절에 탁월 – 혈액순환 · 신경통 · 골다공증에 효험

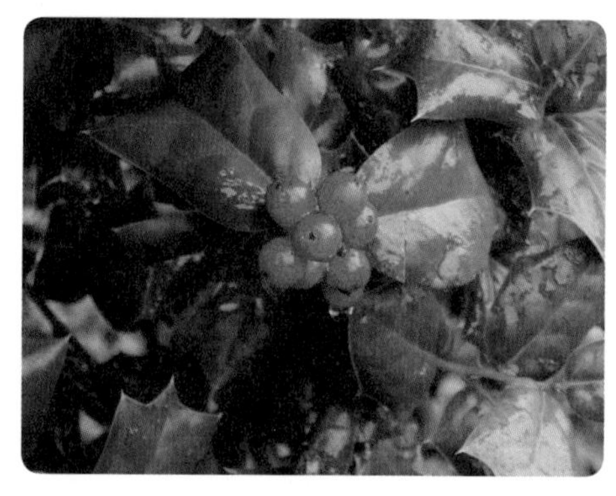

호랑이가 등이 가려울 때 이 가시로 등을 긁는다 하여 '호랑이등긁기나무', 제주도에서는 가시가 많이 달렸다 하여 '가시낭이', 나무가 단단하고 개뼈처럼 생겼다고 해서 '구골목(狗骨木)'으로 불린다. 호랑가시나무는 잎끝에 호랑이 발톱 같은 날카롭고 단단한 가시가 달려 있어 그 같은 이름이 붙여졌다. 우리 조상은 음력 2월에 호랑나무가시를 꺾어 정어리의 고기 머리에 꿰어 처마 끝에 매달아놓고 액운을 쫓는 풍속이 있었다. 서양에서는 크리스마스 때 붉은 열매가 달린 가지를 장식으로 많이 사용한다.

호랑가시나무는 식용보다는 약용과 관상용으로 가치가 크다. 호랑가시나무는 잎, 줄기, 열매, 잔가지, 껍질, 뿌리 모두를 약초로 쓴다. 봄에 호랑가시나무의 어린 새순을 말려 차로 마시면 혈액순환이 잘된다. 머리가 맑아지고 신경성 두통과 이명증에 좋고, 정력이나 스태미나 강화에도 많이 권해진다.

한방에서는 자양강장제 및 관절과 뼈를 다스리는 데 쓴다. 민간에서는 소변에 거품이 많을 때 잎을 차로 마셨고, 출혈이 있을 때도 썼다.

한방에서 잎을 말린 것을 '구골엽(枸骨葉)'이라 부른다. 주로 관절염, 류머티스 관절염, 요슬산통, 타박상, 해수, 신경통, 신경성 두통, 이명증, 요통, 정력 감퇴, 근골동통, 골다공증, 강정 보호에 다른 약재와 처방한다.

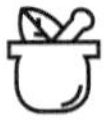
민간에서 관절염과 골다공증에는 잎이나 줄기 20~30g을 물에 달여 복용한다. 해수와 천식에는 씨 3~7g을 물에 달여 하루 3번 나누어 복용한다.

학명	Llex cornuta
한약명	구골엽(枸骨葉) – 잎을 말린 것
다른 이름	호랑이발톱나무, 가시낭이, 묘아자, 노호자, 구골목, 구골자, 산혈단
분포지	산기슭 양지
형태	호랑가시나무는 감탕나무과의 상록활엽관목으로 높이 2~3m 정도고, 타원 모양의 잎은 어긋나고 육각형으로 모서리의 끝이 예리한 가시로 되어 있다. 꽃은 암수딴그루로 4~5월 잎겨드랑이에 4~5개씩 모여 산형 꽃차례 황록색으로 피고, 열매는 8~10월에 둥근 핵과로 여문다.
이용 부위	식용(열매), 약용(씨, 뿌리)
약초 만들기	여름에 잎, 가을에 종자와 뿌리를 채취하여 햇볕에 말린다.
식용	· 봄에 연한 잎을 따서 튀김으로 먹는다. · 봄에 연한 잎을 채취하여 끓는 물에 살짝 데쳐서 나물로 무쳐 먹는다.
꽃차 만들기	4~5월에 꽃을 따서 꽃 무게와 동량의 꿀을 재어 15일 이상 그늘에서 숙성시켜 냉장보관한다. 찻잔에 한 스푼을 넣고 끓는 물을 부어 우려낸 후 마신다.
효소 만들기	가을에 붉게 익은 열매를 따서 용기에 넣고 설탕을 100% 부어 100일 이상 발효시킨다.
약술 만들기	가을에 붉게 익은 열매를 따서 용기에 넣고 소주(19도)를 부어 밀봉하여 3개월 후에 먹는다.
주의사항	임신을 원하는 사람은 복용을 금한다.

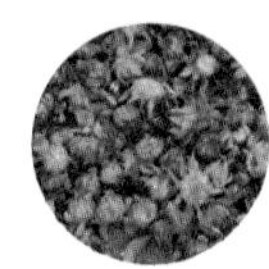

국화과

잇꽃

씨에 백금 함유 – 골절 · 갱년기 장애 · 생리불순 등 여성 질환에 효험

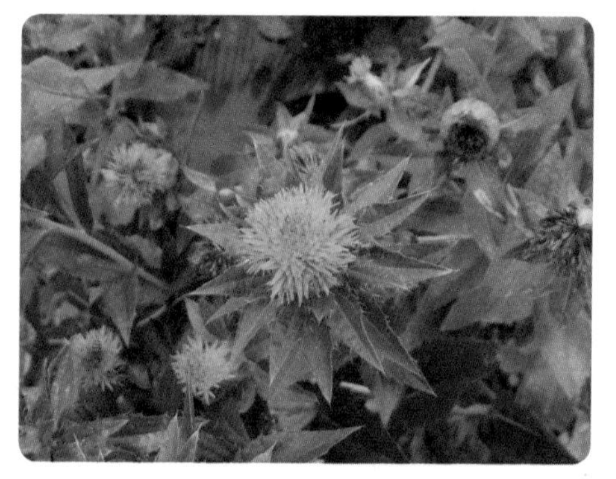

조선시대 여인들은 홍화(紅花)의 꽃을 짓찧어 화장할 때 연지로 썼다. 홍화는 여성질환과 뼈에 도움을 주는 우리 토종 약초다. '사람 몸을 이롭게 한다'고 해서 '잇꽃', 꽃이 붉은 색을 띄기 때문에 '홍화(紅花)'라 불린다.

토종 홍화씨에는 백금(白金)과 칼슘 성분이 함유돼 있어 뼈를 붙게 하고 튼튼하게 만들어 골질환에 좋다. 홍화는 독이 없고 버릴 게 없어 꽃잎, 잎, 종자를 모두 식용이나 약용으로 쓴다. 어린잎을 따서 나물로 무쳐 먹거나 꽃이 피기 시작하면 꽃잎을 따서 천연염색 재료로 쓴다. 종자를 햇볕에 말려 물로 끓여 차(茶)로 마시거나 기름으로 짜서 먹거나 가루내어 한 숟가락씩 먹는다.

예로부터 홍화는 골절, 어혈, 갱년기 장애, 산전, 산후, 생리불순 등 여성질환에 썼다. 《본초강목》에도 "홍화는 혈액을 좋게 하고 건조한 피부를 습윤하게 하며 통증을 가시게 하고 종기를 다스리고 경락의 울체를 풀어주어 전신의 리듬을 조절해준다"고 기록되어 있다. 현대에 들어와서도 효능을 인정받아 홍화씨 관련 논문만 100편이 넘는다.

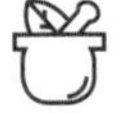

한방에서 꽃을 말린 것을 '홍화(紅花)', 씨를 말린 것을 '홍화묘(紅花苗)' '홍화자(紅花子)'라 하며, 주로 골다공증, 골절, 동맥경화, 어혈, 결절종, 무월경, 위장병, 류마티즘, 옹종, 타박상, 생리불순에 다른 악재와 처방한다.

민간에서 골절과 골다공증에는 종자를 살짝 볶아 가루내어 복용한다. 어혈과 종기에는 어린 싹을 짓찧어 환부에 붙인다.

학명	Carthamus tinctonius
한약명	홍화(紅花)-꽃을 말린 것, 홍화묘(紅花苗) · 홍화자(紅花子)-씨를 말린 것
다른 이름	홍람화, 홍란화, 잇나물, 이시꽃, 연지
분포지	농가에서 약초로 재배
형태	잇꽃은 국화과의 두해살이풀로 높이 1m 정도고, 잎은 어긋나고 넓은 피침형이며 가장자리에 가시 같은 톱니가 있다. 꽃은 7~8월에 가지 끝에 1송이씩 붉은빛이 도는 노란색으로 피고, 열매는 9월에 수과로 여문다.
이용 부위	식용(꽃, 어린잎, 종자), 약용(종자)
약초 만들기	· 6월경 아침에 꽃을 따서 그늘에서 말린다. · 노란색에서 홍적색으로 변해가면 이른 아침 이슬에 젖었을 때 따서 술에 적셔 말린다.
식용	· 양념무침, 국거리로 먹는다. · 봄에 어린잎을 채취하여 끓는 물에 살짝 데쳐서 나물로 무쳐 먹는다.
꽃차 만들기	7~8월에 꽃을 따서 1~2분 정도 적신 후 채반에 펼쳐 그늘에서 70%를 말린 뒤 햇볕에 말린다. 프라이팬에 볶아 찻잔에 2~3개를 넣고 끓는 물을 부어 우려낸 후 마신다.
약술 만들기	7~8월에 붉은빛이 도는 꽃을 따서 용기에 넣고 소주(19도)를 부어 밀봉하여 3개월 후에 먹는다.

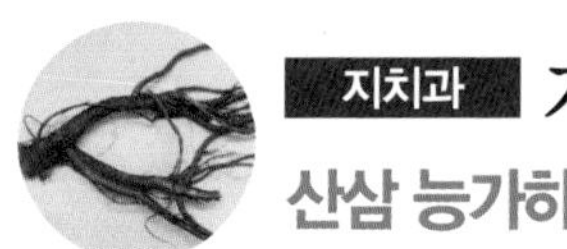

지치과 지치

산삼 능가하는 불로초 – 관절염 · 불면증 · 냉증에 효험

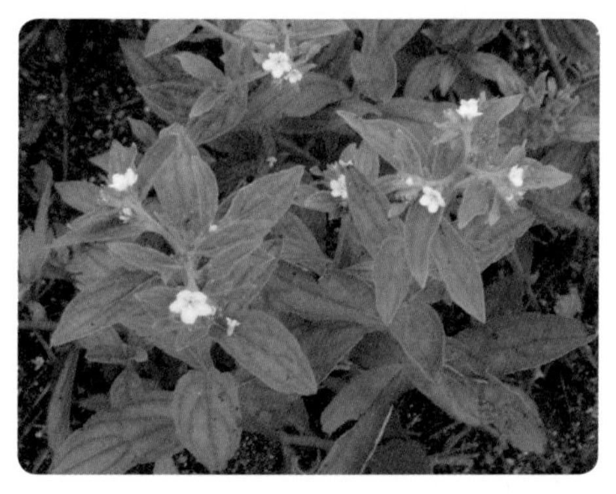

지치는 예로부터 산삼을 능가하는 약초로 알려져왔다. 뿌리가 자줏빛에 가까운 붉은색을 띠기 때문에 '자초(紫草)'라고 불렸다. 도교에서 불로장생을 추구하는 불로초는 지치를 가리킨다. 약초꾼들은 난치병에 효능이 있다고 하여 '성약(聖藥)'이라고도 부른다.

지치는 식용·약용·공업용으로 가치가 높다. 예전에는 지치를 흔히 볼 수 있었는데 최근에는 자연산이 수난을 당해 깊은 산속이 아니면 찾아보기 힘들다. 하지만 재배는 가능하다. 지치는 우리 생활과도 친숙한데 뿌리에서 자주색 염료를 얻었고, 진도의 유명한 홍주에도 지치 뿌리가 들어간다. 냉증과 불면증에도 좋으며, 얼마 전에는 관절염에 효능이 있는 것으로 밝혀지기도 했다. 면역을 억제하는 물질인 시코닌을 함유하고 있어 면역 기능이 항진돼 일어나는 혈관염, 화농성 염증에도 효과를 보인다. 지치 뿌리는 흔들었을 때 안쪽에서 물소리가 나는 것을 최고로 친다.

한방에서 뿌리를 말린 것을 '자초(紫草)' '지초(芷草)' '자단(紫丹)'이라 부른다. 주로 냉증, 불면증, 관절염, 황달, 습진, 수두, 토혈, 종양에 다른 약재와 처방한다.

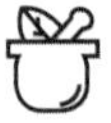

민간에서 불면증에는 뿌리로 술(19도)을 담가 취침 전에 1~2잔을 마신다. 냉증에는 뿌리를 가루내어 환을 만들어 하루 3번 식후에 30~50개씩 먹거나 지치주를 적당히 마신다.

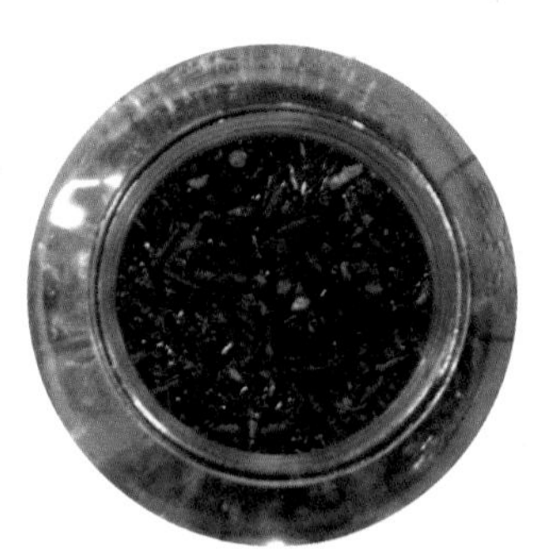

학명	Lithospermum erythrorhizon
한약명	자초(紫草) · 지초(芷草) · 자단(紫丹) – 뿌리를 말린 것
다른 이름	칙금잔, 촉기근, 호규근
분포지	산과 들의 양지
형태	지치는 지치과의 여러해살이풀로 높이 30~70cm 정도고, 잎은 어긋나고 뾰쪽한 피침형이며 가장자리는 밋밋하다. 뿌리는 굵고 자주색이다. 꽃은 5~6월에 가지 끝의 잎겨드랑이에서 흰색으로 피고, 열매는 8월에 소견과로 여문다.
이용 부위	식용(꽃, 잎, 뿌리), 약용(뿌리)
약초 만들기	가을 또는 봄에 뿌리를 캐서 햇볕에 말린다.
식용	· 봄에 양념무침, 국거리로 먹는다. · 봄에 꽃이 피기 전에 잎을 뜯어 끓는 물에 살짝 데쳐서 나물로 먹는다.
꽃차 만들기	5~6월에 개화 직후의 꽃을 따서 그늘에 말려 찻잔에 넣고 뜨거운 물을 부어 우려낸다.
지치주 만들기	가을부터 이듬해 봄까지 뿌리를 캐서 소주를 분무하여 칫솔로 흙을 제거한 뒤 용기에 넣고 소주(19도)를 부어 밀봉하여 3개월 후에 먹는다.
환 만들기	가을부터 이듬해 봄까지 뿌리를 캐서 소주를 분무하여 칫솔로 흙을 제거한 뒤 햇볕에 말린 후 제분소에서 가루를 내어 찹쌀과 배합하여 만든다.
주의사항	설사하는 데 쓰지 않는다.

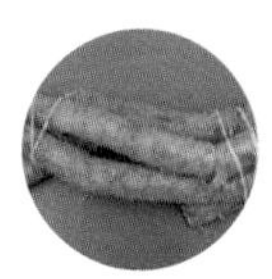

콩과 골담초

뼈의 염증을 치료 – 관절통 · 신경통 · 골절에 효험

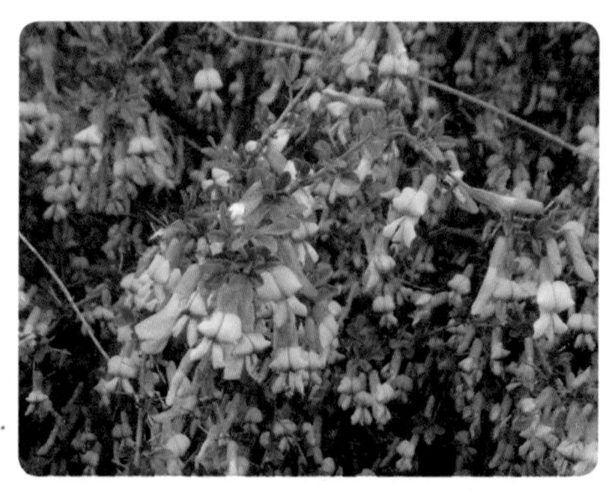

골담초는 뼈(골·骨)를 책임진다(담·擔)는 의미에서 뼈의 염증을 치료하는 약이라 하여 '골담초(骨擔草)', 꽃과 잎이 옥(玉)처럼 아름답다 하여 '선비화(仙扉花)'라 불렸다. 조선시대 아이를 못 낳는 부인이 잎을 삶아 먹으면 아들을 낳는다는 속설 때문에 꽤나 수난을 당하기도 했다.

골담초는 예로부터 관절염을 치료하고 뼈를 튼튼하게 하는 데 썼다. 독이 없고 꽃이 아름다워 식용·약용·관상용으로 가치가 높다. 새순을 따서 끓는 물에 살짝 데쳐 나물로 무쳐 먹거나, 꽃은 비빔밥, 떡, 화채 등으로도 먹는다. 뿌리는 봄부터 가을에 채취해 잔뿌리와 흑갈색의 겉껍질을 벗기고 날것 그대로 약용하거나 목심(木心)을 제거하고 절단해서 햇볕에 말려서 쓴다.

골담초에는 사포닌, 알칼로이드, 전분 등이 함유돼 있다. 그래서 경락을 소통시키고 혈액순환을 촉진한다. 수면장애로 잠을 자지 못할 때는 잎이 붙어 있는 가지를 꺾어 차로 달여 마신다.

한방에서 뿌리를 말린 것을 '금작근(金雀草)', 꽃을 말린 것을 '금작화(金雀花)'라 부른다. 주로 꽃(해수, 대하증, 요통, 이명, 급성 유선염)이나 뿌리(신경통, 통풍, 류머티즘, 관절염, 해수, 기침, 고혈압, 대하증, 각기병, 습진)와 다른 약재를 처방한다.

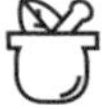

민간에서 골절에는 약재를 1회 5~10g을 물로 달여서 복용한다. 타박상과 어혈에는 생뿌리를 짓찧어 환부에 붙인다. 관절통에는 꽃이나 잎을 따서 차로 마신다.

학명	Caragana sinica
한약명	금작근(金雀草) – 뿌리를 말린 것, 금작화(金雀花) – 꽃을 말린 것
다른 이름	곤달초, 금작목, 골담근, 금계아
분포지	산지, 마을 부근 식재
형태	골담초는 콩과의 갈잎떨기나무로 높이 2m 정도고, 잎은 어긋나고 타원형의 작은 잎이 4개 달린다. 줄기에 날카로운 가시가 있고, 무더기로 자라고 많이 갈라진다. 꽃은 5월에 잎겨드랑이에 나비 모양으로 1송이씩 노랑색으로 피었다가 점점 연한 노란색으로 피고, 열매는 9월에 꼬투리 모양으로 협과로 여문다.
이용 부위	식용(꽃, 잎), 약용(꽃, 뿌리)
약초 만들기	가을에 뿌리를 캐서 잔뿌리를 제거한 후에 햇볕에 말린다.
식용	· 꽃을 따서 먹는다. · 비빔밥, 떡, 화채 등으로 먹는다. · 봄에 뿌리와 연한 줄기를 삶아서 찬물에 담가 우려낸 후 살짝 데쳐 나물로 무쳐 먹는다.
꽃차 만들기	· 5월에 꽃을 따서 깨끗이 씻어 그늘에 말린 후 찻잔에 꽃잎 5g을 넣고 뜨거운 물을 부어 우려내서 마신다. · 가을에 잎이 달린 가지를 채취하여 잘게 썰어 채반에서 살짝 쪄서 뜨거운 황토방에서 일주일간 말린다. 찻잔에 티스푼 2개를 넣고 뜨거운 물을 부어 우려낸 후 마신다.
약술 만들기	가을에 뿌리를 캐서 잔뿌리를 제거한 다음 물로 씻고 물기를 뺀다. 용기에 넣고 소주(19도)를 부어 밀봉하여 3개월 후에 먹는다.
주의사항	다량으로 장복할 때는 피부소양증, 알러지성 피부염 등이 생길 수 있다.

비름과 쇠무릎

무릎 통증에 좋아 – 류머티즘 관절염 · 관절통 · 타박상에 효험

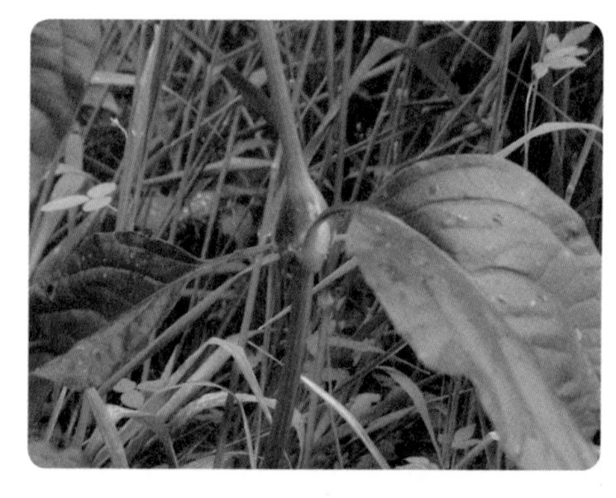

쇠무릎은 논 주변이나 밭둑에 흔하다. 쇠무릎(우슬·牛膝)은 줄기의 마디가 소(牛)의 무릎을 닮았다 하여 붙여진 이름이다.

무릎 통증으로 고생하는 사람은 걷거나 계단을 오르내리기도 힘들어 삶의 질이 떨어진다. 무릎 연골에는 신경, 세포, 혈관이 없기 때문에 연골을 싸고 있는 활막을 보호하기 위해서는 무릎관절 주변 인대를 강화하는 등척성 운동이 좋다. 또한 무릎에 부담을 주지 않기 위해 적정 체중을 유지해야 한다.

쇠무릎은 독이 없어 잎, 줄기, 뿌리 모두 식용과 약용으로 가치가 높다. 퇴행성 류머티즘, 관절염, 무릎 통증에 좋다.

 한방에서 뿌리를 말린 것을 '우슬(牛膝)' '접골초(接骨草)'라 부른다.

주로 무릎의 통증, 산후어혈에 의한 복통, 타박상, 소변불리, 혈뇨, 혈액순환에 다른 약재와 처방한다.

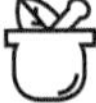

민간에서 무릎 관절염과 야뇨증에는 뿌리 12g을 1회 용량으로 하여 하루 3번 공복에 복용한다. 벌레 물렸을 때는 뿌리 생풀을 짓찧어 즙을 내어 환부에 바른다.

학명	Achyranthes japonica
한약명	우슬(牛膝) · 접골초(接骨草) – 뿌리를 말린 것
다른 이름	쇠물팍, 우경, 접골초, 고장근, 은실, 신경초, 마독풀
분포지	산지의 숲속이나 들
형태	쇠무릎은 비름과의 여러해살이풀로 높이 50~100cm 정도고, 잎은 마주나고 털이 있으며 가장자리가 밋밋하다. 줄기는 네모꼴로 곧게 자라고 가지가 많이 갈라지고 굵은 마디가 소의 무릎처럼 굵어서 쇠무릎으로 부른다. 꽃은 8~9월에 줄기 끝이나 잎겨드랑이에 꽃이삭이 연한 녹색으로 피고, 열매는 9~10월에 긴 타원형으로 여문다.
이용 부위	식용(꽃, 잎, 뿌리), 약용(뿌리)
약초 만들기	이른 봄이나 늦가을에 뿌리를 캐서 잔뿌리를 제거하고 햇볕에 말린다.
식용	· 쓴맛이 나므로 끓는 물에 데친 후 반나절 정도 찬물에 담가 우려내고 요리한다. · 봄에 어린순을 나물이나 국거리로 먹고, 뿌리는 닭볶음탕을 만들 때 쓴다. · 뿌리를 진하게 달여 우려낸 물에 엿기름를 넣고 만든다.
차 만들기	건조한 우슬 5~10g을 물에 넣고 2시간 정도 끓여서 차로 마신다.
효소 만들기	봄에서 여름까지 꽃이 피기 전에 잎를 채취하여 물로 씻고 물기를 뺀 다음에 용기에 넣고 설탕을 녹인 시럽을 30% 부어 100일 이상 발효시킨다.
약술 만들기	이른 봄이나 늦은 가을에 뿌리를 캐서 잔뿌리를 제거하고 물로 씻어 물기를 뺀 다음 용기에 넣고 소주(19도)를 붓고 밀봉하여 3개월 후에 마신다.
주의사항	· 여성이 오랫동안 복용하면 난소 기능이 저하된다. · 동물실험에서 자궁수축 작용이 있고 혈압을 내리기 때문에 한꺼번에 많이 먹지 않는다. · 복용 중에 하눌타리를 금한다.

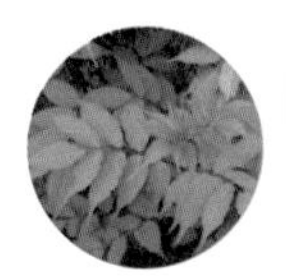

인동과 딱총나무

근골동통에 좋아 – 류머티즘 · 관절통 · 골절상에 효험

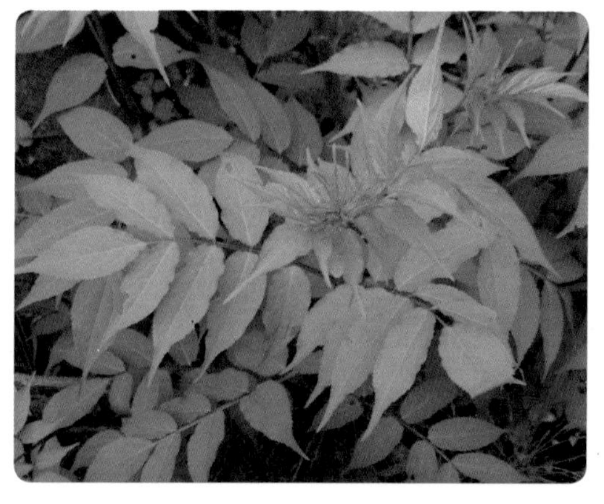

대보름 민속놀이로 아이들이 딱총을 만드는 재료로 썼다. 줄기를 꺾으면 '딱'하고 총소리가 나기 때문에 '딱총나무', 한방에서는 뼈를 붙여준다 하여 '접골목(接骨木)'이라 불린다. 예로부터 골절상을 치료하였는데, 최근 약리실험에서도 골절상을 입었을 때 골질 유합을 촉진시키는 것으로 밝혀졌다.

독일에서는 딱총나무의 어린 가지로 죽은 자의 치수를 재었고, 영구차를 모는 사람은 채찍 대신 딱총나무를 사용했다. 리투아니아에서는 아플 때 딱총나무 아래에서 제사를 지낼 정도로 신비한 나무로 보았다.

예로부터 꽃은 차로, 새순은 나물로, 뼈가 부러졌을 때는 잎과 줄기와 뿌리를 달여 먹었다. 잎과 줄기는 염료 재료로도 썼다.

한방에서 줄기와 가지를 말린 것을 '접골목(接骨木)'이라 부른다. 주로 골절, 근골동통, 요통, 관절염, 신장염, 각기, 수종, 타박상에 의한 종통, 마비, 근육통, 사지동통에 다른 약재와 처방한다.

민간에서 골절과 근골동통에는 말린 약재를 1회 4~6g씩 달여 복용한다. 타박상에 의한 종통에는 잎을 채취하여 짓찧어 환부에 붙인다. 두드러기나 피부가려움증에는 욕탕제로 쓴다.

학명	Sambucus williamsii Hance var. coreana Nakia
한약명	접골목(接骨木)－줄기와 가지를 말린 것
다른 이름	개똥나무, 말오줌나무, 오른재나무, 지렁쿠나무, 덧나무
분포지	산골짜기
형태	딱총나무는 인동과의 갈잎떨기나무로 높이 3~5m 정도다. 잎은 마주나고 깃꼴겹잎이며, 작은 잎은 양끝이 뾰쪽한 피침형이고 가장자리에 톱니가 있다. 꽃은 암수딴그루로 5월에 가지 끝에 연한 황색 또는 연녹색으로 피고, 열매는 9~10월에 둥근 핵과로 여문다.
이용 부위	식용(꽃, 어린순, 열매), 약용(가지, 줄기, 뿌리)
약초 만들기	연중 수시로 가지를 채취하여 껍질째 햇볕에 말린다.
식용	· 어린 싹을 그대로 기름에 튀겨 먹는다. · 봄에 어린잎을 채취하여 끓는 물에 살짝 데쳐서 나물로 무쳐 먹는다.
꽃차 만들기	5~6월에 활짝 핀 꽃을 따서 설탕에 재어 15일 정도 그늘진 곳에서 숙성시킨 후 찻잔에 1스푼 넣고 뜨거운 물을 부어 마신다.
약술 만들기	가을에 익은 흑홍색의 열매를 따서 용기에 넣고 소주(19도)를 부어 밀봉하여 3개월 후에 먹는다.
주의사항	임산부는 복용을 금한다.

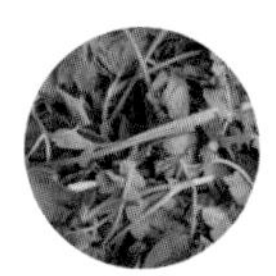

산형과 방풍

풍증을 제거하는 묘약 – 중풍 · 반신불수 · 신경통에 효험

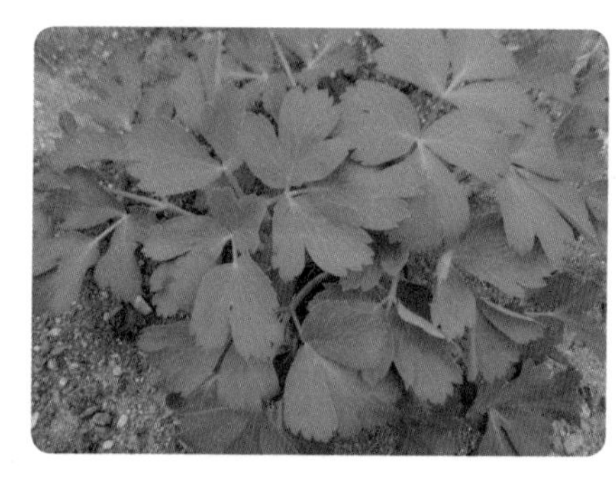

인체는 나이가 들면서 세포 수가 감소하고 신진대사에 관여하는 효소가 부족해져 장기, 신경, 세포, 뼈, 근육이 노화돼 기능이 떨어진다. 조기 발견과 의학의 발달로 일부 암은 완치도 가능해졌지만 아직까지 혈관질환에는 완치가 없다.

중풍은 한순간에 사람의 사회활동을 막기도 한다. 방풍은 줄기가 무성하여 중풍이라는 바람을 막아준다 하여 '방풍(防風)'이라 불린다. 전통 의서에서 방풍은 일체의 풍증을 제거하는 묘약으로 기술돼 있다. 풍한습(風寒濕)이 원인이 돼 발생하는 사지관절(四肢關節)의 굴신이 안 되는 증상, 외감성으로 춥고 열나는 전신 통증의 증상, 반신불수나 팔과 다리의 근육경련 증상 등에 좋은 것으로 알려졌다.

방풍은 식물 전체에서 향기가 나며, 훌륭한 식재료기도 하다. 제주도, 울릉도, 남부 해안의 섬 등지에 자생하고 있어서 일반적으로 널리 알려지지 않은 나물이지만, 자생지에서는 즐겨 이용하는 맛있고 영양가 높은 산나물이다. 방풍은 독이 없어 어린순, 연한 잎, 열매, 뿌리 모두를 식용으로 쓴다.

 한방에서 뿌리를 말린 것을 '방풍(防風)'이라 부른다. 주로 외감풍한, 두통, 수근마비, 근골산통, 관절염, 신경통에 다른 약재와 처방한다.

 민간에서 갑자기 경련이 생겼을 때는 뿌리를 물에 달여서 먹는다. 반신불수와 사지관절이 굴신이 안될 때는 뿌리를 적당한 크기로 잘라 물에 달여 하루에 3번 공복에 복용한다. 중풍 예방이나 중풍을 맞았을 때는 방풍으로 효소를 담가 장복한다.

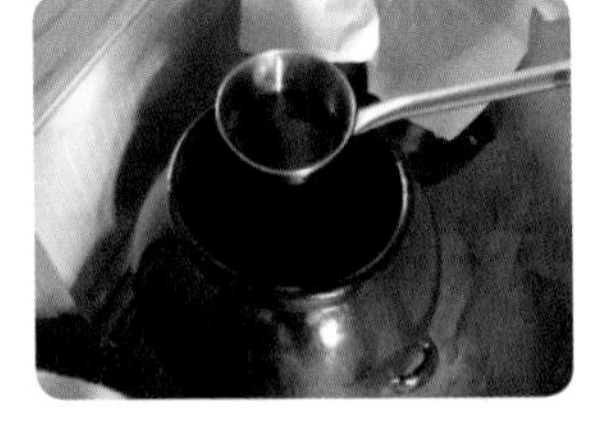

학명	Ledebouriella llaseseloides
한약명	방풍(防風) – 뿌리를 말린 것
다른 이름	청방풍, 병풍, 동예, 수방풍, 식방풍, 갯기름나물
분포지	전국의 밭, 남해의 섬, 건조한 모래흙 땅
형태	방풍은 산형과의 여러살이풀 또는 세해살이풀로 높이 1m 정도고, 뿌리잎은 모여 나고 줄기잎은 어긋나고 깃꼴겹잎이며 작은 잎은 끝이 뾰쪽한 선형이다. 꽃은 7~8월에 원줄기 끝과 가지 끝에 겹산형 꽃차례로 백색으로 피고, 열매는 분과로 편평한 타원형으로 여문다.
이용 부위	식용(꽃, 잎과 줄기, 뿌리), 약용(2년된 뿌리)
약초 만들기	가을 또는 봄에 뿌리를 캐서 줄기와 잔뿌리를 제거한 후에 물로 씻어 햇볕에 말린다.
식용	· 쌈, 죽, 국거리로 먹는다. · 김치를 담가 먹는다. · 잎과 줄기를 채취해 살짝 데쳐서 나물로 무쳐 먹는다.
꽃차 만들기	7~8월에 꽃을 채취하여 그늘에서 말려 밀폐용기에 보관하며 찻잔에 넣고 뜨거운 물을 부어 2~3분간 우려낸다.
효소 만들기	봄에 전초를 채취하여 물로 씻고 물기를 뺀 다음 용기에 넣고 설탕을 녹인 시럽을 재료의 30% 붓고 100일 이상 발효시킨다.
약술 만들기	가을 또는 봄에 뿌리를 캐서 줄기와 잔뿌리를 제거한 후에 물로 씻어 용기에 넣고 소주(19도)를 부어 밀봉하여 3개월 후에 먹는다.
주의사항	약간의 독이 있다.

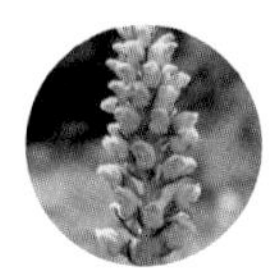

난초과 천마

뇌 질환에 묘약 – 중풍 · 언어장애 · 건망증에 효험

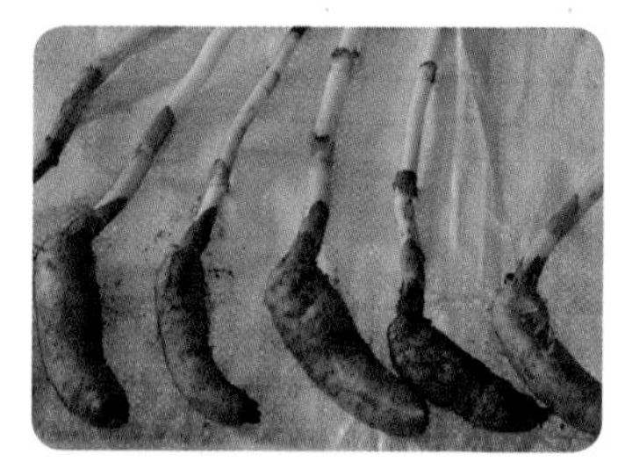

천마가 하늘에서 떨어져 마목(痲木)을 치료하였다 하여 '하늘 천(天)'과 마목(痲木)의 '마(痲)'를 합해 '천마(天麻)', 뿌리가 남성의 생식기와 닮았다 하여 '수자해좆', 정력과 스태미나에 좋다 하여 '산뱀장어', 다른 이름으로는 '적전' '정풍초' '신초' 등으로 불린다.

겨울에 채취하여 물에 쪄서 말린 것을 '동마(冬麻)', 뿌리줄기를 물에 쪄서 말린 것을 노랗게 될 때까지 볶은 것을 '초천마(炒天麻)', 물에 적신 종이를 깔고 그 위에 천마를 얹어 약한 불로 종이가 탈 때까지 구워낸 것을 '외천마(外天麻)'라 한다.

천마는 독성이 없어 식용과 약용으로 가치가 높다. 천마에는 점액질, 미네랄, 비타민 A 등이 풍부하고, 끈적끈적한 성분은 '뮤친(mucin)'이라는 당 단백질이다. 천마는 조선시대 허준이 쓴《동의보감》에서 "말초혈관까지 순환시켜주는 신효한 약으로 혈관병에 좋다"고 했듯이 기혈(氣血)을 소통시켜 통증을 그치게 하고 마비를 풀어준다.

한방에서 뿌리줄기 말린 것을 '천마(天麻)' 또는 '적전(赤箭)'이라 부른다. 주로 두통, 반신불수, 사지마비, 언어장애, 관절염, 고혈압에 다른 약재와 처방한다.

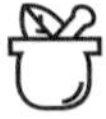

민간에서 사지마비에는 천마, 두충, 쇠무릎, 강활, 당귀를 각각 10g씩 배합하여 물에 달여 하루 3번 나누어 복용한다. 어지럽고 머리가 아플 때는 천마와 천궁을 같은 양으로 배합하여 환을 만들어 먹는다.

학명	Gasyrodia elata Blume
한약명	천마(天麻) · 적전(赤箭) – 뿌리줄기를 말린 것
다른 이름	수자해좆, 정풍초, 신초, 격전지, 적마
분포지	전국 산지의 깊은 숲속
형태	천마는 난초과의 여러해살이풀로 다른 식물에 기생하며 높이 60~100cm 정도다. 잎이 없고 초상엽은 밑이 원줄기를 둘러싼다. 땅속에 있는 덩이줄기는 고구마 같으며 길이는 15~20cm, 지름은 5~7cm 정도다. 꽃은 6~7월에 줄기 끝에 총상화서 황갈색으로 피고, 열매는 8~9월에 타원형 삭과로 여문다.
이용 부위	식용(꽃, 싹, 줄기, 뿌리), 약용(뿌리)
약초 만들기	봄 또는 가을에 뿌리를 캐서 줄기를 제거하고 껍질을 벗긴 후 반으로 쪼개거나 썬 다음 증기에 쪄서 건조실에서 재빨리 말린다.
식용	· 지상부의 어린 싹을 강판에 갈아 우유나 요구르트를 타서 먹는다. · 봄에 막 올라온 줄기를 잘라 고추장에 찍어 먹는다. 꽃이 피면 속이 빈다. · 봄에 지상부의 줄기를 채취하여 된장이나 고추장에 박아 60일 후에 먹는다.
차 만들기	가을에서 다음 해 봄 사이에 뿌리를 캐서 물로 이물질을 제거한 후에 가늘게 썰고, 지린내를 제거하기 위하여 밀기울과 함께 볶은 후 햇볕에 말려 물에 달여 마신다.
효소 만들기	가을에 뿌리줄기를 캐서 물로 씻고 물기를 뺀 다음 용기에 넣고 설탕을 녹인 시럽을 재료의 80%를 붓고 100일 이상 발효시킨다.
약술 만들기	가을에 뿌리줄기를 캐서 물로 씻고 물기를 뺀 다음 용기에 넣고 소주(19도)를 붓고 밀봉하여 3개월 후에 마신다.
주의사항	산림청 보호 약초, 뿌리의 껍질을 벗긴 후 오랫동안 만지지 않는다.

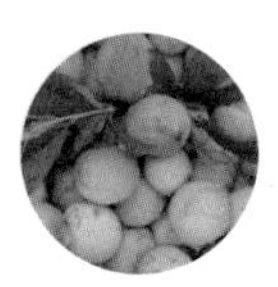

장미과 돌복숭아

폐와 오장육부에 좋아 – 천식 · 기관지염 · 위하수에 효험

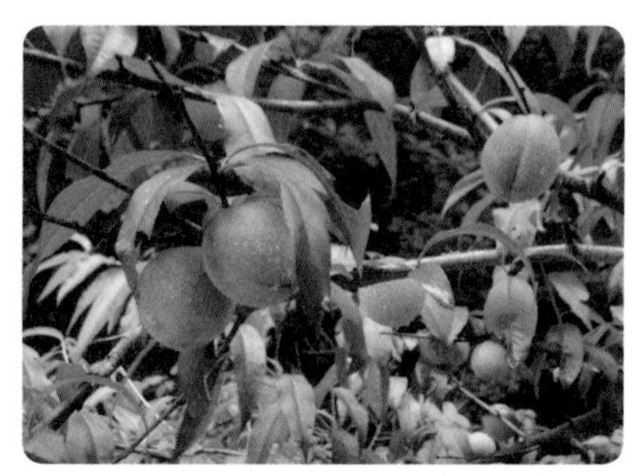

우리 조상은 돌복숭아나무를 봄철에는 연분홍색 꽃을 보기 위해, 늦여름에는 열매를 약으로 활용하기 위해서 집 주변에 많이 심었다. 돌복숭아나무는 관상용으로 가치가 높고, 한방과 민간에서 씨(도인·桃仁–딱딱한 개복숭아 씨의 껍질을 깨뜨리면 속씨가 나온다)·잎·열매·뿌리를 모두 식용 및 약용으로 쓴다.

흔히 개복숭아라고 불리는 돌복숭아의 정식 이름은 복사나무다. 돌복숭아는 본래의 야생 성질을 종자 개량이나 유전자 조작으로 바꾼 복숭아에 비해 열매가 작다. 토종 돌복숭아는 과육이 단단하고 신맛이 나기 때문에 먹을 수 없어서 효소나 돌복숭아주 또는 약용으로 먹는다.

조선시대《향약집성방》의 '신선방'에는 "복숭아나무 진을 오래 먹으면 신선처럼 된다"고 기록되어 있다. 야생 돌복숭아 진은 폐를 비롯한 오장육부에 좋은 것으로 알려져 있다. 민간에서 위(胃)와 장(腸)이 처져 있을 때는 개복숭아의 진을 채취하여 햇볕에 말려 가루를 내어 먹으면 낫는다.

돌복숭아에는 각종 비타민, 사과산, 구연산이 함유되어 있어 식욕증진과 피로회복에 좋다. 만성 기침이나 천식에는 돌복숭아 속씨(도인) 1kg을 볶아서 가루를 내어 꿀에 개어두었다가 한 번에 한 숟가락씩 식전에 먹으면 좋다. 신경통에는 뿌리 달인 물을 마신다.

한방에서 씨앗을 말린 것을 '도인(桃仁)', 꽃을 말린 것을 '도화(桃花)'라 부른다. 주로 기침, 천식, 기관지염, 냉증, 위하수, 부종, 신장병, 소변불통에 다른 약재와 처방한다.

민간에서 위가 처지는 위하수에는 진을 가루내어 복용한다. 잦은 기침과 천식에는 속씨를 술에 담가 잠들기 전에 소주잔으로 1~2잔 마신다.

학명	Prunus persica
한약명	도인(桃仁) – 씨앗을 말린 것, 도화(桃花) – 꽃을 말린 것
다른 이름	개복숭아, 산복숭아, 복사나무
분포지	산이나 들
형태	돌복숭아는 장미과의 갈잎중키나무로 높이는 3~5m 정도고, 잎은 어긋나고 피침형이며 가장자리에 톱니가 있다. 꽃은 잎이 나기 전인 4~5월에 잎겨드랑이에 1~2송이씩 달리며 홍색 또는 흰색으로 피고, 열매는 7~8월에 핵과로 여문다.
이용 부위	식용(꽃, 열매, 속씨), 약용(속씨)
약초 만들기	여름에 잘 익은 열매를 따서 과육을 제거한 후에 씨를 분리하여 햇볕에 말린다.
식용	· 씨앗은 버리고 과육만을 설탕에 버무려두면 진액이 빠져나오면서 쪼글쪼글해지는데 이를 건져내 고추장에 버무려 100일 이상 숙성시키면 장아찌가 된다. · 속씨를 노랗게 볶아 죽을 끓여 먹거나 가루를 내어 꿀을 배합해 환으로 먹는다.
꽃차 만들기	4~5월에 꽃을 따서 그늘에 말려 3~5송이를 찻잔에 넣고 뜨거운 물을 부어 2~3분 후에 향이 우러나면 마신다.
효소 만들기	여름에 잘 익은 열매를 따서 용기에 넣고 설탕을 녹인 시럽을 재료의 80%를 붓고 100일 이상 발효시킨다.
돌복숭아주 만들기	여름에 잘 익은 열매를 따서 소주(19도)를 붓고 밀봉하여 3개월 후에 마신다.
복숭아꽃 화장수 만들기	복숭아꽃을 용기에 넣고 소주(19도)를 부어 밀봉하여 2개월 후에 물에 타서 2~3개월 꾸준히 세수를 하면 기미, 주근깨, 여드름이 없어지고 살결에 윤이 난다.
주의사항	임산부는 쓰지 않는다.

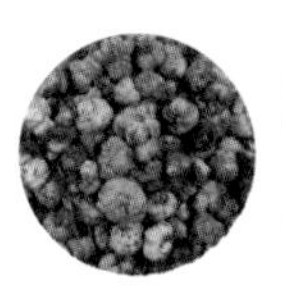

다래나무과 다래나무

미네랄 · 아미노산 풍부 – 통풍 · 위장병 · 신경통에 효험

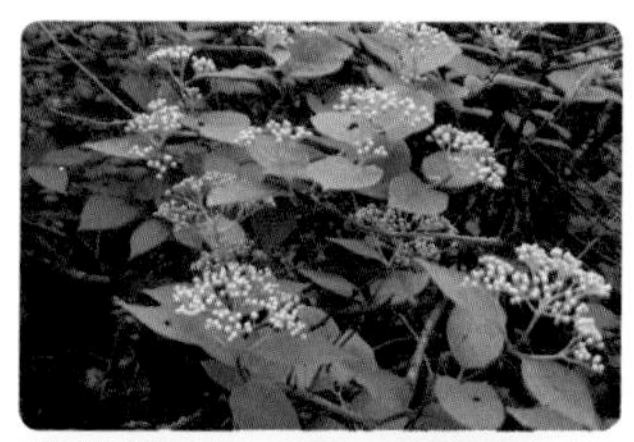

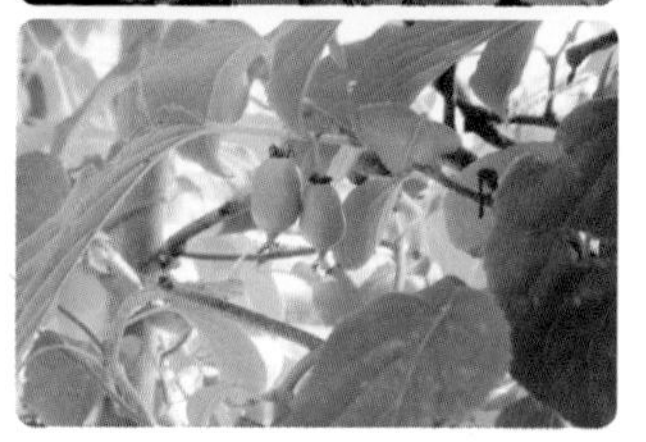

다래나무는 우리 토종 나무로 키위와는 달리 내한성이 강해 추운 지방에서도 재배가 가능하고 강원 산자락에서도 자생한다. 우리나라에는 참다래, 개다래, 쥐다래, 섬다래 등이 있다. 전설에 의하면 선비들이 "머루랑 다래랑 먹고 청산에 살자며 마음을 달래주었다" 하여 '다래', '원숭이 미(獼)'와 '원숭이 후(猴)'자를 써서 '미후리(獼猴梨)'라 불렀다고 한다.

예로부터 갈증을 없애는 데 썼다. 다래나무의 수액은 알칼리성이어서 산성화된 체질을 개선시켜주고, 미네랄, 아미노산, 마그네슘, 칼슘, 칼륨이 풍부한 천연 약수로 여성의 골다공증과 당뇨병, 위장병, 심장병에 좋은 것은 물론 몸속의 노폐물을 배출시켜준다. 열매는 달고 통풍(痛風)에 좋다. 고로쇠 수액보다 포도당은 9배, 과당은 23배나 많이 함유되어 있다. 《동의보감》에 "다래나무는 심한 갈증과 가슴이 답답하고 열이 나는 것을 멎게 하고 결석을 치료하고 장(腸)을 튼튼하게 한다"고 돼 있다.

한방에서 열매를 말린 것을 '미후리(獼猴梨)' '미후도(獼猴桃)', 충영(나무벌레의 혹)을 '목천료(木天蓼)'라 부른다. 주로 잎(소화불량, 황달, 류마티스 관절통, 구토, 당뇨병), 열매(요통, 석림), 뿌리(이뇨, 통경), 충영(수족냉증, 요통, 류머티즘, 신경통, 통풍), 수액(위장병, 신장병)을 다른 약재와 처방한다.

민간에서 류머티즘성 관절염과 관절통에는 다래나무 껍질을 채취하여 물에 달여서 하루에 3번 공복에 복용한다. 통풍과 결석에는 열매로 효소를 담가 물에 희석해서 마신다. 당뇨병에는 줄기를 물에 달여 복용한다.

학명	Actindia arguta Planchon
한약명	미후리(獼猴梨) · 미후도(獼猴桃) – 열매를 말린 것, 목천료(木天蓼) – 충영(나무벌레의 혹)
다른 이름	개다래, 참다래, 섬다래나무, 쥐다래나무, 귀도, 등리, 등천료
분포지	산지 숲
형태	다래나무는 다래나무과의 덩굴성 갈잎떨기나무로 길이 5~10m 정도고, 잎은 어긋나고 넓은 타원형이며 가장자리에 날카로운 톱니가 있고, 줄기는 다른 물체를 감거나 기댄다. 꽃은 암수딴그루로 5~6월에 잎겨드랑이에 3~6송이 모여 흰색으로 피고, 열매는 9~10월에 타원형이나 불규칙한 타원형 황록색으로 여문다.
이용 부위	식용(꽃, 어린순, 열매, 수액), 약용(열매, 충영)
약초 만들기	· 다래를 약초로 쓸 때는 봄부터 가을 사이에 뿌리를 캐서 햇볕에 말려서 쓴다. · 가을에 열매가 익으면 채취하여 햇볕에 말린다. · 가을에 충영을 따서 끓는 물에 한 번 데친 후 햇볕에 말린다.
식용	· 봄에 잎을 채취하여 나물무침, 볶음, 국거리, 간장에 재어 장아찌로 먹는다. · 매운탕을 끓일 때 육수로 쓴다. · 봄에 연한 잎을 따서 나물로 무쳐 먹는다.
꽃차 만들기	5~6월에 꽃봉오리를 따서 찻잔에 넣어 뜨거운 물을 붓고 5분 우려낸 후 마신다.
효소 만들기	봄에는 잎을 채취하여 마르기 전에 용기에 넣고 설탕을 녹인 시럽을 재료의 30%, 가을에는 익은 열매를 따서 용기에 넣고 설탕을 녹인 시럽을 재료의 70%를 부어 100일 이상 발효시킨다.
약술 만들기	가을에 충영을 따서 물로 씻고 물기를 뺀 다음 용기에 넣고 소주(19도)를 부어 밀봉하여 3개월 후에 먹는다.
다래 수액 받기	경칩을 전후해서 다래나무 밑둥에 구멍을 내고 호스를 꼽아 받는다.
주의사항	비위가 약한 사람, 설사를 하는 사람, 냉한 사람은 금한다.

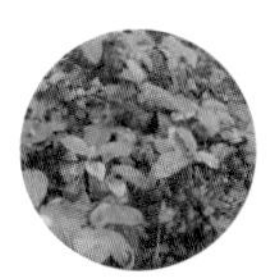

보리수나무과 보리수나무

충영 효소 통풍에 좋아 – 통풍 · 치창 · 타박상에 효험

인도에서 석가가 사찐(보리수나무) 아래에서 득도(得道)를 했다 하여 '각수(覺樹)', 도(道)를 닦고 얻은 나무라 하여 '도수(道樹)', 나무 아래에서 생각하는 나무라 하여 '사유수(思惟樹)'라 불린다. 우리나라의 보리수나무와는 다르다.

보리수나무는 잎과 꽃의 향기가 좋아 정원수로 많이 심는다. 6월에 꽃이 만발할 때는 꿀이 많아 훌륭한 밀원(蜜源)이 된다. 보리수나무는 꽃과 열매

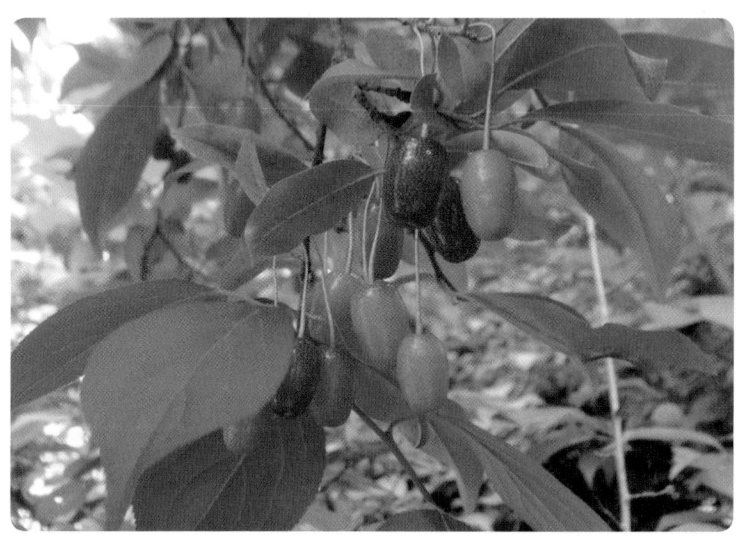

가 아름다워 관상수로 쓰이고, 식용과 약용으로도 가치가 높다. 잎은 음식의 향료로 쓰이고, 뿌리와 껍질은 약용으로 쓰이며, 열매는 기름의 원료로 쓰인다. 비누가 없던 시절에는 보리수나무의 속껍질은 빨래를 하는 데 썼고, 열매껍질은 머리를 감는 데 썼다.

한방에서 씨를 '우내자(牛奶子)', 익은 열매를 말린 것을 '호퇴자(胡頹子)'라 부른다. 주로 기침, 천식, 해수, 통풍, 대하증, 이질, 설사, 치창, 타박상, 복동, 과식, 신통에 다른 약재와 처방한다.

민간에서 통풍과 통증에는 열매로 효소를 담가 복용한다. 기침과 천식에는 말린 약재를 1회 3~6g씩 물에 달여 복용한다. 자양강장에는 뿌리껍질을 설탕에 재어 숙성시킨 후에 복용한다.

학명	Elaeagnus umbellata
한약명	우내자(牛奶子) · 호퇴자(胡頹子) – 익은 열매를 말린 것
다른 이름	보리똥나무, 호퇴목, 볼테나무, 목우내, 목내자, 양모내자, 양춘자, 반춘자
분포지	산과 들
형태	보리수나무는 보리수나무과의 갈잎떨기나무로 높이 3~4m 정도고, 잎은 어긋나고 긴 타원형이며 은백색 비늘털로 덮힌다. 꽃은 5~6월에 잎겨드랑이에 1~7송이가 연노란색으로 피고, 열매는 9월에 둥근 장과로 여문다.
이용 부위	식용(꽃, 잎, 열매), 약용(열매)
약초 만들기	가을에 잘 익은 열매를 따서 햇볕에 말린다.
식용	· 쓴맛을 제거하고 요리한다. · 잎은 나물무침, 열매는 잼이나 파이를 만들어 먹는다. · 봄에 연한 잎을 채취하여 끓는 물에 살짝 데쳐서 나물로 무쳐 먹는다.
꽃차 만들기	5~6월에 꽃을 따서 그늘에 말려 밀폐용기에 넣고 찻잔에 3송이를 넣어 뜨거운 물에 우려낸 후 마신다.
효소 만들기	가을에 붉게 익은 열매를 따서 용기나 항아리에 넣고 설탕을 80% 부어 100일 이상 발효시킨다.
약술 만들기	여름에 붉게 익은 열매를 따서 용기에 넣고 소주(19도)를 부어 밀봉하여 3개월 후에 먹는다.

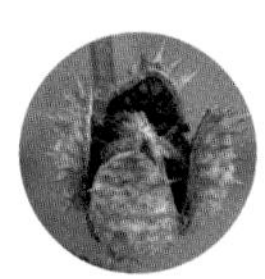

국화과 **우엉**

요산·독소 분리해 배출 – 통풍·옹종·인후종통 예방

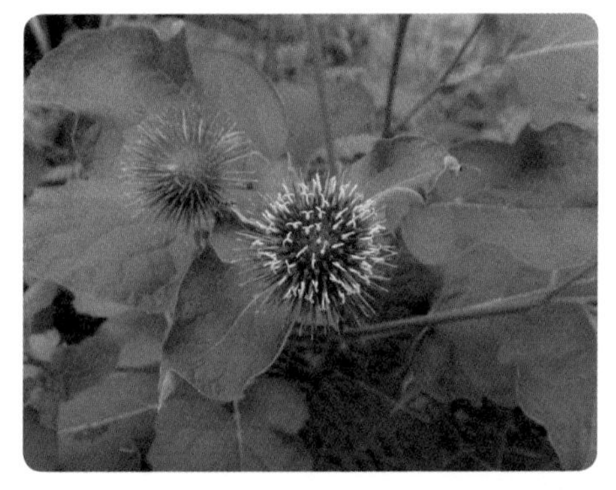

예로부터 우엉의 잎과 뿌리를 소(牛)의 먹이로 썼기 때문에 '우채(牛菜)', 소가 우엉을 먹으면 힘을 낼 수 있다 하여 '우력대(牛力大)'라 불렀다.

식용으로도 좋은 우엉의 뿌리는 한겨울 눈보라 속에서는 물론 영하 30도 이하에서도 살아남을 정도로 생명력이 강하다. 땅속 뿌리에는 벌레가 얼씬도 못하고 병이 드는 일도 거의 없다. 그래서 우리 몸에 좋은 약초로 한방에서도 귀히 여겨왔다.

중국의 이시진이 쓴 《본초강목》에 "우엉은 12경맥을 통하게 하고 오장의 나쁜 기운을 몰아내며 오래 먹으면 몸이 가벼워지고 늙지 않는다"고 했다. 우엉은 당뇨에 좋다고 흔히 알려져 있지만 그밖에도 여러 효능을 지녔다. 우엉에 든 아미노산인 아르기닌산은 대사 작용의 부산물로 생기는 요산과 독소를 분리해 몸 밖으로 내보내 통풍을 예방해준다. 우엉은 알칼리성 식품으로 열량이 적고 섬유질이 풍부해 다이어트에도 도움이 된다.

한방에서 여문 씨를 말린 것을 '악실(惡實)' '우방자(牛蒡子)', 뿌리를 말린 것을 '우방근(牛蒡根)', 잎을 말린 것을 '우방경엽(牛蒡莖葉)'이라 부른다. 주로 열매(인후종통, 반신불수, 관절염, 옹종, 창종, 풍진) 또는 뿌리(당뇨병, 안면부종, 현훈, 인후열종, 치통, 해수)와 다른 약재를 처방한다.

민간에서 안면신경 마비에는 우엉씨 30g, 구릿대 뿌리 10g, 물 1ℓ를 약한 불로 1시간 달여 하루에 3번 먹는다. 피부병과 종기에는 잎을 짓찧어 환부에 붙인다.

학명	Arctium lappa
한약명	악실(惡實) · 우방자(牛蒡子) – 여문 씨를 말린 것, 우방근(牛蒡根) – 뿌리를 말린 것, 우방경엽(牛蒡莖葉) – 잎을 말린 것
다른 이름	우채, 우력대, 대도자, 우편채, 우채자
분포지	습지 물가, 밭에서 재배
형태	우엉은 국화과의 한해살이풀로 30~150cm 정도까지 자라고, 꽃잎은 마주나고 타원상 피침형이며 3~5개로 갈라진다. 꽃은 8~10월에 가지 끝에 1개씩 노란색으로 피고, 열매는 가장자리에 가시가 있어 다른 물체에 붙어 씨를 퍼뜨린다.
이용 부위	식용(꽃, 어린순, 뿌리), 약용(잎, 씨, 뿌리)
약초 만들기	가을에 익은 열매를 따거나 뿌리를 캐서 햇볕에 말린다.
식용	· 쓴맛을 제거하고 요리한다. · 양념무침, 뿌리는 조려서 먹는다. · 우엉의 뿌리를 껍질을 벗겨내고 강판에 갈아 우유나 요구르트를 타서 먹는다. · 초여름에 어린순을 채취하여 끓는 물에 살짝 데쳐서 나물로 무쳐 먹는다.
꽃차 만들기	8~10월에 꽃을 따서 깨끗이 씻어 물기가 빠지면 꿀에 10일 이상 재어 찻잔에 2~3g을 넣고 뜨거운 물을 붓고 우려내어 마신다.
효소 만들기	초여름에 어린순을 채취하여 용기에 넣고 설탕을 녹인 시럽 30%를 붓고 100일 이상 발효시킨다.
약술 만들기	가을에 익은 열매를 따거나 뿌리를 캐서 물로 씻고 물기를 뺀 다음 용기에 넣고 소주(19도)를 부어 밀봉하여 3개월 후에 먹는다.

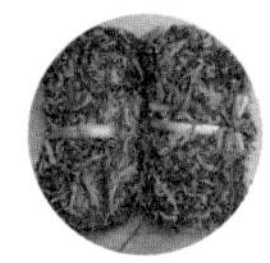

국화과 쑥

여성질환의 묘약 – 월경불순 · 냉증 · 생리통 예방

쑥은 쑥 종류에 딸린 종(種) 가운데 가장 흔히 자라는 것을 말한다. 우리나라 산야의 지천에는 약쑥, 사철쑥, 개똥쑥, 물쑥, 황해쑥, 다북쑥, 모기태쑥, 사재발쑥 등 다양한 쑥이 자생한다. 뜸을 뜨는 쑥은 강화도 약쑥인 사자발쑥을 제일로 친다. 예로부터 쑥은 여성질환에 유효하고 자궁이 냉해서 생리가 고르지 못할 때 썼다. 조선시대 허준이 쓴《동의보감》에서 "쑥은 간장과 신장을 보(補)하며 황달에 효과가 있다"고 했듯이 여성질환과 냉한 사람에게 좋다.

5월 단오 이전의 쑥은 약성이 부족하고 이후에는 독성이 강하다. 단오 전후 일주일에 채취한 쑥은 독이 없어 식용과 약용으로 가치가 높다. 쑥에는

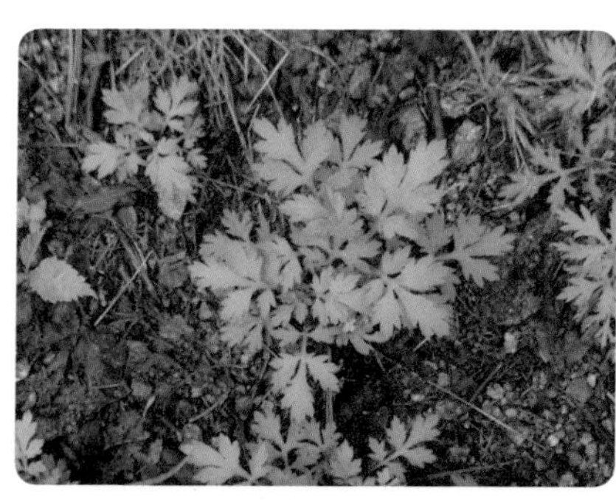

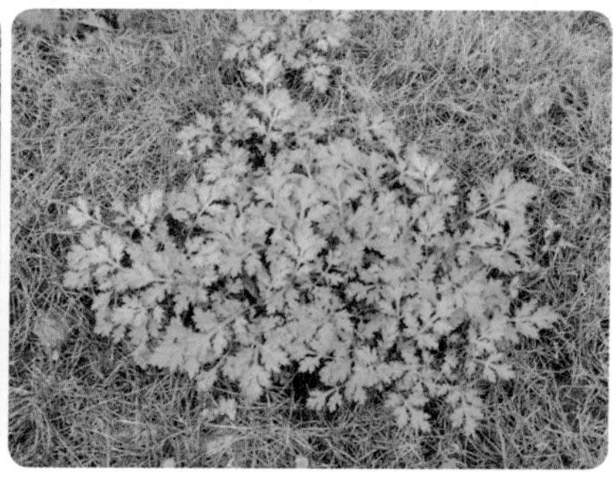

위점막을 보호하는 플라보노이드 성분이 있다. 탄닌, 비타민, 칼륨, 미네랄, 무기물, 비타민 C, 단백질, 칼슘, 인, 철분, 엽록소 등이 풍부하다. 최근에는 쑥을 이용한 건강법으로 한약재, 좌훈, 쑥환, 쑥뜸, 건강음료, 화장품 등에 응용되고 있다.

 한방에서 잎과 줄기를 말린 것을 '애엽(艾葉)'이라 부른다. 주로 냉증, 여성질환, 월경불순, 생리통, 간염, 부종, 고혈압, 위나 복부 통증에 다른 약재와 처방한다.

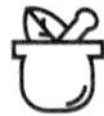 민간에서 황달과 간염에는 쑥의 잎과 뿌리 4g을 잘 씻어서 달여 공복에 마신다. 생리불순에는 생쑥을 즙내서 공복에 마신다.

학명	Artemisia princeps
한약명	애엽(艾葉) · 애호(艾蒿) – 잎과 줄기를 말린 것
다른 이름	애, 의초, 영초, 서초
분포지	전국의 산과 들, 밭두렁
형태	쑥은 국화과의 여러해살이풀로 높이 60~120cm 정도고, 전체에서 독특한 향이 나고 흰색 털이 있으며, 잎은 어긋나고 뒷면에 털이 있다. 꽃은 7~9월에 연한 원줄기 끝에 한쪽으로 치우쳐 노란색으로 피고, 열매는 10월에 달걀 모양으로 여문다.
이용 부위	식용(전초), 약용(전초)
약초 만들기	꽃이 피기 전인 5월 단오 이전에 전초를 채취하여 그늘에서 말린다.
식용	· 양념무침, 쑥떡, 국거리, 부침개로 먹고, 밥에 넣어 먹는다. · 삶아서 하룻밤 물에 담갔다가 말려 1년 내내 먹는다. · 봄에 하얀 섬으로 덮인 어린 싹을 채취하여 끓는 물에 살짝 데쳐서 무침으로 먹는다.
차 만들기	5월 단오 이전에 전초를 채취하여 그늘에서 말려 밀폐용기에 보관하며, 찻잔에 3~5송이를 넣고 뜨거운 물을 부어 우려낸다.
효소 만들기	5월 단오 이전에 쑥을 뜯어 물로 씻고 물기를 뺀 후에 이물질을 제거한 다음 용기나 항아리에 넣고 설탕을 녹인 시럽을 30% 부어 100일 이상 발효시킨다.
주의사항	· 1개월 이상 복용하지 않는다. · 시력이 약한 사람의 경우 금한다.

꿀풀과 익모초

임신과 출산의 묘약 – 산후어혈복통 · 월경통 · 난산 예방

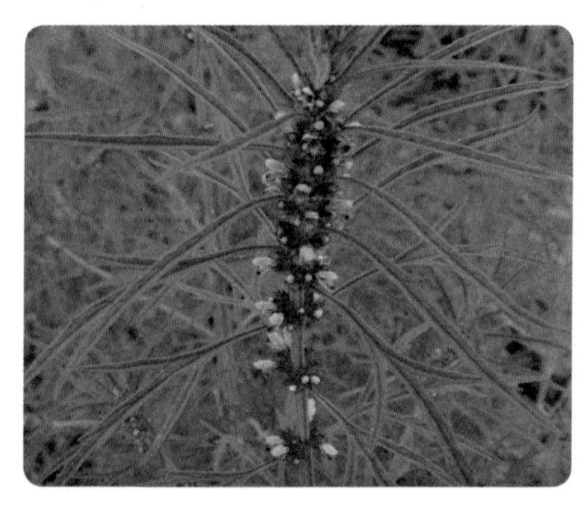

예로부터 임신과 출산에 좋다 하여 '익모(益母)', 눈을 밝게 하는 풀이라 하여 '익명초(益明草)'라 불렀다. 죽을 사람도 살릴 수 있다는 환혼단을 익모초로 만든다. 익모초는 여자가 월경을 전후해서 허리와 배가 아프고 머리가 무겁고 구역질이 나고 팔다리가 쑤실 때 좋다.

익모초는 독이 없어 식용과 약용으로 가치가 높다. 익모초 씨앗은 간(肝)을 좋게 하여 눈을 밝게 한다. 익모초의 잎은 쓰고 방향성 향기가 있고 서늘한 성질이 있어 혈액순환을 도와 어혈(瘀血)을 풀어주고 부종(浮腫)에 쓴다.

한방에서 전초를 말린 것을 '익모초(益母草)' '충위(茺蔚)', 씨를 말린 것을 '충위자(茺蔚子)'라 부른다. 주로 부인병, 산후어혈복통, 월경불순, 월경통, 급성신염에 다른 약재와 처방한다.

민간에서 난산 예방, 산후조리, 식욕부진에는 익모초를 채취하여 짓찧어 생즙을 복용한다. 소화불량에도 익모초를 짓찧어 생즙을 내어 공복에 한 컵씩 마신다.

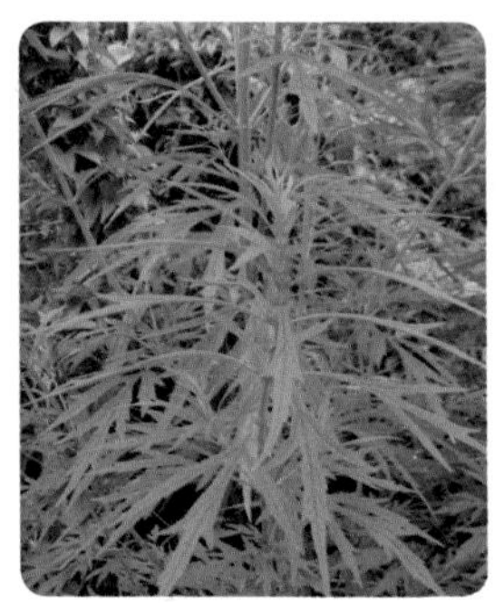

학명	Leonurus sibiricus
한약명	익모초(益母草) · 충위(茺蔚) – 전초를 말린 것, 충위자(茺蔚子) – 씨를 말린 것
다른 이름	세엽익모초, 곤초, 야고초, 암눈비앗
분포지	전국의 산과 들
형태	익모초는 꿀풀과의 두해살이풀로 높이 1~1.5m 정도고, 전체에 흰색 털이 있고 줄기를 자른 면은 사각형이며, 뿌리에서 둥근 잎이 마주나고 위로 갈수록 깃 꼴로 갈라진다. 꽃은 6~9월에 연한 홍자색 꽃이 줄기 윗부분의 잎겨드랑이에 몇 송이씩 층층으로 피고, 열매는 9~10월에 넓은 달걀 모양으로 여문다.
이용 부위	식용(꽃, 잎), 약용(종자, 전초)
약초 만들기	이른 여름 꽃이 피기 전에 지상부의 윗부분을 베어 바람이 잘 통하는 그늘에서 말린다.
식용	· 초여름에 잎을 채취하여 그물망에 보관하고 된장에 넣어 먹는다. · 식욕부진으로 입맛이 없을 때 줄기를 채취하여 생즙을 내서 먹는다. · 양념무침, 국거리로 먹는다. · 전초를 채취하여 끓는 물에 살짝 데쳐서 나물을 무쳐 만든다.
효소 만들기	꽃이 피기 전에 자루째 채취하여 작두로 적당한 크기로 잘라서 용기에 넣고 설탕을 50% 부어 100일 이상 발효시킨다.
약술 만들기	전초, 줄기, 뿌리를 통째로 캐서 손질하여 물로 씻고 용기에 넣은 다음 소주(19도)를 붓고 밀봉하여 3개월 후에 마신다.
주의사항	· 간혈(肝血)이 부족한 사람, 동공이 산대된 사람, 임산부는 먹지 않는다. · 익모초는 계피, 생강, 강황과 궁합이 좋다.

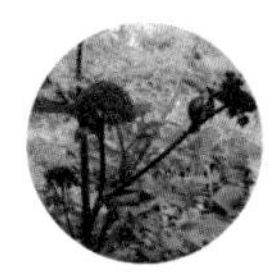

산형과 당귀

당분 · 비타민 풍부 – 산후조리 · 생리통 · 빈혈에 효험

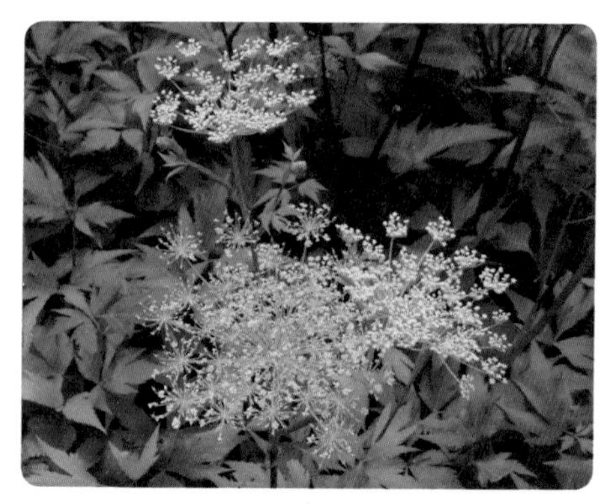

당귀는 전쟁터에 간 남편을 살아 돌아오게 한다 하여 심었다. 사찰 주변에서 자란다 하여 '승검초'라 불린다. 옛날에는 당귀를 겨울에 움파처럼 움속에 묻어서 재배하여 은비녀같이 나오는 순을 따서 김치를 담고 꿀에 찍어 먹는 풍습이 있었다. 당귀는 우리나라 특유의 향채로 일본에서 들어온 일당귀와는 다르다.

당귀는 독성이 없어 식용과 약용으로 가치가 높다. 부인병의 묘약으로 산후의 보혈에도 쓰인다. 당분, 비타민 A·B·E, 인, 미네랄 등이 풍부하게 함유되어 있다. 단백질 합성을 촉진시키고, 비타민 E의 결핍을 방지하여 유산을 막아주고, 적혈구 생산을 촉진하여 혈류량을 증가시켜주며, 여러 종류의 세균 발육을 억제시켜준다.

예전부터 당귀는 산나물로 즐겨 먹었다. 식물 전체에서 독특한 향기가 나고, 뿌리에 상처를 내면 흰 즙이 나온다. 봄에 당귀 뿌리 가루와 송홧가루를 꿀에 반죽해 다식을 만들기도 했다. 당귀 줄기와 인삼을 교대로 꼬챙이에 꿰어 만든 당귀산적은 양반가의 귀한 봄철 음식 중 하나였다.

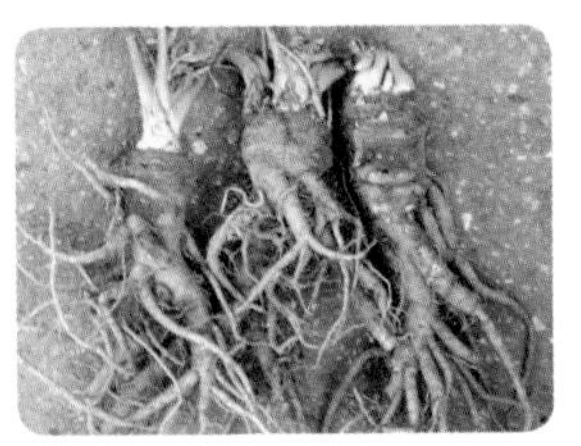

한방에서 뿌리를 말린 것을 '일당귀(日當歸)'라 부른다. 주로 신체허약, 월경불순, 생리통, 복통, 빈혈, 현훈, 마비, 변비, 어혈, 타박상, 옹저창상, 냉증에 다른 약재와 처방한다.

민산에서 월경불순과 생리통에는 말린 약재를 1회 10g씩 물에 달여 복용한다. 신경통, 냉증, 어깨결림, 요통에는 잎과 줄기를 말려 욕탕에 넣고 목욕을 한다.

학명	Ligusticum acutilobum
한약명	당귀(日當歸) – 뿌리를 말린 것
다른 이름	화당귀, 동당귀, 일당귀, 일본당귀, 왜당귀
분포지	약초로 재배
형태	일당귀는 산형과의 여러해살이풀로 높이 60~90cm 정도고, 잎은 3출겹잎으로 삼각형이고, 작은 잎은 깊게 3갈래지며 가장자리에 예리한 톱니가 있다. 꽃은 7~8월에 줄기 끝에 겹산형화서 흰색으로 피고, 열매는 10월에 납작한 타원형 분과로 여문다.
이용 부위	식용(꽃, 어린순, 뿌리), 약용(뿌리)
약초 만들기	봄에는 잎을, 가을에는 뿌리를 캐서 줄기와 잔뿌리를 자르고 물에 깨끗이 씻은 다음 햇볕에 말린다. 줄기가 생긴 당귀 뿌리는 약으로 쓰지 않는다. 노두를 잘라 버리고 잘게 썰어 쓴다.
식용	· 양념무침, 국거리로 먹는다. · 봄에 잎을 채취하여 끓는 물에 살짝 데쳐서 나물로 무쳐 먹는다.
당귀주 만들기	가을에 뿌리를 캐서 물로 씻고 물기를 뺀 다음 용기에 넣고 소주(19도)를 부어 밀봉하여 3개월 후에 먹는다.

박과 **호박**

녹말 풍부 · 중금속 해독 – 신체허약 · 유즙 부족 · 야맹증에 효과

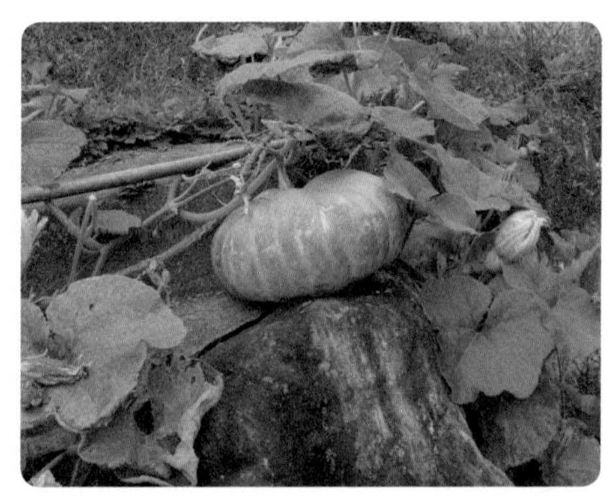

예로부터 호박의 열매가 주렁주렁 달린다 하여 자손을 상징한다. 영어권에서는 귀여운 아이를 호박이라 부르기도 하고, 로마에서는 우둔과 광기를 상징하며, 미국에서 호박파이는 전통적인 감사절 음식이다. 조선시대 승려들이 먹는 채소라 하여 '승소(僧蔬)', 중국 남쪽 지방에서 전해진 박이라 하여 '남과(南瓜)' 또는 '남만이 오이'라 불린다.

호박은 전국 농지의 밭과 두렁이나 담장, 논둑에서 자생한다. 웅덩이를 파고 호박씨를 파종하면 호박의 덩굴과 열매로 주위를 온통 뒤덮을 정도로 번식력이 강하다.

호박은 독이 없어 잎과 열매는 식용으로 먹고, 뿌리와 종자는 약용으로 쓴다. 호박은 영양가도 높다. 우리나라의 호박은 애호박, 호박고지, 호박범벅, 약호박 등이 있다. 호박은 과채류 중에서 녹말이 가장 풍부하고 다량의 비타민 A와 약간의 비타민 B와 C를 함유하고 있다. 종자는 중금속 해독에 좋다.

한방에서 여문 씨를 말린 것을 '남과인(南瓜仁)' '남과자(南瓜子)'라 부른다. 주로 신체허약, 유즙 부족, 불면증, 백일해, 일사병, 야맹증, 부기, 황달, 부종, 이질에 다른 약재와 처방한다.

민간에서 산후 부종에는 늙은 호박을 삶아서 먹거나 늙은 호박 내부의 씨를 버리고 잔대, 밤, 대추, 꿀을 넣고 달여서 복용한다. 신장염에는 호박 속을 모두 버리고 그 안에 꿀을 넣고 삶은 물을 먹는다. 여성의 유방 유종(乳腫)에는 서리를 맞은 호박잎을 따서 가루 내어 물에 개어 바른다.

학명	Cucurbita moschata Duchesne
한약명	남과인(南瓜仁) · 남과자(南瓜子) – 여문 씨를 말린 것
다른 이름	황과(黃瓜), 남과근(南瓜根), 황과등, 남과, 번남과, 서호로, 교과, 번과, 금과, 왜과, 북과, 번포
분포지	전국 농지의 밭, 두렁, 담장, 논둑, 농가에서 재배
형태	호박은 박과의 한해살이 덩굴풀로 길이 8~10m 정도고, 잎자루가 길고 큰 심장 모양의 잎이 어긋나고, 잎 가장자리는 5갈래로 얇게 갈라진다. 잎겨드랑이에서 덩굴손이 나와 물체를 감고 올라간다. 줄기를 자른 면은 오각형이고 전체에 거친 털이 있다. 꽃은 6~10월에 잎겨드랑이에 1송이씩 황색으로 피고, 열매는 7~10월에 노란색, 녹색, 붉은색으로 둥글고 크게 여문다.
이용 부위	식용(꽃, 잎, 열매), 약용(씨)
약초 만들기	가을에 잘 여문 호박의 씨를 받아 물에 씻어 햇볕에 말린다.
식용	· 애호박을 부침개나 된장국에 넣어 먹는다. · 애호박을 얇게 썰어 햇볕에 말려서 호박고지로 먹는다. · 늙은 호박을 떡, 호박죽으로 먹는다. · 양념무침, 쌈채, 볶음, 전, 무침, 국수로 먹는다. · 봄과 여름에 어린잎을 따서 손으로 비빈 후에 끓는 물에 살짝 데쳐서 쌈으로 먹는다. · 가을에 늙은 호박에서 씨의 겉껍질을 벗겨내고 기름을 짠다.
효소 만들기	가을에 늙은 호박 속의 씨를 제거하고 엄지손가락 2배 크기로 잘라 항아리에 넣고 설탕을 녹인 시럽 60%를 부어 100일 발효시킨다.

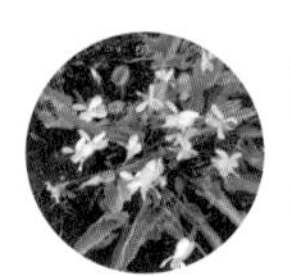

제비꽃과

제비꽃

청혈 · 해독 효과 – 간염 · 염증 · 해열 · 소염 작용

봄에 제비가 올 때 꽃이 핀다고 하여 '제비꽃', 매년 이 꽃이 필 때면 오랑캐들이 북쪽에서 쳐들어온다 하여 '오랑캐꽃'이라 불렀다. 제비꽃은 식용·약용·관상용으로 가치가 높다. 봄에 피는 꽃을 따서 비빔밥에 넣어 먹거나 화전(花煎)이나 차(茶)로 먹는다.

꽃과 뿌리에는 사포닌, 알칼로이드가 함유되어 있고, 잎에는 정유 성분과 플라보노이드, 비타민 C, 살리실산 등이 들어 있다. 제비꽃은 피를 맑게 하고 독을 없애는 청혈·해독 효과가 있다. 한방에서는 뿌리를 해열과 소염 작용에 쓴다. 민간에서 외용 시 짓찧어 환부에 붙이거나 고약을 만들어 바르고, 벌레에 물렸을 때 잎을 짓찧어 붙이기도 했다. 호흡기 질환에는 제비꽃,

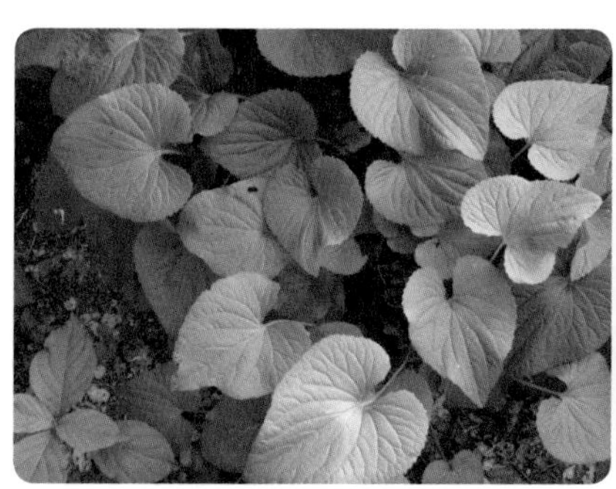

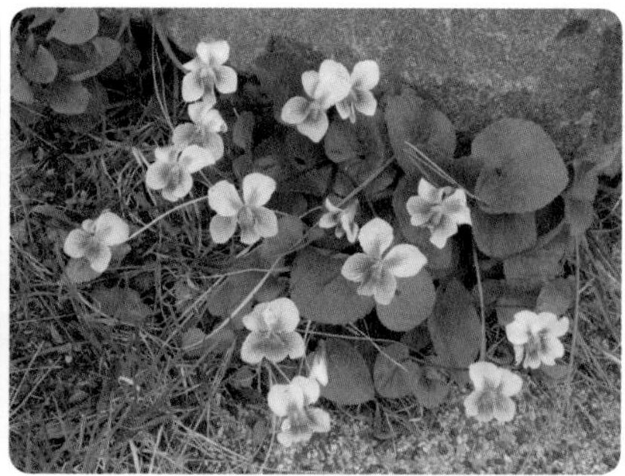

민들레, 산국을 배합하여 달여 복용한다.

한방에서 뿌리를 포함한 전초를 말린 것을 '자화지정(紫花地丁)' 또는 '지정(地丁)'이라 부른다. 주로 소변불리, 방광염, 임파선염, 간염, 황달, 종기, 태독(胎毒), 인후염, 간염, 부인병, 염증에 다른 약재와 처방한다.

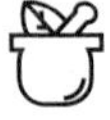
민간에서 부스럼과 유방 옹종, 젖앓이에는 제비꽃 60g을 짓찧어 즙을 3번 나누어 먹고 찌꺼기는 환부에 붙인다. 임파선염과 급성 화농성 염증에는 제비꽃, 민들레 뿌리, 감국, 인동덩굴꽃을 각각 12g을 달여 하루 3번 나누어 복용한다.

학명	Viola mandshurica
한약명	자화지정(紫花地丁)·지정(地丁)-뿌리를 포함한 전초를 말린 것
다른 이름	오랑캐꽃, 지정초, 전두초, 여의초, 근채, 씨름꽃, 앉은뱅이꽃
분포지	전국의 산과 들
형태	제비꽃은 제비꽃과의 여러해살이풀로 높이 10~15cm 정도고, 잎 가장자리는 톱니 모양이고 잎자루는 길고 줄기는 없으며 뿌리에서 잎이 뭉쳐나와 비스듬히 퍼진다. 꽃은 4~5월에 잎 사이에서 나온 긴 꽃대 끝에서 옆을 향해 흰색, 보라색, 노란색, 분홍색으로 피고, 열매는 5~6월에 타원형으로 여문다.
이용 부위	식용(꽃, 어린순), 약용(전초, 뿌리)
약초 만들기	여름에 제비꽃 뿌리를 포함한 잎, 줄기를 채취하여 그늘에 말린다.
식용	· 약간의 쓴맛을 제거하고 요리한다. · 쌈, 튀김가루와 버무려 꽃튀김으로 먹는다. · 요리에 싱싱한 꽃을 곁들어 먹는다. · 봄에 어린잎을 채취하여 끓는 물에 살짝 데쳐서 나물로 무쳐 먹는다. · 밀가루 부침개를 할 때 꽃을 놓아 만든다. · 가을에 종자를 따서 기름을 짜서 쓴다.
꽃차 만들기	· 4~5월에 꽃을 따서 줄기를 떼어내고 꽃봉오리를 그늘에 말려 용기에 보관하며 말린 꽃 20개 정도를 찻잔에 넣고 우려내어 마신다. · 제비꽃으로 얼음을 만들어 냉차로 먹는다.
효소 만들기	봄에서 여름까지 부드러운 잎을 따서 씻어 물기를 뺀 다음 용기에 넣고 설탕을 녹인 시럽 30%를 붓고 100일 정도 발효시킨다.

콩과 칡

에스트로겐이 석류의 580배 – 당뇨 · 위궤양 · 여성 갱년기에 효험

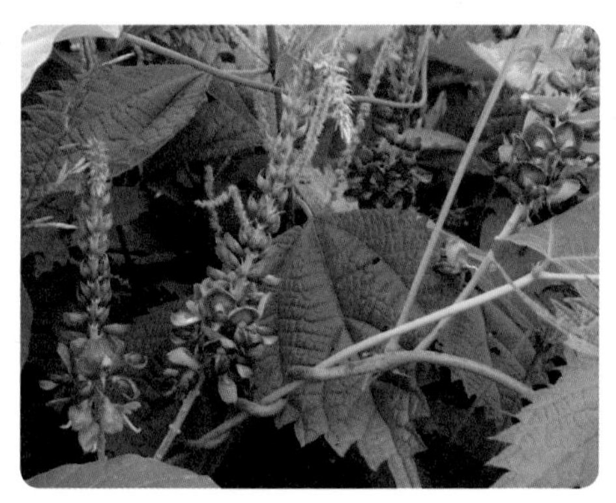

칡은 성질이 온화하고 맛이 달고 독이 없어 식용과 약용으로 두루 쓰인다. 최근 전라남도 환경연구소에 따르면 칡에는 석류보다도 여성호르몬인 에스트로겐이 580배나 많이 함유돼 있어 갱년기에 좋다고 한다.

중국 이시진이 쓴《본초강목》에는 "갈근(葛根)은 울화를 흩어버리고 술독을 풀어주고, 갈꽃(葛花)은 장풍(腸風)을 다스린다"고 했다. 예로부터 술독을 풀어주는 덩굴나무로 칡 속에 들어 있는 후라본 성분은 관상동맥 확장, 심장박동 조절은 물론 콜레스테롤 수치를 떨어뜨리고 혈소판 응집을 억제하여준다. 칡즙은 간에서 알코올을 분해하여 무해한 초산으로 만들어주므로 주독(酒毒)에 좋다.

민간에서는 해독과 지혈을 할 때 칡의 잎을 비벼서 이용했고, 생뿌리로 숙취와 갈증을 해소했으며, 위(胃)가 답답하고 명치끝이 뻐근할 때 먹었다.

한방에서 뿌리를 말린 것을 '갈근(葛根)', 줄기를 말린 것을 '갈등(葛藤)', 개화하기 전의 꽃을 말린 것을 '갈화(葛花)'라 부른다. 주로 숙취나 당뇨병, 위궤양, 식욕부진에 다른 약재와 처방한다.

민간에서 숙취제거에는 칡꽃 20g, 귤껍질 10g, 생강 10g을 달여서 마신다. 소화불량에는 이른 봄에 싹이 나올 때 채취하여 그늘에 말려두었다가 달여 마신다.

학명	Pueraria thunbergiana
한약명	갈근(葛根) – 뿌리를 말린 것, 갈화(葛花) – 개화하기 전의 꽃을 말린 것, 갈등(葛藤) – 줄기를 말린 것
다른 이름	갈등, 갈화, 갈마, 칡넝굴
분포지	산기슭의 양지
형태	칡은 콩과의 갈잎덩굴나무로 길이는 10m 이상이고, 잎은 어긋나고 잎자루가 길고 3개의 작은 잎이 달린다. 줄기는 다른 물체를 감고 올라간다. 꽃은 8월에 잎겨드랑이에 붉은빛이 도는 보라색으로 피고, 열매는 9~10월에 길쭉한 꼬투리로 협과(莢果)로 여문다.
이용 부위	식용(꽃, 잎, 뿌리), 약용(꽃, 뿌리)
약초 만들기	가을 또는 봄에 뿌리를 캐서 하룻밤 소금물에 담근 후 겉껍질을 벗긴 다음 잘게 쪼개어 햇볕에 말린다.
식용	· 묵, 죽(粥), 국수, 다식(茶食), 엿으로 먹는다. · 뿌리로 녹말을 만든다. · 봄에 어린잎을 채취하여 나물을 무쳐 먹는다. · 봄에 어린잎을 채취하여 깻잎처럼 간장에 재어 장아찌로 먹는다. 녹말은 뿌리를 갈아 만든다.
꽃차 만들기	· 8월에 꽃이 2/3 정도 피었을 때 따서 바람이 잘 통하는 그늘에서 말려 밀폐용기에 보관하고, 찻잔에 1~2개를 넣고 뜨거운 물을 부어 2~3분간 우려낸다. · 꽃을 가루로 만들어 찻잔에 물을 붓고 타서 마신다.
효소 만들기	봄에 어린순을 채취하여 용기나 항아리에 넣고 설탕을 녹인 시럽을 30%, 겨울에 뿌리를 캐서 하룻밤 소금물에 담가 독을 제거한 후에 쇠톱으로 적당한 크기로 잘라 용기에 넣고 설탕을 녹인 시럽을 100% 부어 100일 이상 발효시킨다.
약술 만들기	가을 또는 봄에 뿌리를 캐서 하룻밤 소금물에 담근 후 겉껍질을 벗겨서 잘게 쪼개어 물에 씻는다. 물기를 뺀 다음 용기에 넣고 소주(19도)를 부어 밀봉하여 3개월 후에 먹는다.
주의사항	복용 중에 살구씨를 금한다.

석류나무과 석류나무

'여성호르몬의 여왕' – 여성 갱년기 · 적백대하증 · 월경불순에 효험

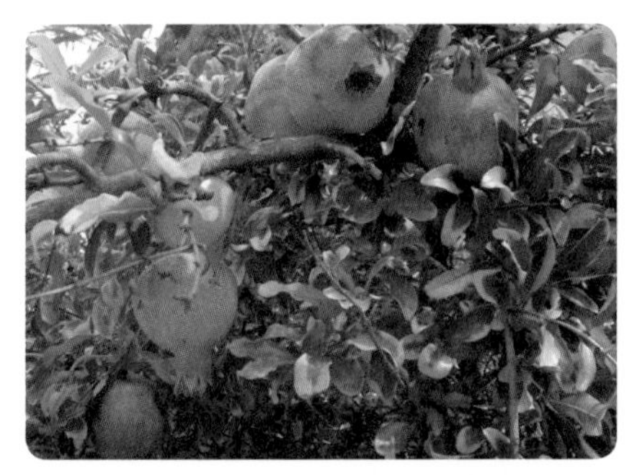

석류나무의 과실은 여신(女神)이 즐겨 먹은 것으로 알려져 있으며, 세계적으로 '여성호르몬의 여왕'이라는 애칭을 가지고 있다. 서양에서는 석류나무를 신성(神聖)한 나무로 보았으며, 동양에서 석류는 풍부한 다산과 생명의 상징으로 보았다. 예로부터 소화기, 이비인후과 질환, 기생충을 없애는 데 썼다.

조선시대 허준이 쓴《동의보감》에서도 "석류는 목이 마를 때 갈증을 치료하는 과일로 목이 쉬거나 부었을 때 먹으면 좋다"고 했으며, 석류만 생각하면 입안에 침이 고인다고도 했다.

석류는 식용·약용·관상용·공업용으로 가치가 높다. 석류에는 여성호르몬인 에스트로겐이 종자 1kg당 10~18mg로 풍부하게 함유되어 있다. 당질, 미네랄, 아미노산, 비타민, 무기질, 칼슘, 단백질 등이 풍부하다. 페르시아에서는 석류를 생명의 과일로 여겨 중동이나 이란 사람들은 10시간 이상 석류를 끓여서 모든 음식에 넣기도 하고, 음료로 만들어 먹기도 한다.

최근 과학실험 결과 석류 속에 함유된 에라그산에는 강력한 항암 작용이 있는 것으로 밝혀졌다. 열매는 여성의 자궁출혈, 대하, 냉증, 월경불순에 쓰이고, 잎은 무월경에 좋다.

한방에서 열매의 껍질을 말린 것을 '석류피(石榴皮)', 뿌리나 줄기 또는 가지의 껍질 말린 것을 '석류근피(石榴根皮)' '석류자(石榴子)'라 부른다. 주로 여성 갱년기, 설사, 이질, 적백대하, 구내염, 신경통, 구충, 숙취, 식체, 월경불순, 인후염, 치통, 탈항, 피임에 다른 약재와 처방한다.

민간에서 여성 갱년기에는 석류 껍질을 강판에 갈아 즙을 내서 복용한다. 설사와 이질에는 열매 껍질을 달여 하루 3~5g 복용한다.

학명	Punica granatum Linne
한약명	석류피(石榴皮) - 열매의 껍질을 말린 것, 석류근피(石榴根皮) · 석류자(石榴子) - 뿌리나 줄기 또는 가지의 껍질을 말린 것
다른 이름	석류, 석류목, 석류수, 안석류, 해류
분포지	남부지방, 인가 부근 식재
형태	석류나무는 석류나무과의 갈잎중키나무로 높이 5~7m 정도고, 잎은 마주나고 긴 타원형이며 가장자리가 밋밋하다. 꽃은 5~6월에 가지 끝에 1~5송이씩 붉은색으로 피고, 열매는 9~10월에 둥근 장과로 여문다.
이용 부위	식용(꽃, 열매), 약용(꽃, 잎, 열매껍질, 뿌리)
약초 만들기	· 연중 내내 필요할 때 뿌리를 캐서 물로 씻고 쌀뜨물에 담갔다가 햇볕에 말린다. · 가을에 벌어지기 전에 열매를 채취하여 겉껍질을 제거하고 물에 씻어 햇볕에 말린다.
식용	씨의 겉껍질을 그대로 먹거나 화채로 먹는다.
꽃차 만들기	5~6월에 꽃을 따서 그늘에 말려 찻잔에 1송이를 넣고 뜨거운 물에 우려낸 후 마신다.
효소 만들기	가을에 벌어지기 전에 열매를 채취하여 겉껍질을 제거하고 물에 씻어 4등분하여 용기에 넣고 설탕을 50% 붓고 100일 이상 발효시킨다.
약술 만들기	가을에 벌어지기 전에 열매를 따서 용기에 넣고 19도의 소주를 부어 밀봉하여 3개월 후에 먹는다.
주의사항	석류나무 껍질은 위점막을 자극하므로 위염 환자는 금한다.

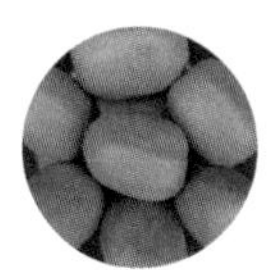

다래나무과 키위

소화 촉진 · 나트륨 배출 – 노인성 안질환 · 변비 · 고혈압에 효험

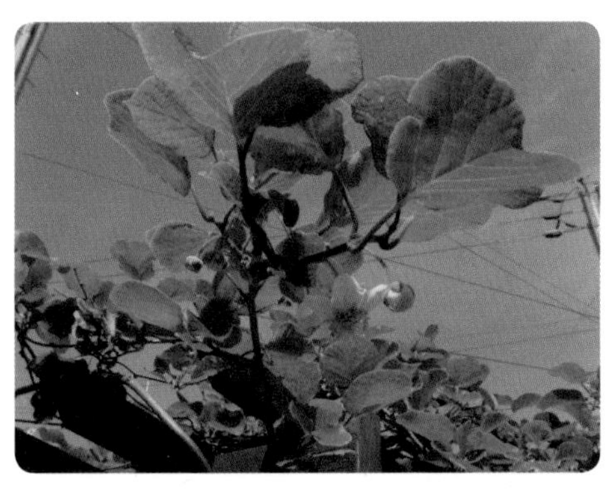

키위는 독성이 없어 식용과 관상용으로 가치가 높다. 키위에 함유되어 있는 액티니딘(actinidin)은 소화를 촉진해 위(胃)와 장(腸)의 기능을 개선해준다. 미네랄, 비타민, 식이섬유, 항산화 성분이 풍부하다. 루테인 효소는 눈에 특정한 항산화 작용이 있어 노인성 안질환을 예방해준다.

키위 1개를 먹으면 비타민 C 75mg 섭취해 하루 권장량을 채울 수 있다. 날로 먹으면 몸안의 나트륨을 배출시켜주기 때문에 혈압을 낮추어준다. 당분이 적고 대부분 과당이여서 혈당이 빠르게 변하는 것을 막아줘 당뇨병 환자에게도 유용하다.

키위에 든 식이섬유는 물에 녹지 않는 불용성(不溶性)으로 과일 중에서 함량이 가장 높아 변비나 대장암을 예방하고 소화를 도우며 혈중 콜레스테롤 수치를 떨어뜨린다.

 한방에서 익은 열매를 '양다래'라 부른다. 주로 신체허약, 소화불량, 변비, 당뇨병, 고혈압, 노인성 안질환, 관절염, 통풍, 비만에 다른 약재와 처방한다.

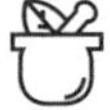 민간에서 류머티즘성 관절염과 관절통에는 줄기껍질을 채취하여 물에 달여서 하루에 3번 공복에 복용한다. 통풍과 결석에는 열매로 효소를 담가 물에 희석해서 마신다. 당뇨병에는 줄기껍질을 달여 장기간 복용한다.

학명	Actinidia chinensis
한약명	양다래 – 익은 열매
다른 이름	양다래, 참다래, 중국다래
분포지	남해안 섬
형태	다래나무과는 다래나무과의 덩굴성 갈잎떨기나무로 길이는 5~7m 정도고, 줄기는 다른 물체를 감거나 기댄다. 잎은 어긋나고 넓은 타원형이며 가장자리에 톱니가 있다. 꽃은 암수딴그루로 6~7월에 잎겨드랑이에서 흰색으로 피고, 열매는 8~10월에 둥근 장과로 여문다.
이용 부위	식용(꽃, 어린순, 열매), 약용(열매)
약초 만들기	여름에서 가을 사이에 향기가 나고 손으로 쥐었을 때 탄력이 있는 것을 쓴다.
식용	· 나물무침, 볶음, 국거리, 즙을 내서 먹거나 샐러드 재료로 쓴다. · 생으로 먹거나 육식을 먹은 뒤 후식으로 먹는다. · 봄에 연한 잎을 따서 끓는 물에 살짝 데쳐서 나물로 무쳐 먹는다.
꽃차 만들기	6~7월에 꽃을 따서 찻잔에 넣어 뜨거운 물을 붓고 5분 정도 우려낸 후 마신다.
효소 만들기	여름에서 가을 사이에 익은 열매를 2~4등분하여 용기에 넣고 설탕을 녹인 시럽을 재료의 70% 부어 100일 이상 발효시킨다.

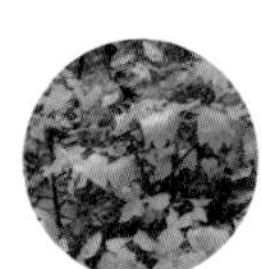

녹나무과 생강나무

산후조리 시 해독제 – 뼈마디가 쑤실 때나 어혈 · 산후통에 효험

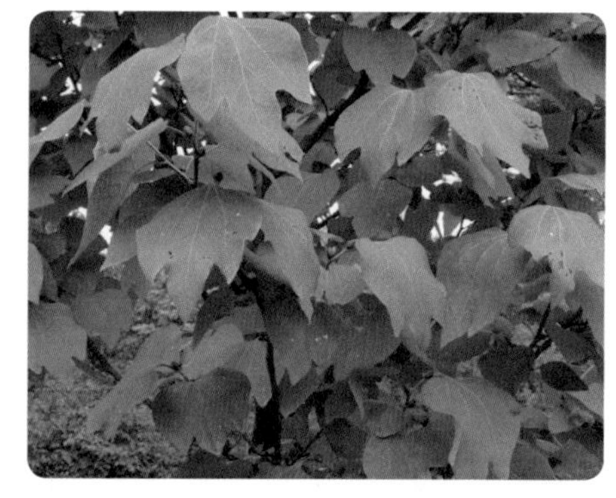

가지를 꺾거나 잎을 손으로 비비면 생강(生薑) 냄새와 비슷하여 '생강나무', 어린 싹이 참새 혓바닥을 닮았다 하여 '작설차(雀舌茶)'라 불린다.

옛날 사대부 귀부인이나 이름난 기생(妓生)들은 생강나무의 검은 열매로 기름을 짠 머릿기름을 최고로 여겼다. 생강나무 열매에는 60%의 유지(油脂)가 들어 있어 전기가 없던 시절에는 등불을 밝히는 데 사용하였다. 예로부터 산후통에 좋고, 멍든 피를 풀어주고 타박상에도 쓰였다.

생강나무는 약용과 식용 또는 정원수로 가치가 높다. 몸안의 독(毒)을 풀어주고 근육과 뼈를 튼튼하게 한다. 선가(仙家)에서 수행자는 정신수련과 무술을 병행하기 때문에 뼈와 근육이 튼튼해야 하므로 생강나무의 잎이나 가지를 달여서 차(茶)로 마셨다.

한방에서 나무껍질을 말린 것을 '삼찬풍(三鑽風)', 줄기의 잔가지를 말린 것을 '단향매(檀香梅)' '매목(黃梅木)'이라 부른다. 주로 오한, 복통, 신경통, 타박상, 염좌, 어혈, 산후통, 뼈마디가 쑤실 때, 어혈동통, 해열, 통증, 중독증에 다른 약재와 처방한다.

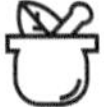

민간에서 어혈종통과 타박상에 잎을 따서 짓찧어 환부에 붙인다. 오한, 복통, 신경통, 산후통에는 잎과 잔가지를 채취하여 물에 달여 하루에 3번 일주일 정도 복용한다. 발목이 삐었을 때는 가지나 뿌리를 잘게 썰어 물에 달여 먹는다.

학명	Lindera obtusiloba
한약명	삼찬풍(三鑽風) – 나무껍질을 말린 것, 단향매(檀香梅) · 황매목(黃梅木) – 줄기의 잔가지를 말린 것
다른 이름	개동백, 산동백, 남매, 새앙나무, 생나무, 아위나무
분포지	산기슭 양지 쪽
형태	생강나무는 녹나무과의 갈잎떨기나무로 높이 3~5m 정도고, 잎은 어긋나고 윗부분이 3~5갈래로 둔하게 갈라지고 뒷면에 털이 있다. 꽃은 암수딴그루며 3월에 잎이 나기 전에 노란색으로 피고, 열매는 9~10월에 둥글고 녹색에서 붉은색으로 변했다가 검은색으로 여문다.
이용 부위	식용(꽃, 어린 싹, 잎, 가지), 약용(잔가지, 나무껍질)
약초 만들기	연중 내내 수시로 가지를 채취하여 잘게 썰어 사용한다.
식용	· 새순에 찹쌀가루를 묻혀 튀겨 먹는다. · 검은 열매를 갈아서 음식의 향신료로 사용한다. · 봄에 막 나온 새순을 채취하여 쌈이나 끓는 물에 살짝 데쳐서 나물로 먹는다. · 봄에 잎을 따서 깻잎처럼 간장에 재어 살짝 데쳐서 바로 먹거나 60일 후에 장아찌로 먹는다. · 잎을 따서 포개어 고추장이나 된장에 박아두었다가 60일 후에 먹는다. · 연한 잎을 따서 음지에 말린 뒤에 찹쌀가루를 묻혀 기름에 튀긴다.
꽃차 만들기	· 3월에 꽃을 따서 깨끗하게 손질하여 그늘에서 말려 밀폐용기에 보관하며, 찻잔에 3~5송이를 넣고 뜨거운 물을 부어 우려낸 후 마신다. · 어린 새순(新芽)을 따서 그늘에 말려 주전자에 넣고 끓여 꿀을 타서 마신다.
효소 만들기	봄부터 여름까지 잎을 따서 마르기 전에 용기에 넣고 설탕을 녹인 시럽 30%를 부어 100일 정도 발효시킨다.
약술 만들기	가을에 검은 열매를 따서 용기에 넣고 소주(19도)를 부어 3개월 후에 먹는다.

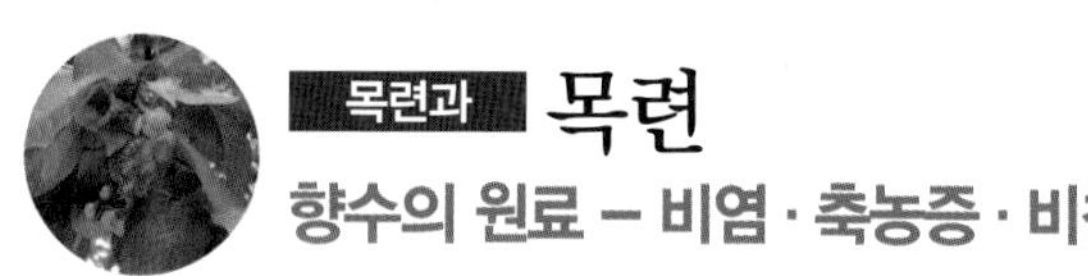

목련과 목련

향수의 원료 – 비염 · 축농증 · 비창에 효험

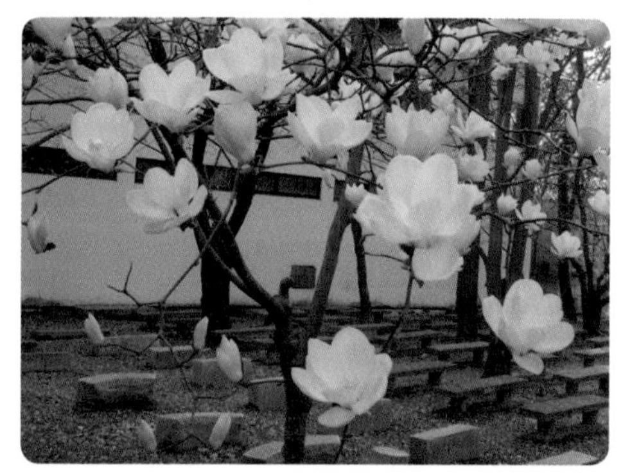

꽃봉오리가 피지 않은 꽃눈이 붓을 닮아 '목필(木筆)', 꽃봉오리가 피려고 할 때 끝이 북녘을 향한다 하여 '북향화(北向花)', 꽃 하나하나가 옥돌 같다 하여 '옥수(玉樹)', 꽃에 향기가 있다 하여 '향린(香鱗)', 꽃이 옥처럼 생겼다 하여 '옥란(玉蘭), 향기가 나는 난초라 하여 '목란(木蘭)', 눈이 오는데도 봄을 부른다 하여 '근설영춘(近雪迎春)'이라 불린다. 우리나라에서는 중국이 원산지인 유백색의 백목련과 자주색인 자목련이 주를 이룬다.

목련은 꽃이 아름다워 정원수나 관상수로 심고, 꽃봉오리인 신이는 약용으로 가치가 높다. 예로부터 신이(辛夷)는 이비인후과 질환에 썼다. 전통 의서에서 "콧병에는 신이(辛夷)가 아니면 소용이 없다"고 했듯이 비염에 쓴다. 중국에서 비염 환자 100명을 대상으로 한 임상실험 결과에서도 비염에 효험이 있는 것으로 밝혀졌다. 목련 꽃은 방향(芳香)이 있어 향수 원료로 쓰이고, 잔가지에는 방향성의 목련유가 약 0.45% 함유되어 있다.

한방에서 피지 않은 꽃봉오리를 말린 것을 '신이(辛夷)', 나무껍질을 '목란피(木蘭皮)'라 부른다. 주로 비염, 축농증, 비창, 치통, 타박상, 고혈압, 거담, 두통에 다른 약재와 처방한다.

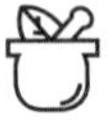

민간에서 비염과 축농증에는 꽃봉오리 4~6g을 물에 달여 하루 3번 나누어 복용한다. 복통이나 불임 예방을 위해서는 꽃을 달여 먹었다.

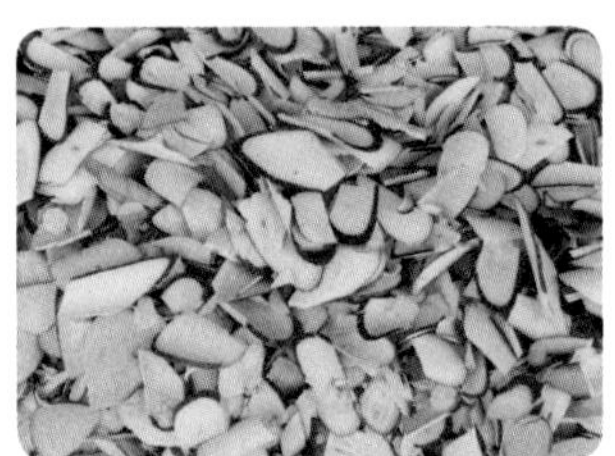

학명	Magnolia kobus
한약명	신이(辛夷) - 피지 않은 꽃봉오리를 말린 것, 목란피(木蘭皮) - 나무껍질
다른 이름	보춘화, 신치, 모란, 근설영춘, 옥란, 목란, 옥수, 향린
분포지	전국 각지
형태	목련은 목련과의 낙엽활엽교목으로 높이 10m 정도고, 잎은 어긋나고 잎자루는 위로 올라갈수록 짧아진다. 꽃은 4월 중순에 잎이 돋기 전에 흰색으로 피고, 열매는 9~10월에 원통형의 분과로 여문다.
이용 부위	식용(꽃), 약용(개화 전의 꽃봉오리)
약초 만들기	· 겨울이나 이른 봄에 개화 직전의 꽃봉오리를 따서 햇볕에 말려서 쓴다. · 꽃이 활짝 피었을 때 채취하여 그늘에 말려서 쓴다.
꽃차 만들기	· 4월에 활짝 핀 꽃을 따서 깨끗이 손질하여 설탕에 겹겹이 재서 15일 후에 마신다. · 4월에 꽃봉오리를 따서 소금물에 겉을 살짝 담갔다가 물기를 닦고 말린 후 찻잔에 꽃잎 1~2장을 넣고 끓인 물을 부어 우려내 마신다.
효소 만들기	봄에 활짝 핀 꽃을 따서 용기에 넣고 설탕을 녹인 시럽을 재료의 25% 부어 100일 이상 발효시킨다.
약술 만들기	봄에 꽃이 피지 않는 꽃봉오리를 따서 용기에 넣고 소주(19도)를 부어 밀봉하여 3개월 후에 먹는다.
환 만들기	봄에 꽃이 피지 않는 꽃봉오리를 따서 햇볕에 말린 후에 가루를 내어 찹쌀과 배합하여 만든다.
주의사항	· 수피와 나무껍질 속에는 사리시보린 유독이 있다. · 복용 중에 황기, 석곡, 황련을 금한다.

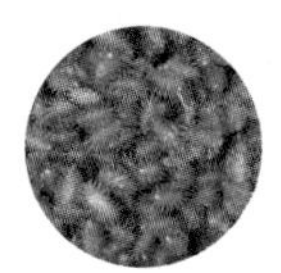

국화과 도꼬마리

콧병에 탁월 – 알레르기 비염 · 고혈압 · 관절통에 효험

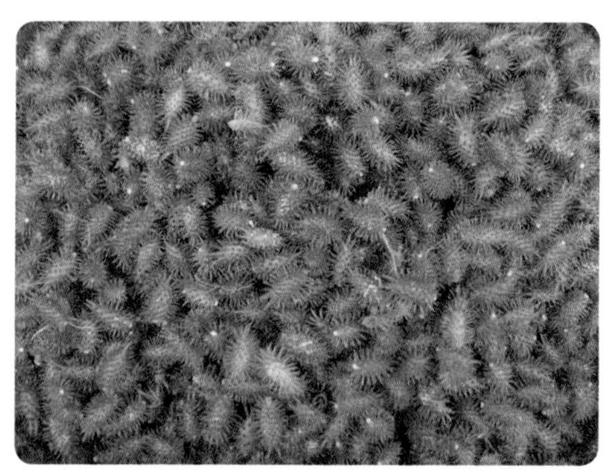

도꼬마리 씨는 빛이 푸르고 마치 귀의 귀 같아서 푸르다는 뜻의 '창(蒼)'과 귀를 뜻하는 '이(耳)'를 합해 '창이자(蒼耳子)', 도꼬마리 싹은 자라면서 거친 털투성이가 되고 잎 가장자리에는 거친 톱니가 생겨 '귀고리(이당)'라 부른다. 도꼬마리 열매에는 갈고리 모양의 억센 가시가 있어 사람과 동물에 붙어 씨를 멀리 퍼뜨린다.

줄기와 잎은 감기로 인한 두통에 쓰이고, 꽃은 이질, 뿌리는 종기를 비롯한 고혈압, 열매는 콧병과 두통, 치통, 풍치, 관절통에 쓰인다. 술을 끊고자 할 때는 씨를 까맣게 태운 다음 가루를 내서 술에 타서 마신다.

도꼬마리의 씨에는 약간의 독이 있어 한 번에 많이 먹으면 갈증, 구토, 복통, 호흡곤란, 불안, 저혈압, 의식 혼미 등의 부작용이 나타날 수 있다. 심하면 2일 후에 발생하는 경우도 있다. 중독 증세와 신부전으로 사망할 수도 있으니 반드시 한의사의 처방을 받아야 한다.

한방에서 씨를 말린 것을 '창이자(蒼耳子)' '이당(耳璫)' '저이(猪耳)'라 부른다. 주로 비염, 콧병, 두통, 치통, 고혈압, 수족동통, 관절염, 신장염, 발진, 두드러기에 다른 약재와 처방한다.

민간에서 비염에는 종자와 신이를 배합하여 물에 달여 하루 3번 공복에 복용한다. 무좀에는 도꼬마리(대, 잎, 과실) 삶은 물에 백반을 타서 환부에 바른다. 치통에는 도꼬마리 잎에 죽염을 섞어 이를 닦는다. 피부소양에는 열매를 달인 물로 환부를 닦아낸다.

학명	Xanthium strumarium
한약명	창이자(蒼耳子) · 이당(耳璫) · 저이(猪耳) – 씨를 말린 것
다른 이름	독꼬마리, 되꼬리, 도깨비열매, 되꼬마리, 도둑놈가시, 창자, 지매, 권이, 시이, 양부래, 창이, 사이자
분포지	들이나 길가
형태	도꼬마리는 국화과의 한해살이풀로 높이 1~1.5m 정도다. 잎은 줄기에서 어긋나 얕게 3갈래로 갈라지고 가장자리는 거친 톱니 모양이며 뒷면에 3개의 잎맥이 있다. 전체에 억센 털이 있고 입자루가 길고 줄기가 곧게 선다. 꽃은 8~9월에 수꽃의 경우 가지 끝에서 노란색으로 피고, 암꽃은 잎겨드랑이에 2~3송이씩 녹색으로 핀다. 열매는 9~10월에 타원형으로 갈고리 같은 가시가 달려 여문다.
이용 부위	식용(어린순), 약용(종자)
약초 만들기	· 가을에 씨가 다 익으면 채취하여 햇볕에 말린다. · 약초로 쓸 때는 잎과 줄기를 황정(둥굴레의 뿌리)과 함께 5~6시간 찐 후 황정을 건져낸 다음 사용한다. 열매는 볶거나 술에 담갔다가 건져내 쪄서 사용한다.
식용	· 쓴맛을 제거하고 요리한다. · 열매는 볶음, 어린순은 양념무침이나 국거리로 먹는다. · 봄에 어린순을 뜯어 끓는 물에 살짝 데쳐서 나물로 무쳐 먹는다.
차 만들기	가을에 씨가 다 익으면 채취하여 1~2분 정도 쪄서 채반에 펼쳐 그늘에서 70% 말린 뒤 햇볕에 말리고 프라이팬에 볶아 물에 우려낸 후 마신다.
효소 만들기	잎이나 열매를 채취하여 용기에 넣고 설탕을 녹인 시럽 50%를 붓고 100일 정도 발효시킨다.
약술 만들기	가을에 씨가 다 익으면 채취하여 물로 씻고 물기를 뺀 다음 용기에 넣고 소주(19도)를 부어 밀봉하여 3개월 후에 먹는다.
주의사항	· 몸에 열이 있는 사람은 복용 중에 돼지고기를 금한다. · 빈혈로 인한 두통에는 복용을 금한다. · 한 번에 많이 먹지 않는다. · 씨에는 크산토스트루마린의 독이 약간 있다.

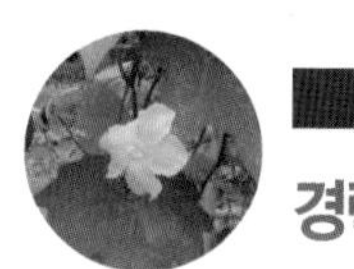

박과 수세미외

경락 소통 탁월 – 기관지염 · 천식 · 거담에 효험

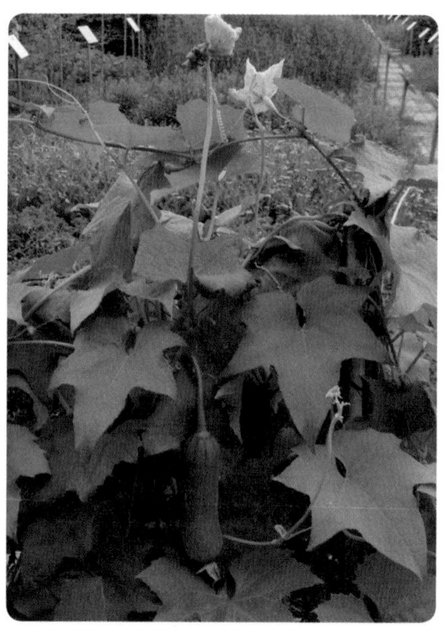

예로부터 덩굴성인 수세미외를 시골 담장이나 울타리에 심었다. 큰 오이처럼 생긴 열매의 섬유질이 그물처럼 되어 있어 '수세미를 만드는 오이'라 불린다.

수세미외는 독이 없어 약용·식용·관상용으로 가치가 높다. 성숙한 열매나 줄기, 종자, 뿌리 모두를 쓴다. 수세미오이에는 소량의 사포닌이 있고, 종자에는 지방유가 다량 함유되어 있다.

수세미외는 구멍이 많아 경락을 잘 소통시켜 만성기관지염과 비염에 좋은 것으로 알려져 있다. 열매는 폐에 좋아 해수나 천식에 쓰이고, 종자는 전신이 붓는 증상인 부종에 쓰이며, 뿌리는 유선염이나 편두통, 줄기는 요통이나 무릎 통증, 생리불순을 다스리는 데 쓰인다.

한방에서 열매를 말린 것을 '사과(絲瓜)'라 부른다. 주로 편도선, 가래, 천식, 두통, 복통, 감기, 주독에 다른 약재와 처방한다.

민간에서 가래와 천식에는 수세미오이에 상처를 내서 흐르는 진액을 받아 먹는다. 땀띠나 화상 또는 피부를 곱게 하고자 할 때는 수세미오이의 수액을 바른다. 화상을 입었을 때는 참기름에 개어 환처에 바른다.

학명	Luffa chlindrica Roemer
한약명	사과(絲瓜) – 열매를 말린 것, 천라수(天羅水) – 줄기의 수액
다른 이름	사과락(絲瓜洛), 수과, 면과, 천사과, 수세미
분포지	울타리 등에 재배
형태	수세미외는 박과의 한해살이 덩굴풀로 길이 12m 정도고, 잎은 어긋나고 얕게 손바닥 모양으로 갈라지며 가장자리에 톱니가 있다. 꽃은 암수딴그루고 8~9월에 수꽃의 경우는 잎겨드랑이에 여러 송이 모여 피고, 암꽃은 1송이씩 노란색으로 핀다. 열매는 9~10월에 50cm 정도의 긴 자루 모양으로 여문다.
이용 부위	식용(꽃, 어린 열매), 약용(줄기, 열매)
약초 만들기	가을에 성숙한 열매를 따서 적당한 크기로 잘라 햇볕에 말린다.
식용	· 양념무침, 부침개로 먹는다. · 봄에 어린잎을 따서 끓는 물에 살짝 데쳐서 나물로 무쳐 먹는다. · 씨에서 기름을 짠다.
꽃차 만들기	· 8~9월에 꽃을 따서 그늘에서 말려 밀폐용기에 보관하며, 찻잔에 2~3개를 넣고 뜨거운 물을 부어 2~3분간 우려낸 후 마신다. · 말린 열매를 적당한 크기로 잘라 살짝 볶은 다음 1회에 10g씩 물에 달여 마신다.
효소 만들기	가을에 성숙한 열매를 따서 적당한 크기로 잘라 도라지와 함께 용기에 넣고 설탕을 녹인 시럽을 재료의 70%, 설탕 100%를 부어 100일 이상 발효시킨다.
수액 받는 법	수세미외로 수액을 만들 때는 수세미 덩굴을 뿌리에서 잘라 뿌리 쪽 덩굴을 굽혀서 깨끗한 병 속에 넣고 공기나 잡물이 들어가지 않도록 밀봉한 후 3일이 지나면 수액이 나온다.
주의사항	한꺼번에 7~10개를 먹으면 엘라테린(elaterin) 성분 때문에 설사를 한다.

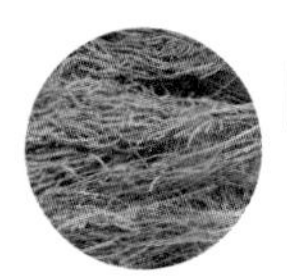

명아주과 함초

'갯벌의 산삼' – 비만 · 숙변제거 · 당뇨병에 효험

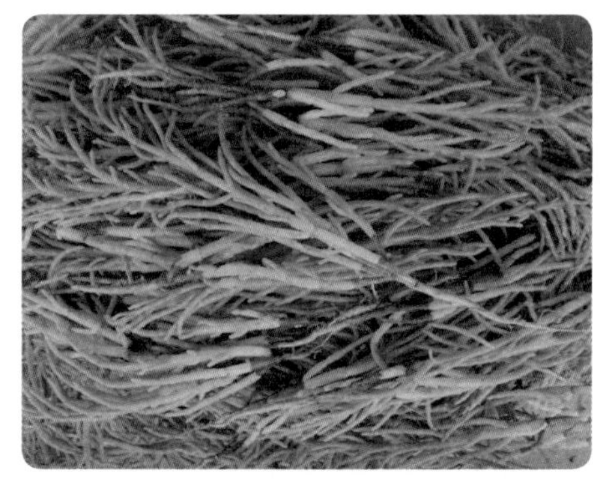

함초(鹹草)는 약초로서 관심을 끌지 못하다가 MBC TV 〈심야 스페셜〉과 KBS, SBS, 종편 등의 방송을 통해 건강에 유익한 것으로 소개되면서 '갯벌의 산삼'이라는 애칭을 가지게 되었다. 바다 갯벌에서 자생하기 때문에 '갯벌의 산삼', 잎이 없기 때문에 '퉁퉁마디'라 불린다.

함초는 독성이 없어 식용과 약초로 가치가 높다. 하루에 1~2번 바닷물이 들고 나는 곳에서 4~9월까지 채취가 가능하고, 마디줄기와 뿌리, 생초를 모두 쓸 수 있다. 함초에는 바닷물 속에 있는 다양한 미네랄과 사포닌 성분이 함유되어 있다. 아미노산 타우진이 40%, 칼슘은 우유의 7배, 철분은 해조류의 2~5배, 요오드는 일일 권장량의 8배가 있으며, 그밖에도 섬유질, 다당체, 베타인, 칼륨, 마그네슘 외 90여 종이 함유되어 있다.

 한방에서 마디를 '퉁퉁마디'라 부른다. 주로 숙변제거, 비만, 면역력, 당뇨병, 소화불량에 다른 약재와 처방한다.

 민간에서 숙변에는 함초로 환을 만들어 하루에 3번 식후에 30~50개를 먹는다. 비만에는 생초로 효소를 담가 찬물에 타서 꾸준히 먹는다. 소화불량에는 생초를 짓찧어 즙을 내서 먹고, 당뇨병에는 말린 함초와 꾸지뽕나무 잎을 배합하여 차(茶)로 마신다. 장복해야 효과를 볼 수 있다.

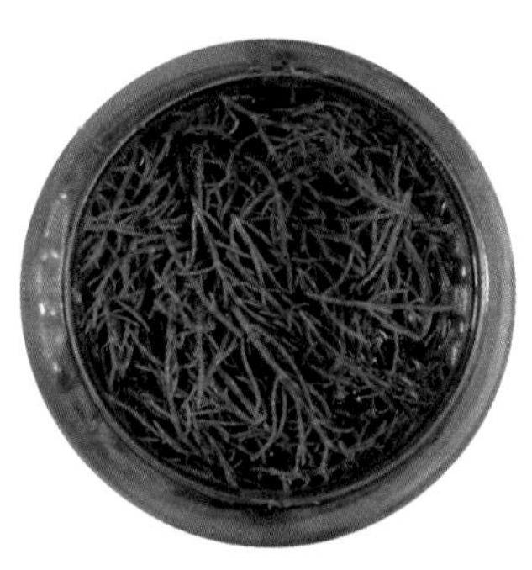

학명	Salicornia herbacea
한약명	퉁퉁마디(鹹草)
다른 이름	신초, 복초, 염초, 신풀
분포지	서해안이나 남해안 바닷가 갯벌
형태	함초는 명아주과의 한해살이풀로 높이 10~30cm 정도고, 전체가 녹색이며 가을에는 붉은빛을 띠는 자주색으로 변한다. 잎은 없고 두꺼운 줄기에 가지가 마주나고 마디가 통통하게 튀어나온다. 꽃은 4월에 녹색, 6월에 노란색, 8~9월에 붉은색, 10월에는 갈색으로 변하고, 마디 사이 오목한 곳에서 3송이씩 핀다. 열매는 10월에 납작한 달걀 모양으로 여문다.
이용 부위	식용(마디), 약용(마디)
약초 만들기	4월에서 10월까지 함초를 채취하여 햇볕에 말린다.
식용	· 김치, 냉면, 칼국수, 튀김, 부침개, 양념으로 먹는다. · 함초에 당귀, 두충, 음나무, 오갈피, 황기, 대추, 감초를 배합하여 하루 종일 삶아 육수를 만들어 냉면, 칼국수, 육류에 넣어 먹는다. · 봄부터 여름에 함초를 채취하여 물로 씻고 무침, 김치로 먹는다. · 4월에 녹색의 함초를 채취하여 물로 씻고 양념에 버무려 김치를 담근다.
효소 만들기	생초를 물로 씻고 물기를 뺀 다음 용기에 넣고 설탕을 녹인 시럽을 재료의 30%를 부어 100일 이상 발효시킨다.
환 만들기	4월에 녹색, 6월에 노란색, 8~9월에 붉은색, 10월에 갈색일 때 통째로 채취하여 햇볕에 말린 후 제분소에서 가루를 내어 찹쌀과 배합하여 만든다.

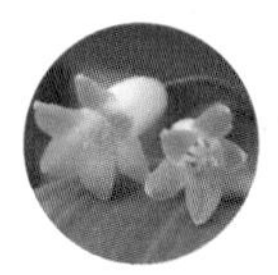

백합과 둥굴레

'도가 신선의 밥' – 비만 · 고혈압 · 당뇨병에 효험

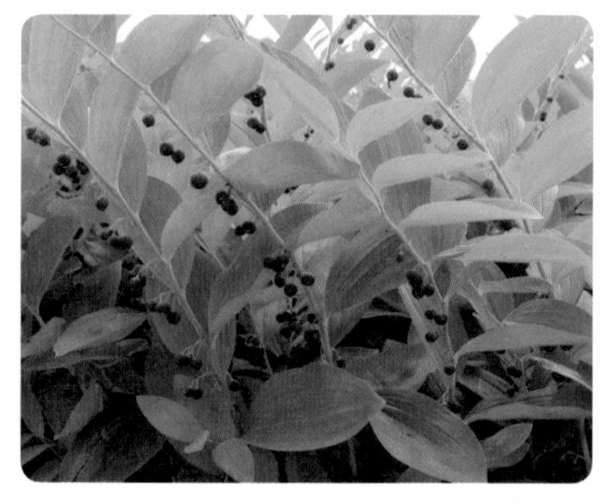

조선시대 대나무 죽순처럼 올라오는 새순을 임금이 즐겨 먹었다 하여 '옥죽(玉竹)', 신선(神仙)을 추구하는 도가(道家)의 선인(仙人)들이 밥 대신에 먹었다 하여 '선인반(仙人飯)', 중국의 명의(名醫) 화타가 옥죽(玉竹)을 즐겨 먹었다 하여 신선(神仙)의 '신비의 풀', 잎맥이 잎끝 쪽으로 둥글게 모아진다 하여 '둥굴레'라 불린다.

둥굴레는 흔히 황정이라 하여 독(毒)이 없고 꽃과 잎이 아름다워 관상용·식용·약용으로 가치가 높다. 원기회복과 자양강장에 좋다. 중국의 이시진이 쓴 《본초강목》에서 둥굴레를 인삼의 대용으로 썼고, 《황제내경》에서 둥굴레를 자양지초(滋養之草)라고 하여 "300일을 먹으면 귀신을 볼 수 있다"고 했듯이 차(茶)로 마시면 좋다.

 한방에서 뿌리줄기를 말린 것을 '옥죽(玉竹)'이라 부른다. 주로 심장병, 고혈압, 당뇨병, 빈뇨, 갈증, 운동장애, 기혈이 정체되었을 때 다른 약재와 처방한다.

 민간에서 안색과 혈색을 좋게 할 때는 둥굴레의 차를 장복한다. 정력증강에는 둥굴레 뿌리를 캐서 물로 씻고 8g을 물에 달여서 하루 3번 공복에 복용한다.

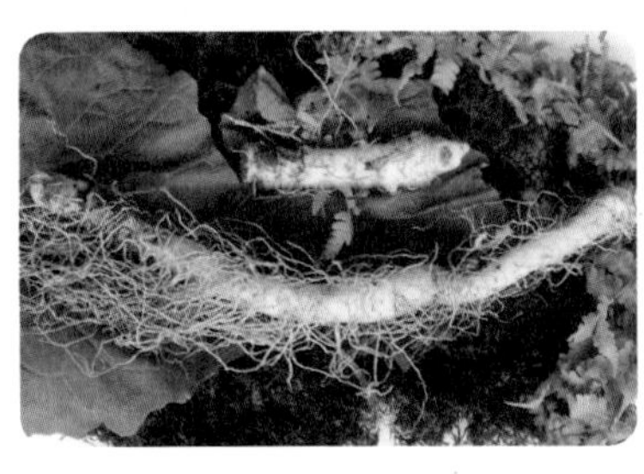

학명	Polygonatum odoratum var, pluriflorum
한약명	옥죽(玉竹) – 뿌리줄기를 말린 것
다른 이름	토죽, 황정, 필관채, 괴불꽃, 신선초, 진황정, 자양지초
분포지	산과 들
형태	둥굴레는 백합과의 여러해살이풀로 높이 30~60cm 정도다. 잎은 한쪽으로 치우쳐서 어긋나고 잎자루는 없으며 뒷면에 흰빛이 있고 줄기는 처진다. 꽃은 6~7월 잎겨드랑이에 1~2송이씩 녹색 빛으로 피고, 열매는 9~10월에 둥근 장과로 여문다.
이용 부위	식용(꽃, 어린순), 약용(뿌리)
약초 만들기	· 봄과 가을에 뿌리줄기를 채취하여 잔뿌리를 제거하고 점액이 바깥으로 삼출될 때까지 햇볕을 쬔 다음 털을 제거한 후 황색이 될 때까지 말려서 쓴다. · 증기에 쪄서 말릴 때는 이를 9번 반복하여 완전히 말려 쓴다.
식용	· 삶아 먹거나 밥을 지을 때 넣어 먹는다. · 봄에 새순을 따서 땅속의 흰 부분부터 잘라서 끓는 물에 살짝 데쳐 나물로 무쳐 먹는다.
차 만들기	둥굴레 10g과 물 700ml을 넣고 끓인 뒤 건더기는 견져내고 보리차 대용으로 마신다.
효소 만들기	가을부터 이듬해 봄까지 덩이뿌리를 캐서 잔뿌리를 제거한 후에 적당한 크기로 잘라 용기에 넣고 설탕을 녹인 시럽을 재료의 60% 부어 100일 이상 발효시킨다.
약술 만들기	가을부터 이듬해 봄까지 잔뿌리를 제거한 뒤 쪄서 말려 용기에 넣고 소주(19도)를 부어 밀봉하여 3개월 후에 먹는다.
주의사항	설사를 하는 사람, 담습으로 배가 더부룩한 사람, 습담이 있는 사람은 먹지 않는다.

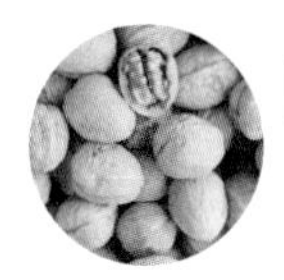

가래나무과 호두나무

건강과 행운을 상징 – 우울증 · 천식 · 기관지염에 효험

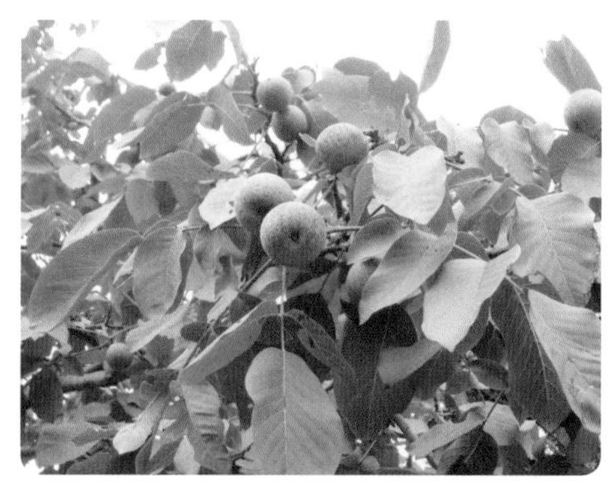

예로부터 호두는 우리 민족 고유의 명절인 정월 대보름날 잣, 밤, 땅콩과 함께 '부스럼을 깨문다'는 의미에서 건강과 행운을 상징한다. 호도인(胡挑仁)은 '화경(花鏡)서 만세자(萬歲子)'라 하는데 '일만 년간 수명을 누리는 씨앗'이라는 애칭을 가지고 있다.

호두는 식용과 약용으로 가치가 높다. 단백질, 탄수화물, 칼슘, 인, 철, 카로틴, 비타민, 미네랄, 지방, 단백질, 소량의 무기질을 함유하고 있다. 호두 알갱이는 40~50%의 지방유를 함유하고 있다. 속알갱이는 영양가가 풍부하고 소화 흡수가 잘되므로 중병을 앓고 난 환자에게 좋다.

중국의 이시진이 쓴《본초강목》에서는 "호두는 기(氣)를 보하고 혈을 기른다. 담을 없애주며 수염과 머리카락을 윤택하게 해주고 종독을 흩어버린다"고 했고,《본초비요》에서는 "호두는 폐를 따뜻하게 하고 장을 부드럽게 해준다. 천식, 요통, 심복의 모든 통증을 다스린다"고 했다.

 한방에서 익은 씨를 말린 것을 '호도인(胡桃仁)' '호도육(胡桃肉)'이라 부른다. 주로 천식, 기관지염, 우울증, 자양강장, 이뇨, 피로회복, 담석증, 액취증, 요로결석, 요통, 피부염, 종독, 창종에 다른 약재와 처방한다.

 민간에서 우울증과 불면증에는 매일 생호두 2개를 먹는다. 심장병과 자양강장에는 호두 20개, 대추살 20개를 찧어 잘게 부수고 꿀에 넣어 고약처럼 끓여 매회 3순갈씩 먹는다.

학명	Juglans sinensis Dode
한약명	호도인(胡桃仁) · 호도육(胡桃肉) – 익은 씨를 말린 것
다른 이름	호도수, 강도, 당추자, 핵도, 호핵
분포지	산기슭, 밭둑, 마을 근처에 식재
형태	호두나무는 가래나무과의 갈잎큰키나무로 높이 20m 정도고, 잎은 어긋나고 깃꼴겹잎이며 작은 잎은 타원형이다. 꽃은 암수한그루로 4~5월에 황갈색으로 피고 수꽃은 아래로 처진다. 열매는 9~10월에 둥근 핵과로 여문다.
이용 부위	식용(속 알맹이 열매살), 약용(속 알맹이 열매살)
약초 만들기	· 가을에 열매를 따서 겉껍질을 벗기고 단단한 외피를 깬 후 속 알맹이를 쓴다. · 줄기껍질은 수시로 채취하여 그늘에서 말린다.
식용	· 몸이 허약할 때는 호두죽을 먹는다. · 국산은 껍질을 쪼개면 속살이 노랗게 윤이 나지만, 수입산은 색깔이 검은 편이다.
호두죽 만들기	호두 10개의 속살과 쌀 1컵을 물에 잘 불려서 함께 섞은 후 이것을 으깨어 물 6컵으로 걸러서 냄비에 담고 끓여서 1컵 분량의 죽으로 만든다.
호두유 만들기	1. 호두 속 알맹이를 쌀뜨물로 법제하여 호두유를 만든다. 2. 밥솥에 쌀을 적당히 넣고 물을 많이 부어서 끓기 시작하면 호두 알맹이를 보자기에 싸서 밥물에 잠기게 하여 쪄서 말리기를 3번 반복한다. 3. 3번 찐 것을 완전히 건조시켜서 기름집에서 살짝 볶아서 기름을 짠다.
주의사항	끈적한 가래와 기침이 나고 숨이 차는 증상에는 쓰지 않는다.

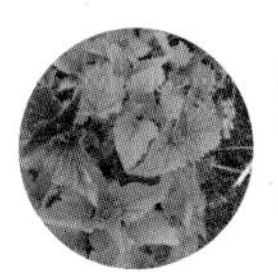

꿀풀과

배초향

쌉쌀한 맛과 향기 – 우울증 · 감기 · 구취에 좋아

'방아'로도 많이 불리는 배초향은 쌉쌀한 맛과 특유의 향기로 생선회나 매운탕에서 비린내를 없앨 때 많이 쓰인다. 들깻잎 향기가 난다고 해서 일부 지방에서는 '깨나물'로 불리기도 한다.

배초향의 쓴맛을 제거할 때는 소금물에 데쳐서 1시간 정도 찬물에 담가 우려낸다. 나물로 무쳐 먹거나 초고추장에 찍어 먹고, 볶음이나 튀김으로 만

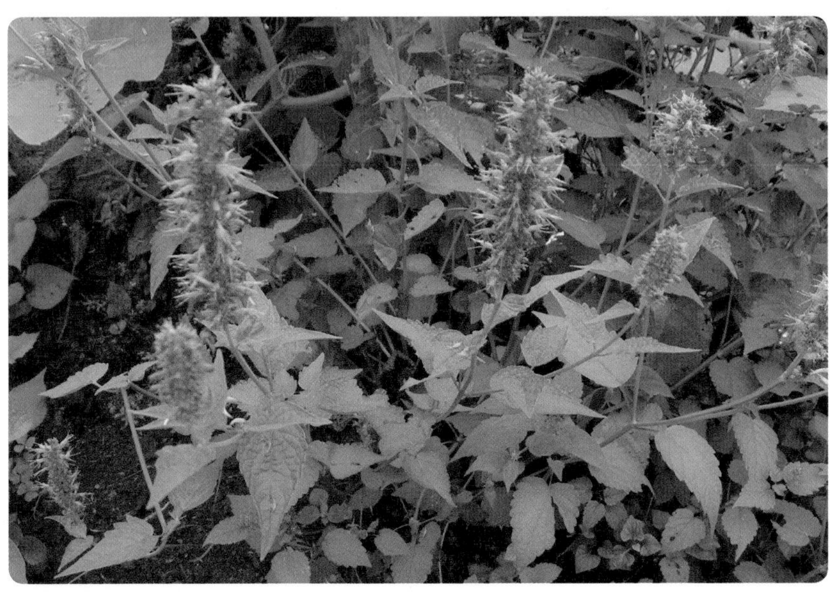

들어 먹기도 한다. 어린잎은 향미료로 이용된다. 간장이나 된장에 향료로 쓰면 벌레가 생기지 않는다. 약으로 쓸 때는 탕으로 하거나 환제 또는 산제로 하여 사용하며, 술을 담가서 먹기도 한다.

한방에서 꽃을 포함한 지상부를 말린 것을 '곽향(藿香)'이라 부른다. 주로 우울증, 감기, 두통, 복통, 설사, 소화불량, 식체, 장염, 위염에 다른 약재와 처방한다.

민간에서 감기에 의한 두통에는 선초 10g을 달여 먹는다. 구취에는 선초를 달인 물로 양치질을 한다.

학명	Agastache rugosa
한약명	곽향(藿香) – 꽃을 포함한 지상부를 말린 것
다른 이름	방아잎, 깨나물, 중개풀, 소단리향, 합향
분포지	산과 들의 양지
형태	배초향은 꿀풀과의 여러해살이풀로 높이 40m 정도고, 잎은 마주나고 끝이 뾰쪽한 염통 모양이며 가장자리에 둔한 톱니가 있다. 꽃은 7~9월에 원줄기 끝에 모여 빽빽하게 자주색으로 피고, 열매는 10월에 납작한 타원형으로 여문다.
이용 부위	식용(꽃, 어린순), 약용(지상부)
약초 만들기	여름부터 가을 사이에 꽃이 피어 있을 때 지상부를 채취하여 그늘에서 말린다.
식용	· 어린잎은 향미료로 이용한다. 봄에 어린순을 볶음, 튀김, 국거리, 생선매운탕에 넣어 먹거나 초고추장에 찍어 먹는다. · 쌉쌀한 맛과 향기를 이용하여 생선회나 생선매운탕에 곁들여 비린내를 없애는 데 쓴다.
꽃차 만들기	· 7~9월에 꽃을 따서 그늘에서 말려 밀폐용기에 보관하며, 찻잔에 1~2송이를 넣고 따뜻한 물로 우려내어 마신다. · 봄에 전초를 채취하여 물로 씻은 후 차관에 6~12g을 넣고 약한 불로 끓여서 건더기는 건져내고 국물만 마신다.
효소 만들기	봄에 꽃이 피기 전에 잎만을 뜯어 항아리에 넣고 설탕을 녹인 시럽을 30% 부어 100일 이상 발효시킨다.
약술 만들기	여름부터 가을 사이에 꽃이 피어 있을 때 지상부를 채취하여 용기에 넣고 19도 소주를 부은 후 밀봉하여 3개월 후에 마신다.
방향제 만들기	꽃을 따서 그늘에 말려서 봉지에 담아 방향제로 쓴다.
주의사항	음허증에는 쓰지 않는다.

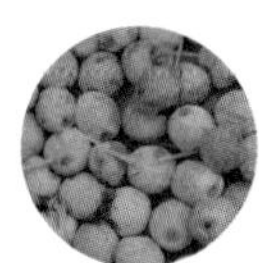

은행나무과 **은행나무**

'살아 있는 식물화석' – 관상동맥질환 · 말초혈관장애 · 심장병에 효험

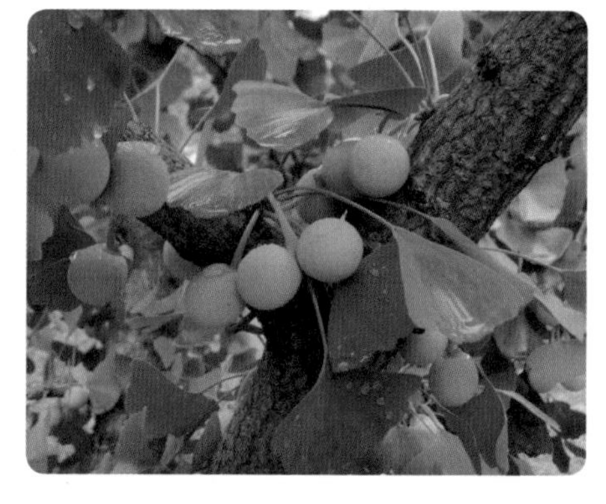

은행나무는 지구상에서 가장 오래된 식물로 고생대 지대에서 3억 년 전의 은행나무 화석이 발견되어 '살아 있는 식물화석'이라는 애칭이 있다. 은행나무는 1속, 1종만이 존재하는 독립수(獨立樹)라는 특성 때문에 숲을 이루지 못한다.

중국에서는 살구(杏 · 행)를 닮고 중과피(中果皮)가 희다(銀 · 은) 하여 '은행(銀杏)', 잎이 오리발을 닮았다 하여 '압각수(鴨脚樹)', 손자대(孫子代)에 가서야 열매를 얻는다 하여 '공손수(公孫樹)', 서양에서는 금발처녀의 머리카락처럼 아름답다 하여 'Maidenhair tree'라는 이름이 붙여졌고 '은빛 살구' 또는 '처녀의 머리'라고도 불린다.

조선시대 《연수서》에 "배고픈 사람이 은행을 밥 대신 배불리 먹고 다음 날 죽었다"고 했듯이 독이 있어 익혀 먹는다. 은행잎에는 혈관을 튼튼하게 하고 혈액의 끈끈함을 적게 하고 말초혈관의 저항을 감소시켜 조직을 회복시켜주는 성분이 함유되어 있다. 뇌신경 장애, 뇌혈류 촉진으로 중풍 예방과 치료에 쓰인다.

한방에서 씨를 말린 것을 '백과(白果)', 잎을 말린 것을 '백과엽(白果葉)'이라 부른다. 주로 혈전용해, 심장병, 고혈압, 당뇨병, 관상동맥질환, 거담, 뇌졸중, 대하증, 말초혈관장애, 식체, 야뇨증, 요도염, 위염, 종독, 치매, 협심증, 해수, 천식에 다른 약재와 처방한다.

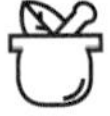

민간에서 고혈압과 당뇨병에는 말린 잎을 1회 2~4g씩 달여 복용한다. 기침과 천식에는 은행 씨를 굽거나 삶아서 그 즙과 함께 복용한다.

학명	Ginkgo biloba
한약명	백과(白果) – 씨를 말린 것, 백과엽(白果葉) – 잎을 말린 것
다른 이름	은행목, 압각수, 공손수, 은빛 살구, 처녀의 머리, 백과근, 백과엽
분포지	전국 각지, 가로수 식재, 인가 부근, 향교
형태	은행나무는 은행나무과의 갈잎큰키나무로 높이 5~10m 정도고, 잎은 어긋나고 부채꼴이며 잎맥은 2개씩 달린다. 꽃은 암수딴그루로 4월에 짧은 가지에 녹색으로 피고, 열매는 10월에 둥근 핵과로 여문다. 열매의 겉껍질에서는 역한 냄새가 난다.
이용 부위	식용(열매), 약용(잎, 열매)
약초 만들기	가을에 노란잎과 익은 열매를 따서 과육을 제거하고 물로 씻은 후 햇볕에 말린다.
식용 및 약용	· 은행 열매에는 유독 성분이 있어 반드시 익혀 먹어야 한다. · 의약품인 혈액순환제 '징코민'은 은행나무 잎에서 추출하였다.
차 만들기	은행 8개, 호두 10, 대추 7개, 생밤 7개, 생강 5g을 배합하여 물에 넣고 끓여 엽차처럼 마신다.
주의사항	· 열매의 과육을 제거할 때 과육에 들어 있는 긴토톡신이 피부에 묻으면 피부염을 일으킨다. · 은행 열매를 한 번에 20개 이상 먹거나 날것으로 먹으면 위장을 해치거나 복통, 발열, 구토, 설사, 경련을 일으킨다.

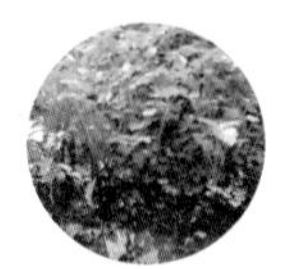

산형과 미나리

몸안 해독 탁월 – 간염 · 고혈압 · 주독 해소에 효험

미나리는 물을 뜻하는 '미'와 나물을 뜻하는 '나리'를 합쳐 물에서 자라는 나물이라 하여 '미나리'라는 이름이 붙여졌다.

조선시대 허준이 쓴《동의보감》에서 "미나리는 갈증을 풀어주고 머리를 맑게 하며 술 마신 후의 주독(酒毒)을 제거해줄 뿐만 아니라 신진대사를 촉진시키고, 여성의 월경과다증이나 냉증에도 좋다"라고 했다.

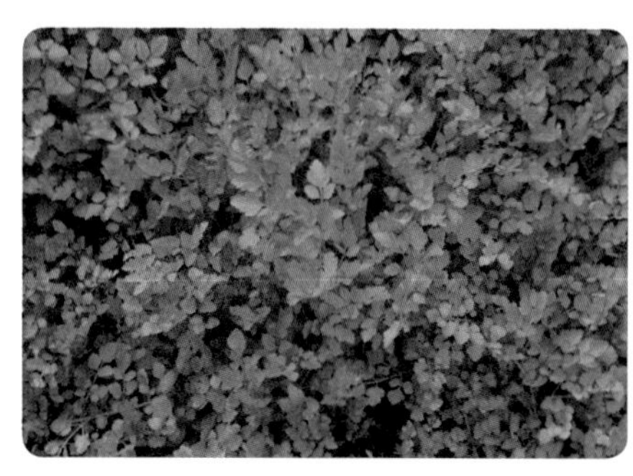

미나리는 독성이 없어 식용과 약용으로 가치가 높다. 비타민 A·C, 칼슘, 철 등 무기질이 풍부한 알칼리 식품으로 각종 요리에 향기와 맛을 더해준다. 미나리는 해독 작용이 뛰어나 복어탕을 끓일 때 미나리를 넣어 독성을 중화시킨다.

한방에서 잎과 줄기를 말린 것을 '수근(水芹)' '근채(芹菜)'라 부른다. 주로 황달, 수종, 대하, 나력, 류머티즘성 신경통, 유행성 이하선염, 고

혈압에 다른 약재와 처방한다.

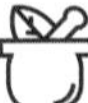

민간에서 황달과 간염에는 미나리를 수시로 먹거나 생미나리즙을 내서 한 공기씩 먹는다. 소화불량에는 미나리 줄기를 채취하여 즙을 내서 1회에 1컵씩 하루 3번 마신다.

학명	Oenanthe javanicai
한약명	수근(水芹) · 근채(芹菜) – 잎과 줄기를 말린 것
다른 이름	돌미나리, 영화로운 풀, 수영, 거르제, 수근채
분포지	습지나 물가, 농가에서 재배
형태	미나리는 산형과의 여러해살이풀로 농가에서 재배하며 주로 습지와 물가에 분포한다. 높이 80m 정도고, 잎은 어긋나고 작은 잎은 끝이 뾰쪽한 달걀 모양이며, 줄기는 모가 난 기둥 모양이고 속은 비어 있고 가장자리에 톱니가 있다. 전체에서 독특한 향기가 난다. 꽃은 7월부터 9월에 줄기 끝에 우산 모양을 이루며 흰색으로 피고, 열매는 9월에 가장자리에 모난 타원형으로 여문다.
이용 부위	식용(잎), 약용(잎, 줄기)
약초 만들기	가을에 미나리의 잎과 줄기를 채취하여 햇볕에 말린다.
식용	· 각종 탕이나 국에 넣어 먹거나 나물, 김치로 담가 먹는다. · 잎과 줄기가 달린 채로 채취하여 무침으로 먹는다. · 생선찌개, 매운탕, 무침 등의 주재료나 부재료로 두루 사용된다. · 봄에 꽃이 피기 전에 잎을 뜯어 쌈으로 먹거나 끓는 물에 살짝 데쳐 나물로 무쳐 먹는다.
효소 만들기	봄에 꽃이 피기 전에 잎을 뜯어 물로 씻고 물기를 뺀 다음 용기에 넣고 설탕을 녹인 시럽을 30% 부어 100일 이상 발효시킨다.
구분	미나리는 향긋한 냄새가 나는 반면에 유독식물인 독미나리는 키도 크고 포기 전체에서 불쾌한 냄새가 나고 뿌리를 자르면 누런 즙이 나온다.

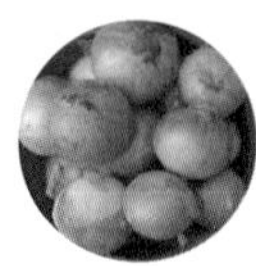

백합과 양파

혈액 내 유해물질 제거 – 고혈압 · 뇌졸중 · 동맥경화에 효험

양파는 서양에서 건너온 파와 비슷한 식물이라 하여 '양파'라 불린다. 양파는 품종에 따라 비늘줄기의 모양이 구형, 편구형, 타원형인 것과 비늘줄기 색이 붉은 것, 노란 것, 흰 것 등이 있다.

중국인은 세계에서 양파를 가장 많이 먹는다. 중국의 각종 요리에는 양파가 등장한다. 양파는 독성이 없어 식용과 약용으로 가치가 높다. 땅속의 비늘줄기에 매운맛과 특이한 향이 있어 주로 비늘줄기를 식용한다. 껍질을 제거한 후에 생으로 먹거나 익혀서 반찬으로 먹는다.

양파 껍질에는 항산화 영양소인 플라보노이드(노화를 일으키고 피로물질이 쌓이게 하는 활성산소를 제거한다)가 알갱이의 30~40배가 들어 있어 노인성

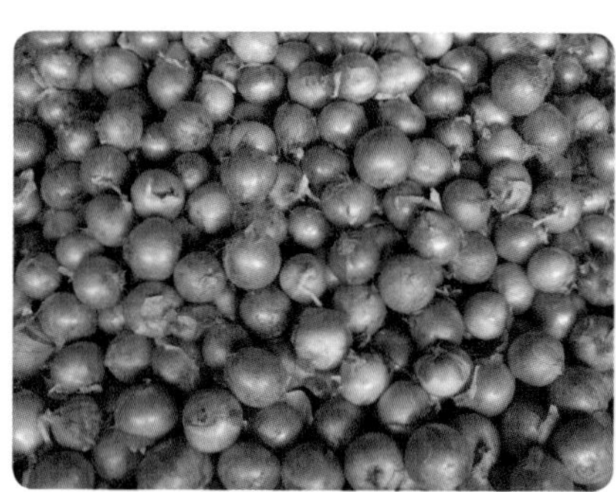

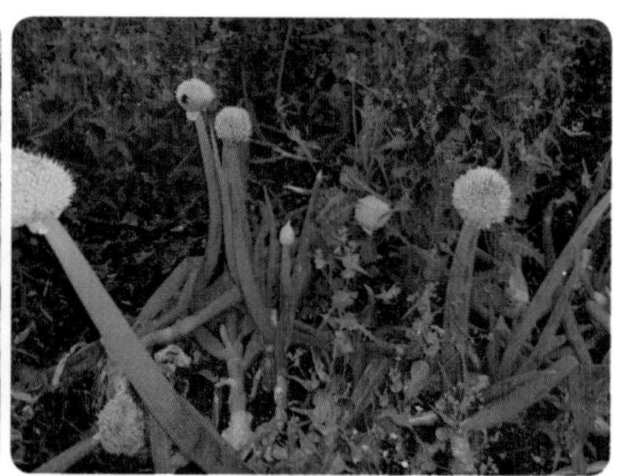

치매나 파킨슨병 등 뇌혈관 질환을 예방하는 것으로 밝혀졌다. 비타민과 무기물이 풍부하게 함유돼 있어 혈액 중의 유해물질을 제거하여 동맥경화와 고혈압을 예방하고 피로를 해소해준다.

한방에서 자줏빛이 도는 갈색의 껍질을 말린 것을 '옥총(玉葱)'이라 부른다. 주로 암, 동맥경화, 고혈압, 파킨슨, 뇌혈관, 불면증, 원기부족에 다른 약재와 처방한다. 혈액순환과 치매예방에도 효험이 있다.

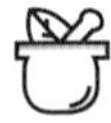

민간에서 고혈압에는 자줏빛이 도는 종이처럼 얇은 막질을 채취하여 물에 달여 복용한다. 혈전을 제거하고자 할 때나 피를 맑게 할 때는 양파를 생으로 먹거나 음식으로 먹는다.

학명	Allium cepa
한약명	옥총(玉葱) – 자줏빛이 도는 갈색의 껍질을 말린 것
다른 이름	옥파, 둥글파
분포지	전국 각지의 밭에서 재배
형태	양파는 백합과의 두해살이풀로 높이는 50~100cm 정도고, 잎은 가늘고 긴데 속이 빈 원기둥 모양이며 파처럼 생겼다. 꽃 줄기는 원기둥 모양이고 아래쪽이 부풀어 있으며 그 밑에 2~3개의 잎이 달린다. 잎은 꽃이 필 때 대개 말라버린다. 꽃은 9월에 잎 사이에서 나온 꽃 줄기 끝에 산형 꽃차례를 이루며 둥글게 흰색으로 핀다.
이용 부위	식용(마늘쫑, 양파 덩이), 약용(얇은 막질 껍질)
약초 만들기	양파의 껍질을 쓴다.
식용	· 음식의 양념으로 먹거나 익혀서 먹는다. · 생으로 먹거나 볶음 또는 간장에 재어 장아찌로 먹는다. · 양파를 통째로 육수로 만들어 고기류나 음식의 재료로 쓴다. · 양파를 먹고 난 뒤에 김이나 다시다를 먹으면 냄새가 나지 않는다.
효소 만들기	6월 말에 양파의 껍질을 벗겨낸 후 통째로 용기에 넣고 설탕을 80% 부어 100일 이상 발효시킨다.

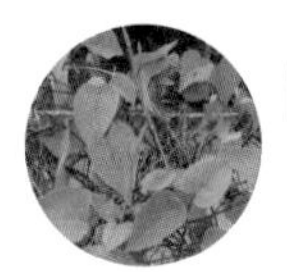

마디풀과 하수오

'불로장생 약초' – 모발조백 · 노화방지 · 불면증에 효험

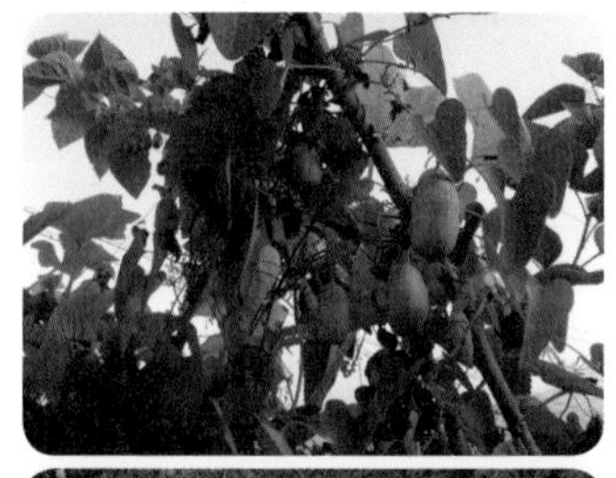

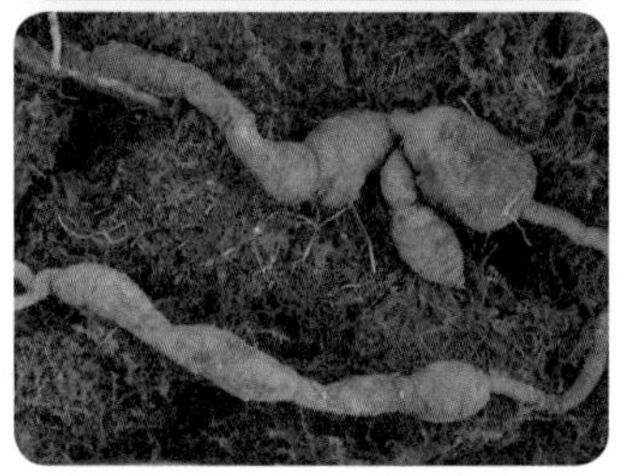

하수오는 이름부터가 반로환소(反老還少)하는 신비로운 약에서 유래한다. 옛날 중국에 하공(何公)이라는 노인이 야생의 약초 뿌리를 캐서 먹었는데 백발이 검어지고 젊음을 되찾았다 하여 하공의 '하(何)', 머리를 뜻하는 '수(首)', 까마귀처럼 머리칼이 검어져 '오(烏)'를 써서 약초의 이름이 '하수오'가 되었다.

조선시대 허준이 쓴《동의보감》에서 "하수오를 오래 복용하면 수염과 머리카락이 검어지고 정력이 강해져서 골수가 넘치고 불로장생한다"고 할 정도로 적하수오에는 항노화 물질이 함유되어 있고 혈구의 생산과 발육을 촉진하며, 혈중 콜레스테롤 농도를 떨어뜨려 동맥경화를 막는다.

중국 이시진이 쓴《본초강목》에서 "하수오 뿌리가 50년된 산로(山老)를 1년쯤 먹으면 수염과 머리카락이 검어지고, 150년된 산가(山哥)를 1년쯤 먹으면 젊은이처럼 되고, 200년된 산옹(山翁)을 먹으면 안색이 어린아이와 같고 걸음걸이가 달리는 말과 같이 되며, 300년된 산정(山精)을 먹으면 순수한 양기 자체여서 구복하면 지선(地仙)이 된다"고 기록되어 있다.

한방에서 덩이뿌리를 말린 것을 '적하수오(赤何首烏)' '백하수오(白何首烏)'라 부른다. 주로 노화방지, 강정, 모발조백, 근골허약, 신체허약, 불면증, 신장, 요통, 정력부족, 골다공증에 다른 약재와 처방한다.

민간에서 신체허약이나 흰 머리카락이 보이거나 보이기 시작할 때는 덩이뿌리 10~20g을 달여서 먹는다. 불면증과 노화방지를 위해 하수오주를 취침 전에 소주잔으로 2~3잔 마신다.

학명	Pleuropterus multiflorus Thunberg
한약명	적하수오(赤何首烏) · 백하수오(白何首烏) – 덩이뿌리를 말린 것
다른 이름	수오, 지정, 진지백, 마간석, 은조롱, 산웅, 산정, 야합
분포지	내륙 능선이나 산비탈, 바위틈, 관목 아래 숲에서 자란다. 적하수오는 남쪽의 섬 지방에서 자라며 농장 재배도 가능하다.
형태	하수오는 마디풀과의 여러해살이풀로 덩굴이 1~3m 정도고, 잎은 어긋나고 하트 모양으로 가장자리가 밋밋하고, 줄기나 잎을 자르면 하얀 즙이 나온다. 뿌리는 둥근덩이 괴근(塊根)이다. 꽃은 8~9월에 총상으로 원추화서로 가지 끝에 흰색으로 피고, 열매는 달걀 모양의 수과로 여문다.
이용 부위	식용(꽃, 잎, 뿌리), 약용(뿌리)
약초 만들기	가을부터 겨울까지 둥근덩이 뿌리를 캐서 소금물에 하룻밤 담갔다가 햇볕에 말린다.
식용	· 쓴맛을 제거하고 요리한다. · 봄에 잎을 채취하여 무침, 국거리로 먹는다. · 봄에 어린잎과 줄기를 채취하여 끓는 물에 살짝 데쳐서 나물로 무쳐 먹는다.
하수오주 만들기	적하수오, 백하수오를 캐서 물로 씻고 물기를 뺀 다음 용기에 담아 19도 소주를 부어 밀봉하여 3개월 후에 먹는다. 5탕까지 먹는다.
환 만들기	적하수오, 백하수오를 캐서 햇볕에 말린 후 제분소에서 가루를 내어 찹쌀과 배합하여 만든다.
주의사항	복용 중에는 무, 파를 먹지 않는다.
구분	중국에서는 인삼, 구기자, 하수오를 3대 약초로 본다. 하수오는 적(赤)하수오, 백(白)하수오 두 종류가 있다. 적하수오는 고구마처럼 생긴 덩이뿌리고, 백하수오는 뿌리 생김새가 길쭉하고 흰색이다. 백하수오와 뿌리가 비슷하게 생긴 중국산 식물인 이엽우피소와는 다른데, 백하수오는 자르면 흰 액이 나오지만 이엽우피소는 나오지 않는다. 약재로 위품 논란이 있으므로 구별을 요하지만 쉽지 않다.

콩과 자귀나무

심신불안을 안정시켜 – 건망증 · 불면증 · 요슬산통에 효험

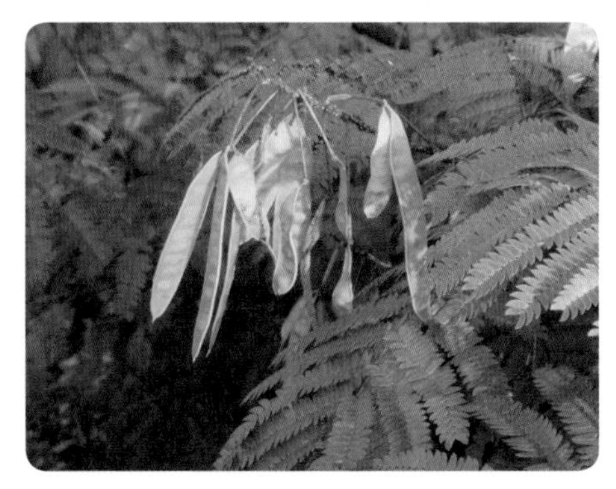

자귀나무는 잎이 밤이면 서로 포개어지므로 금실 좋은 부부를 연상시켜 '합환수(合歡樹)', 밤중에 잎이 접혀지기 때문에 '자귀나무', 소가 잘 먹는다 하여 '소쌀나무' 또는 '소밥나무', 콩깍지 같은 열매가 바람이 불면 흔들려 시끄러운 소리를 내기 때문에 '여설수'라 불린다.

예로부터 우리 조상은 자귀나무에서 움이 트면 곡식을 파종했고, 꽃이 만발하면 그해 농사가 풍년이 든다고 믿었다. 자귀나무는 독이 없고 꽃이 아름다워 식용과 약용뿐 아니라 관상수, 도로수, 풍치수로도 가치가 높다.

조선시대 허준이 쓴《동의보감》에서 "자귀나무는 오장을 편하게 하고 정신과 의지를 안정시키며, 근심을 없애고 마음을 즐겁게 한다"고 했듯이 우울증에 의한 불면증에 좋다. 한방에서 줄기껍질을 '합환피(合歡皮)'라 부르며 주로 심신불안이나 우울증, 불면증, 골절통에 다른 약재와 함께 처방했다. 민간에서는 꽃만을 따서 술로 담가 마셨다.

한방에서 나무껍질을 말린 것을 '합환피(合歡皮)', 꽃을 말린 것을 '합환화(合歡花)'라 부른다. 주로 꽃은 불면증, 건망증, 요슬산통, 옹종, 가슴이 답답한 증세, 임파선염, 인후통에 쓰인다. 줄기껍질은 심신불안, 우울과 불면, 나력, 골절상, 습진, 종기, 관절염, 창종에 다른 약재와 처방한다.

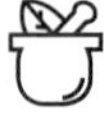

민간에서 불면증과 우울증에는 꽃을 채취하여 물에 달여 하루에 3번 공복에 복용한다. 어혈과 타박상에는 줄기를 달인 물을 마시고 환부에 바른다.

학명	Albizzia julibrissin Duraz
한약명	합환피(合歡皮) – 나무껍질을 말린 것, 합환화(合歡花) – 꽃을 말린 것
다른 이름	소쌀나무, 합환목, 합혼수, 야합수, 여설목, 야합화
분포지	중부 이남, 산과 들
형태	자귀나무는 콩과로 높이 3~6m 정도고, 잎은 어긋나고 가장자리가 밋밋하다. 줄기는 약간 드러눕는다. 6~7월에 가지 끝이나 잎겨드랑이에 15~20개 정도인 붉은 수술이 꽃처럼 연분홍색으로 보인다. 열매는 9~10월에 편평한 꼬투리 속 1개에 씨가 5~6개 들어 있다.
이용 부위	식용(꽃, 잎), 약용(꽃, 줄기와 가지의 껍질 열매)
약초 만들기	· 여름부터 가을 사이에 줄기와 가지의 껍질을 벗겨 햇볕에 말린다. · 여름에 꽃을 채취하여 그늘에서 말린다.
식용	· 양념무침, 국거리로 먹는다. · 잎을 말려 가루향(抹香)으로 쓰기도 한다. · 봄에 어린잎을 채취하여 끓는 물에 살짝 데쳐서 나물로 무쳐 먹는다.
꽃차 만들기	· 6~7월 꽃이 피기 전에 채취하여 그늘에서 말려 밀폐용기에 보관하며, 찻잔에 2~3개를 넣고 뜨거운 물을 부어 2~3분간 우려낸 후 마신다. · 자귀나무 껍질 10~15g을 물 600ml에 넣고 달여 엽차처럼 마신다.

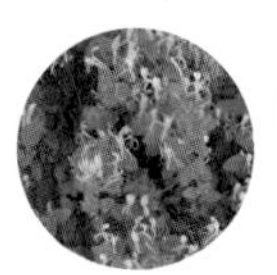

인동과 인동덩굴

염증성 질환에 특효 – 해열 · 해독 · 간염에 효험

인동덩굴(忍冬草)은 갈잎떨기나무로 추운 겨울에도 이파리 몇 개로 잘 참고 견딘다 하여 그 같은 이름이 붙여졌다. 꽃은 '금은화(金銀花)'로 불린다. 꽃봉오리, 잎, 과실, 경엽, 줄기, 뿌리 모두를 쓴다. 인동덩굴은 독(毒)이 없어 식용과 약용으로 가치가 높다. 인동덩굴은 여러 가지 염증을 소멸하고 모든 독을 제거하기 때문에 염증성 질환에 좋고, 체내에 쌓인 독을 풀어주고 고름을 제거해주기 때문에 종기와 부스럼에 좋으며, 항균 작용이 강해 피부 가려움, 여드름, 습진, 땀띠에 좋다.

민간에서는 손가락 끝에 종기가 나서 곪았을 때 인동덩굴을 달여 먹었다. 또 코막힘이 심하고 재채기를 동반하는 감기에는 생강, 대추, 파 뿌리에 인동덩굴을 배합한 차를 끓여 마시기도 했다.

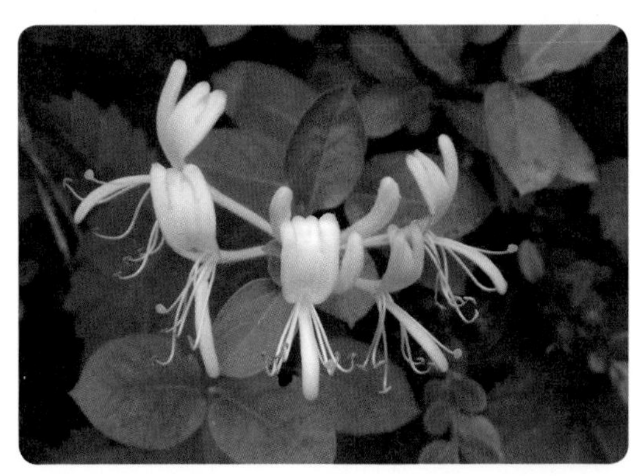

한방에서 꽃을 말린 것을 '금은화(金銀花)', 잎이 붙은 덩굴을 말린 것을 '인동등(忍冬藤)'이라 부른다. 주로 꽃은 이질, 장염, 종기, 감기, 나력, 중독에 쓰이며, 덩굴은 근골동통, 소변불리, 황달, 간염, 종기에 다른 약재와 처방한다.

민간에서 황달과 간염에는 덩굴 약재를 1회에 4~10g씩 달여서 복용한다. 어혈과 종기에는 꽃이나 잎을 말린 약재를 가루내어 물에 개어서 환부에 바른다.

학명	Albizzia julibrissin Duraz
한약명	금은화(金銀花) – 꽃을 말린 것, 인동등(忍冬藤) – 잎이 붙은 덩굴을 말린 것
다른 이름	인동, 은화, 금화, 겨우살이덩굴, 인동초, 농박나무
분포지	전국 각지, 산과 들의 양지바른 곳
형태	인동덩굴은 인동과의 갈잎덩굴나무로 길이 5m 정도고, 긴 타원형의 잎이 마주나며 가장자리가 밋밋하고 털이 있다. 가지는 붉은 갈색이고 속은 비어 있다. 줄기가 다른 물체를 오른쪽으로 감고 올라간다. 꽃은 5~6월에 잎겨드랑이에서 2송이씩 흰색으로 피었다가 나중에는 노란색으로 피고, 열매는 9~10월에 검고 둥글게 여문다.
이용 부위	식용(꽃, 잎, 줄기), 약용(잎, 줄기)
약초 만들기	· 가을에 잎과 줄기를 채취하여 햇볕에 말린다. · 꽃은 6~7월에 채취하여 그늘에서 말린다.
식용	· 줄기와 뿌리는 조청, 식혜를 만들어 먹는다. · 봄에 어린잎을 채취하여 끓는 물에 살짝 데쳐서 나물로 무쳐 먹는다.
꽃차 만들기	5~6월에 꽃을 따서 암술과 수술을 제거하고 그늘에 말려 방습제를 넣은 밀폐용기에 보관하며, 찻잔에 3송이를 넣고 뜨거운 물을 부어 2~3분간 우려낸 후 마신다.
효소 만들기	봄에 어린잎을 채취하여 마르기 전에 용기에 넣고 설탕을 녹인 시럽 30%를 부어 100일 이상 발효시킨다.
약술 만들기	가을에 열매를 채취하여 용기에 넣고 소주(19도)를 부어 밀봉하여 3개월 후에 먹는다.

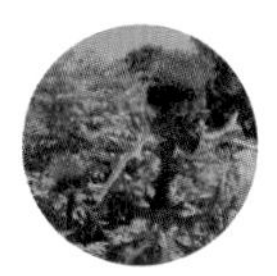

국화과 엉겅퀴

어혈에 탁월 – 간염 · 근육타박상 · 피로회복에 효험

엉겅퀴는 들보다는 산에서 붉은색으로 꽃이 핀다 하여 '산우엉이' 또는 '야홍화(野紅花)', 싹이 호랑이를 닮았다 하여 '대계(大계)', 결각진 잎의 톱니가 모두 가시로 되어 있어 '가시나물'이라고도 불린다.

엉겅퀴는 독이 전혀 없어 잎, 줄기, 뿌리 모두를 식용과 약용으로 쓴다. 플라보노이드, 알칼로이드, 수지, 이눌린 등의 성분이 있어 종기 치료에 쓰이며, 효소나 생즙으로 마시면 스태미나에 좋다. 엉겅퀴의 잎과 줄기에는 단백질, 탄수화물, 지방, 회분, 무기질 등이 함유되어 있다. 최근 약리실험에서 독성에 의한 간 손상을 치유해주고 간염 후유증을 최소화시켜 간질환에 좋으며, 그밖에도 이뇨 · 해독 · 소염 작용이 있는 것으로 밝혀졌다.

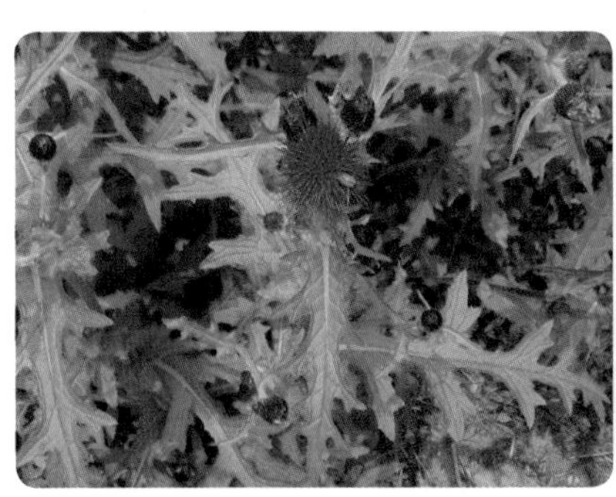

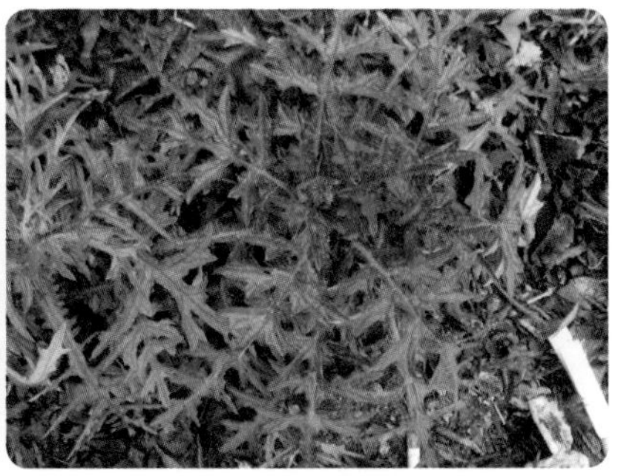

한방에서 전초 또는 뿌리를 '대계(大薊)'라 부른다. 주로 어혈, 고혈압, 피로회복, 신장염, 월경출혈, 대하에 다른 약재와 처방한다.

민간에서 근육의 타박상이나 응어리를 풀고자 할 때는 탕에 엉겅퀴를 통째로 넣고 우린 물로 목욕을 한다. 뿌리는 신경통이나 근육통에 응용된다. 외이염에는 엉겅퀴 뿌리를 캐서 물로 씻고 짓찧어 즙을 내 솜에 싸서 귓속에 밀어넣는다.

학명	Cirsium japonicum
한약명	대계(大薊) – 전초를 말린 것
다른 이름	가시나물, 야홍화, 산우엉, 호계, 묘계, 엉거시, 항강새, 산우방, 자계
분포지	산과 들
형태	엉겅퀴는 국화과의 여러해살이풀로 높이는 50~100cm 정도고, 줄기는 곧게 서고 거미줄 같은 흰색 털이 있으며, 잎에는 털과 가시가 있고 가장자리에 톱니와 가시가 있다. 꽃은 6~8월에 줄기와 가지 끝에서 자주색, 붉은색, 흰색으로 줄기 끝에 1송이씩 피고, 열매는 10월에 긴 타원형 수과로 여문다.
이용 부위	식용(꽃, 잎, 뿌리), 약용(전초)
약초 만들기	여름에 꽃이 필 때 전초를 채취하여 햇볕에 말린다.
식용	· 쓴맛을 제거하고 요리한다. · 줄기는 데쳐서 껍질을 벗기고, 뿌리는 잘 씻어서 그대로 요리한다. · 연한 줄기는 껍질을 벗겨 된장이나 고추장에 박아 장아찌로 먹는다. · 국거리, 김치, 식혜, 부각, 샐러드로 먹는다. · 엉겅퀴에 당귀, 오가피, 엄나무, 황기, 대추, 감초를 하루 동안 달여 육류에 넣어 요리한다. · 봄부터 여름에 잎을 채취하여 끓는 물에 살짝 데친 후 잠시 찬물에 담가 우려낸 다음 나물처럼 무쳐서 먹는다. · 쌀밥과 엿기름을 섞어 보온밥통에서 6시간 정도 삭힌 후 밥알이 2~3알 떠오르면 냄비에 옮겨 담고 설탕을 넣어 끓인다.
꽃차 만들기	6~8월에 꽃봉오리를 따서 물에 깨끗이 씻어 그늘에서 말린 후 찜통에 넣어 1~2분간 찐 다음 다시 그늘에서 말린다. 밀폐용기에 넣어 냉장보관하여 찻잔에 1~2개를 넣고 끓인 물을 부어 우려내어 마신다.
효소 만들기	봄에 꽃이 피기 전에 꽃봉오리만을 뜯어 용기에 넣고 설탕을 녹인 시럽을 30~40%, 가을에 뿌리를 캐서 물로 씻고 물기를 뺀 다음 용기에 넣고 설탕을 녹인 시럽을 80% 부어 100일 이상 발효시킨다.
동동주 만들기	건조 엉겅퀴 잎 500g, 건조 엉겅퀴 뿌리 250g, 엉겅퀴 꽃 100g을 물 10ℓ에 넣고 3시간 이상 추출하여 추출액을 만든다. 5kg의 찹쌀고두밥에 누룩 1kg을 넣고 잘 치대며 혼합하여 10일 이상 발효시킨다.

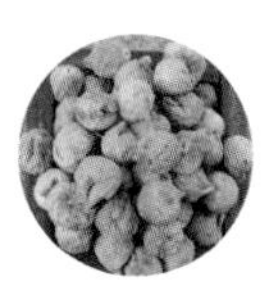

뽕나무과

무화과나무

'하늘에 있는 생명의 열매' – 변비 · 종기 · 암에 효과

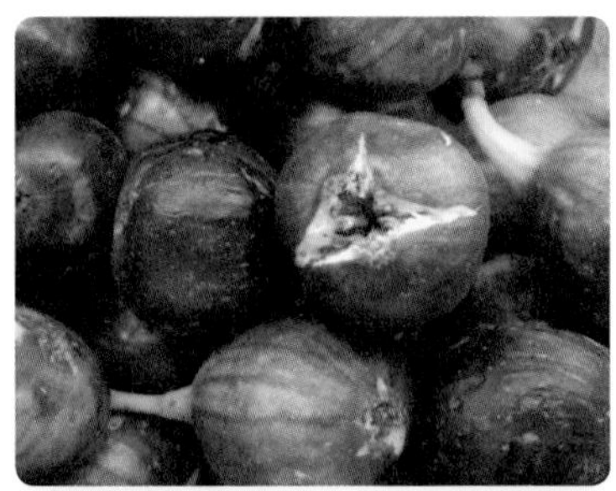

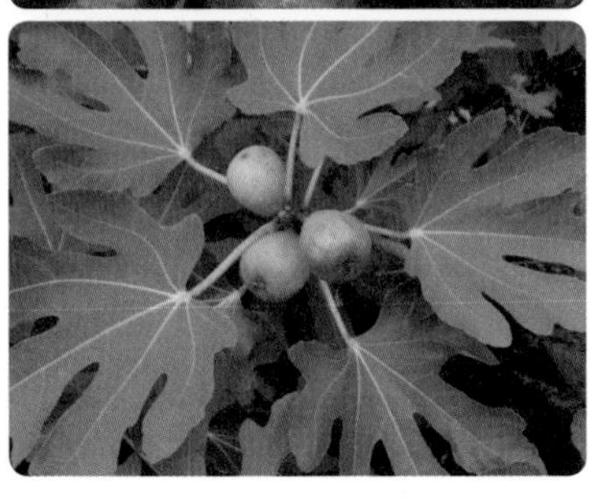

꽃이 열매 속에서 피는 내화(內花)인데도 열매가 열린다 하여 '무화과(無花果)', 《유양잡조(酉陽雜俎)》에서 '하늘에 있는 생명의 열매'라 하여 '천생자(天生子)'라 불린다. 열매에는 식이섬유, 칼슘, 칼륨 등의 함유량이 많고, 배당체인 피신(ficin)은 소화를 촉진하며 각종 종기나 등창에 고약(膏藥)으로 쓰인다.

무화과는 8월부터 11월 중순까지 수확한다. 특히 제철인 9~10월에 수확한 무화과에서는 입안 가득 퍼지는 부드럽고 달콤한 풍미를 느낄 수 있다. 전남 영암의 생산량이 전국의 70%에 이른다. 무화과는 수확 후 이틀만 지나면 물러지는 부드러운 과일이므로 제때 먹는 것이 좋다. 껍질째 먹거나 껍질을 벗겨 먹을 수 있는데, 껍질을 벗긴 무화과는 냉동실에 얼려두었다가 숟가락으로 떠먹거나 우유나 요구르트를 넣어 셔벗을 만들어도 좋다.

무화과나무는 독이 없어 식용과 약용으로 가치가 높다. 잎과 열매는 주로 장염, 이질, 변비, 치질, 치창(痔瘡), 종기에 쓴다. 무화과 열매를 말려서 차(茶)로 달여 마시면 오줌에 섞여 나오는 당분이 적어진다. 민간에서는 고기 양념에 넣어 연육제로 쓰고, 열매를 간식으로 먹거나 잼이나 즙, 양갱 등 다양하게 만들어 먹는다.

한방에서 열매와 잎을 말린 것을 '무화과(無花果)'라 부른다. 주로 암, 종기, 옹창, 장염, 이질, 변비, 주근깨, 담석증, 류머티즘, 무좀, 사마귀, 식욕부진, 인후염, 협심증에 다른 약재와 처방한다.

민간에서 신경통과 류머티즘에는 잎이나 가지를 목욕제로 쓴다. 종기와 치질에는 열매를 짓찧어 환부에 붙이고, 사마귀에는 하얀 즙을 발랐다.

학명	Ficus carica Linne
한약명	무화과(無花果) – 열매와 잎을 말린 것
다른 이름	무화, 영일과, 우담발, 문선과, 품선과
분포지	경기 이남, 인가 부근 식재
형태	무화과나무는 뽕나무과의 갈잎떨기나무로 높이 3~4m 정도고, 잎은 어긋나고 3~5갈래로 갈라진다. 꽃은 암수한그루로 6~7월에 잎겨드랑이 열매 속에서 피고, 열매는 8~10월에 달걀 모양으로 여문다.
이용 부위	식용(어린순, 열매), 약용(잎, 열매)
약초 만들기	· 7~9월에 잎을 채취하여 햇볕에 말린다. · 여름에 열매가 성숙했을 때 따서 바로 써야 하는데, 금세 무르고 상하기 때문이다.
식용	· 열매를 고기에 넣어 연육제로 쓰고 간식, 잼, 즙, 양갱으로 먹는다. · 무화과는 수확 후 이틀만 지나면 물러지는 부드러운 과일이므로 껍질째 먹거나 말려서 곶감처럼 만들어 먹는다. · 껍질을 벗긴 무화과는 냉동실에 얼려두었다가 숟가락으로 떠먹거나 우유나 요구르트를 넣어 셔벗을 만들어도 좋다.
효소 만들기	여름에는 성숙된 열매를 따서 4등분으로 잘라 용기에 넣고 설탕을 80% 부어 100일 이상 발효시킨다.
주의사항	유액을 쓸 때 환부 이외의 피부에 피부염이나 풀독 감염, 가려움이 생길 수 있다.

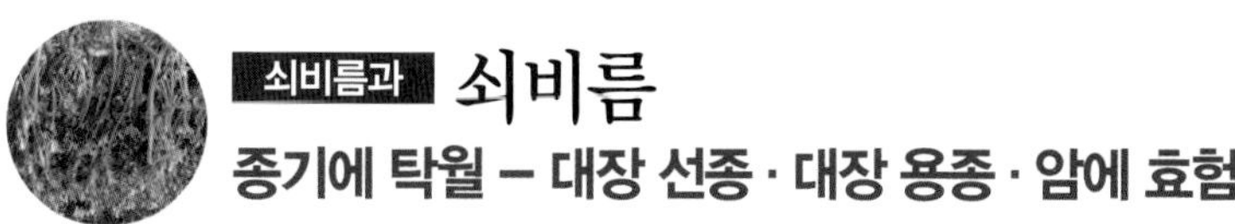

쇠비름과

쇠비름

종기에 탁월 – 대장 선종 · 대장 용종 · 암에 효험

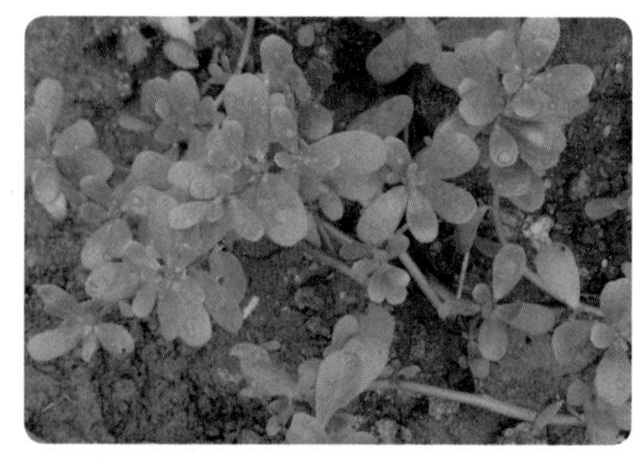

쇠비름은 농촌 마을 인가 부근의 텃밭이나 밭둑에서 자란다. 꽃은 노란색, 뿌리는 흰색, 줄기는 붉은색, 잎은 푸른색, 씨는 검은색으로 다섯 가지 색을 가지고 있어 '오행채(五行菜)', 오래 먹으면 장수하고 늙어도 머리카락이 희어지지 않는다 하여 '장명채(長命菜)'라 불린다.

조선시대 쇠비름은 먹을 것이 귀할 때는 구황식품으로 쓰였고, 독성이 없어 전초, 줄기, 뿌리 모두 식용이나 약용으로 가치가 높다. 중국의 이시진이 쓴《본초강목》에서 "쇠비름은 어혈(瘀血)을 풀어주고 풍(風)을 없애고 기생충을 죽이고 모든 임질을 다스린다"고 했고,《본초비요》에서는 "여러 종기를 다스린다"고 했을 정도로 고름이나 종기에 좋다.

쇠비름은 어혈을 풀어주고 혈액순환을 좋게 하여 몸안의 독소를 제거하고, 대장에서 암으로 진행되는 용종이나 선종에도 좋은 것으로 알려져 있다.

한방에서 잎과 줄기를 말린 것을 '마치현(馬齒莧)'이라 부른다. 주로 대장 선종, 대장 용종, 암, 소변불리, 요도염, 대장염, 유종, 대하, 임파선염, 악창, 종기, 습진, 마른버짐, 이질에 다른 약재와 처방한다.

민간에서 종양, 용종, 선종, 악창에는 쇠비름 효소를 찬물에 담가 희석해서 먹는다. 장복해야 효과를 볼 수 있다. 백전풍(白癜風)에는 전초를 짓찧어 즙을 짜서 백반과 식초를 넣고 달인 물을 환부에 바른다.

학명	Portulaca oleracea Linne
한약명	마치현(馬齒莧) – 잎과 줄기를 말린 것
다른 이름	장명채, 오행채, 오행초, 마치초, 장명현, 돼지풀, 도둑풀, 말비름
분포지	밭 근처
형태	쇠비름은 쇠비름과의 한해살이풀로 길이 30cm 정도고, 전체가 통통하고 물기가 많다. 줄기는 누워 퍼지고 붉은빛이 도는 갈색이며, 잎은 주걱 모양으로 어긋나거나 마주나고 가지 끝에서는 돌려난다. 꽃은 6~10월에 가지 끝에서 한낮에만 잠시 노란색으로 피었다가 진다. 열매는 8월에 타원형으로 여문다.
이용 부위	식용(꽃, 어린순과 줄기), 약용(잎과 줄기)
약초 만들기	여름부터 가을 사이에 지상부를 채취하여 증기로 찌거나 살짝 데친 후 햇볕에 말린다.
식용	· 신맛을 제거하고 요리한다. · 봄에 양념무침, 국거리, 조림, 죽으로 먹는다. · 봄부터 여름까지 굵고 부드러운 줄기를 채취하여 끓는 물에 살짝 데쳐서 나물로 무쳐 먹는다. · 쇠비름을 태워 재를 만들어 진하게 달인다.
효소 만들기	봄에 잎과 줄기를 채취하여 마르기 전에 물로 씻고 물기를 뺀 다음 용기에 넣는다. 설탕을 녹인 시럽을 재료의 30%를 붓고 100일 이상 발효시킨다.
주의사항	고혈압 또는 비위가 허하여 설사를 하는 환자는 금한다.

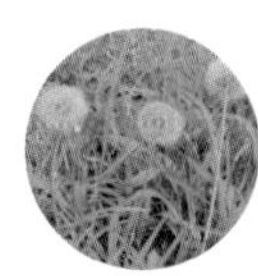

국화과 **민들레**

해독·정화 능력 탁월 – 간염·기관지염·독소 해독에 효험

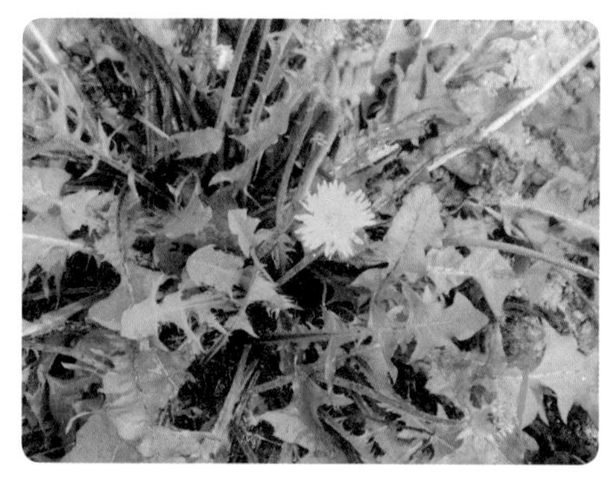

옛날부터 강한 생명력을 가지고 있어 밟아도 다시 꿋꿋하게 일어서는 백성과 같다 하여 '민초(民草)'라 불렸으며, 씨앗이 퍼져 사립문 둘레에서도 흔히 볼 수 있어 '문둘레'라고 한 것이 변하여 '민들레'가 되었다.

민들레는 독성이 없어 식용과 약용으로 가치가 높다. 맛이 쓰면서도 단맛이 약간 있으며, 잎을 자르면 흰색의 유액이 나온다. 잎에는 독특한 향기가 나는 정유와 단백질을 분해하는 효소가 들어 있고, 간(肝)의 지방 변성을 억제하는 '이눌린'이라는 성분이 있어 급성간염이나 황달에 좋다.

일본에서는 방사능 해독을 위해 민들레차(茶)나 효소를 선호하고, 서양에서는 민들레가 피를 맑게 하기 때문에 종기나 위장병을 치료하는 데 썼다. 프랑스에서는 민들레 새순을 샐러드 재료로 쓸 정도로 고급 요리에 속한다.

한방에서 전초 말린 것을 '포공영(蒲公英)' '황화랑(黃花郎)'이라 부른다. 주로 간염, 임파선염, 나력, 편도선염, 기관지염, 위염, 종기, 식중독, 요도감염, 담낭염, 유선염에 다른 약재와 처방한다.

민간에서 간경화에는 말린 약재 10g을 달여서 하루에 3번 공복에 복용한다. 만성 간염에는 봄에 꽃대가 올라오기 전에 민들레 잎을 15g 채취하여 물에 달여서 복용한다. 벌레나 독충에 물렸을 때는 뿌리가 달린 잎을 통째로 채취하여 짓찧어 환처에 바른다. 기미나 검버섯에는 잎의 흰색 유액을 수시로 바른다.

학명	Taraxacum platycarpum
한약명	포공영(蒲公英) · 황화랑(黃花郎) – 전초를 말린 것
다른 이름	포공정, 지정, 황화랑, 구유초
분포지	산과 들의 양지
형태	민들레는 국화과의 여러해살이풀로 높이 20~30cm정도다. 잎은 뿌리에서 뭉쳐나고 방석처럼 둥굴게 퍼지며, 잎에 털이 있고 가장자리에 톱니가 있다. 뿌리에는 잔뿌리가 많고 꽃줄기를 자르면 흰색 즙이 나온다. 꽃은 4~5월에 꽃줄기 끝에 1송이씩 흰색 또는 노란색으로 피고, 열매는 7~8월에 흰색 털이 여문다. 바람에 날려 퍼진다.
이용 부위	식용(꽃, 잎, 줄기, 뿌리), 약용(전초)
약초 만들기	봄부터 여름 사이에 꽃이 필 때 전초를 뿌리째 뽑아 물에 씻어 햇볕에 말린다.
식용	· 쓴맛을 제거하고 요리한다. · 김치, 생즙, 나물무침, 국거리, 튀김, 샐러드로 먹는다. · 꽃이 피기 전에 어린잎을 뜯어 물로 씻어 쌈이나 끓는 물에 살짝 데쳐서 무침으로 먹는다. · 뿌리를 캐서 된장에 박아두었다가 장아찌로 먹는다.
꽃차 만들기	· 4~5월에 꽃봉오리에서 바로 핀 꽃을 따서 1~2분 정도 적셔 채반에 펼쳐 그늘에서 70% 말린 뒤 햇볕에 말려 프라이팬에 볶는다. · 4~5월에 꽃봉오리를 따서 꽃 무게와 동량의 꿀에 재어 15일 이상 그늘에서 숙성시켜 냉장보관하며, 찻잔에 2~3개를 넣고 끓는 물을 부어 우려낸다.
효소 만들기	봄에 잎를 채취하여 물로 씻고 물기를 뺀 다음 용기에 넣고 설탕을 녹인 시럽을 30% 부어 100일 이상 발효시킨다.
약술 만들기	봄부터 여름 사이에 꽃이 필 때 전초를 뿌리째 뽑아 물에 씻어 용기에 넣고 소주(19도)를 부어 밀봉하여 3개월 후에 먹는다.
구분	토종 민들레는 산속에서 자생하고 꽃의 밑동을 싸고 있는 총포가 찰싹 달라붙어 있지만, 서양 민들레는 총포가 밑에 있고 농촌이나 길가에서 쉽게 볼 수 있다.

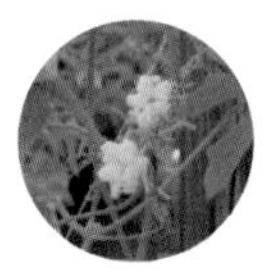

박과

박

섬유질 · 칼슘 풍부 – 당뇨 · 피부미용 · 대하에 효험

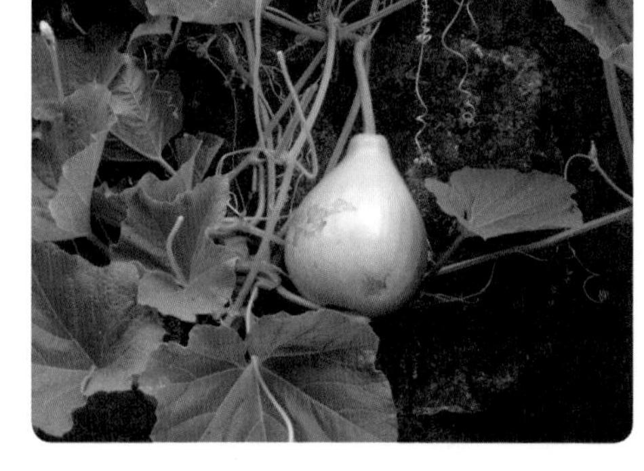

예로부터 박은 농가에서 바가지로 쓰기 위해 지붕에 올려서 키웠지만 이제는 민속촌에 가서나 구경할 수 있다. 아직도 일부 농가에서는 식용으로 재배하기도 한다.

《동의보감》에 "박은 크게는 요도를 이롭게 하고 소갈(消渴)을 다스린다. 심장의 열을 제거하고 심폐를 윤활하게 하며 복통을 없애준다"고 기록되어 있다. 맛이 달고 성질은 평하여 독성이 없어 식용·약용·관상용으로 쓴다. 박의 열매를 따서 중과피는 과육으로 먹었고, 박의 새순은 나물로 먹기도 하고 가늘게 쪼개서 약으로도 썼다.

박은 건강뿐 아니라 미용에도 좋다. 서양에서는 미안수로 썼고, 주근깨나 기미 등 검은 피부를 희게 하는 데 썼다. 한 조사에 따르면 박에는 섬유질이 수박의 100배, 호박의 10배, 우엉의 3배, 흰쌀의 37배나 된다. 칼슘은 우유보다 2배나 많이 함유돼 있다. 췌장을 편하게 하여 인슐린 분비를 촉진시켜 당뇨 환자에게 효험이 있다고 알려져 있다.

한방에서 다 익은 열매를 '고호로(苦壺蘆)', 씨를 말린 것을 '호로자(壺蘆子)', 열매의 껍질을 말린 것을 '호로과표(壺蘆寡瓢)'라 부른다. 주로 간염, 기침, 황달, 치루, 혈붕, 대하, 치아동통, 백일해에 다른 약재와 처방한다.

민간에서 당뇨병에는 말린 박을 물에 달여서 하루에 3번 공복에 복용한다. 여성 하복부 통증에는 박을 삶은 물로 환부를 씻는다. 주근깨에는 과실을 잘게 썰어 짓찧어 즙을 내서 장기간 바르거나, 복숭아꽃을 같은 양으로 섞어 꿀로 반죽해 바른다. 치질에는 말린 씨를 달여 즙을 헝겊에 적셔 환부를 씻어낸다.

학명	Lagenaria leucantha
한약명	고호로(苦壺蘆) – 다 익은 열매, 호로자(壺蘆子) – 씨를 말린 것, 호로과표(壺蘆寡瓢) – 열매의 껍질을 말린 것
다른 이름	표주박, 호로, 박덩굴, 참조롱박, 포과, 포로
분포지	농가에서 재배
형태	박은 박과의 한해살이덩굴풀로 길이 5~10m 정도고, 잎은 어긋나고 덩굴손과는 마주나고 심장으로 넓다. 전체에 짧은 흰색 털이 있고 줄기가 변한 덩굴손으로 물체를 감고 올라간다. 꽃은 7~9월에 잎겨드랑이에 1송이씩 흰색으로 피고, 열매는 껍질이 딱딱한 커다란 공 모양으로 여문다.
이용 부위	식용(꽃, 잎, 열매, 종자), 약용(껍질, 씨)
약초 만들기	· 가을에 열매가 누렇게 익으면 그대로 그늘에서 보관하거나 씨를 빼내어 햇볕에 말린다. · 과육을 제거하고 열매껍질만을 햇볕에 말린다.
식용	· 쓴맛을 제거하고 요리한다. · 가을에 열매를 따서 중과피(中果皮)를 과육으로 먹는다. · 잎으로 생채, 나박김치, 부침개, 박고지를 만들어 먹는다. · 봄에 새순을 따서 끓는 물에 살짝 데쳐서 나물로 무쳐 먹는다.
꽃차 만들기	7~9월에 꽃을 따서 그늘에 말려 찻잔에 1~2송이를 넣고 뜨거운 물을 부어 마신다.
효소 만들기	가을에 열매를 따서 겉껍데기를 벗겨내고 중과피만을 엄지손가락의 2배 정도 크기로 잘라 용기에 넣고 설탕을 100% 부어 100일 이상 발효시킨다.

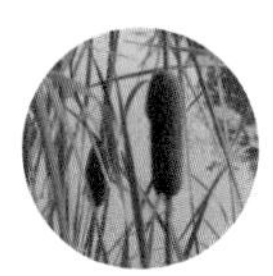

부들과 부들

화상 부위에 붙이기도 – 치질 · 대하증 · 음낭습진에 효험

부들은 꽃가루받이가 일어날 때 '부들부들' 떨기 때문에 그 같은 이름이 붙여졌다. 꽃가루는 꿀로 반죽해 떡을 만들어 먹는다. 만주에서는 대나무순(죽순)과 함께 여러 요리에 널리 쓰인다. 부들은 성질이 평하고 독이 없는 데다 이소람네틴, 시토스테롤 등을 함유하고 있어 건강에 유익하다.

한방에서는 치질이나 대하증, 타박 어혈 등에 다른 약재와 함께 처방한다. 단, 주의할 점은 자궁을 수축시키기 때문에 임신부는 복용을 금한다. 민간에서는 구취가 심할 때 부들의 어린 싹을 씹었고, 음낭습진에는 꽃가루를 환부에 뿌렸다.

화상을 입었을 때는 부들의 싹에 붙은 솜 같은 섬유질을 따서 상처 부위

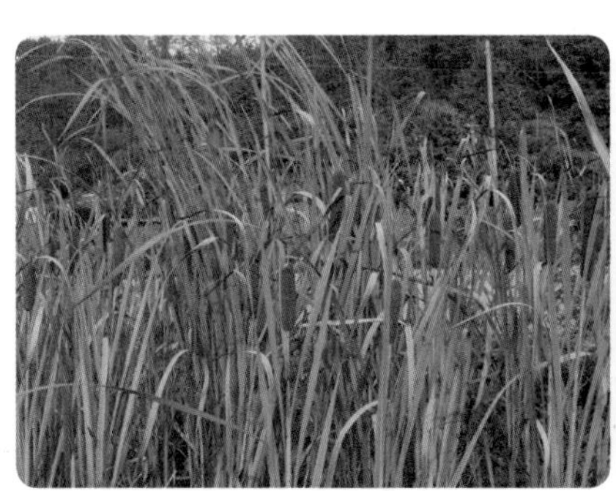

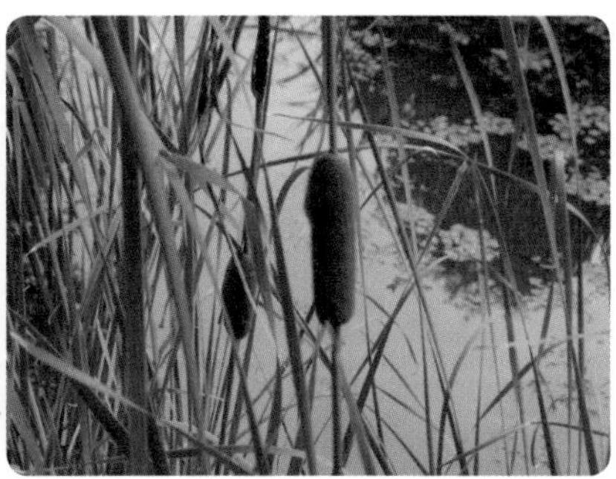

에 붙였다. 부들주를 만들 때는 뿌리를 캐서 용기에 넣고 술을 부어 3개월 후에 먹는다.

한방에서 수꽃의 꽃가루를 '포황(蒲黃)'이라 부른다. 주로 음낭습진, 악성 종기, 장출혈, 토혈, 복통, 어혈, 코피, 자궁출혈, 혈변, 대하, 구창, 이루(耳漏), 음하습양에 다른 약재와 처방한다. 장출혈과 토혈에는 포황가루 5g을 물에 달여 하루 3번 나누어 복용한다.

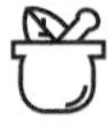

민간에서 음낭습진과 악성 종기에는 약재를 가루내어 환부에 뿌리거나 기름에 개어서 환부에 바른다.

학명	Typha latifolia Linaeus
한약명	포황(포황) – 수꽃의 꽃가루
다른 이름	큰부들, 감포, 향포, 포이화분, 포화, 포초황
분포지	연못의 가장자리 습지, 개울가, 늪
형태	부들은 부들과의 여러해살이풀로 높이 1m 정도고, 잎은 분백색이고 선형이며 밑부분의 줄기를 완전히 감싼다. 꽃은 6~7월에 꽃잎이 없어 꽃줄기 끝에 원기둥 모양 육수화서로 달려 윗부분에 노란색으로 피고, 열매는 10월에 긴 타원형으로 여문다.
이용 부위	식용(꽃, 뿌리), 약용(꽃, 뿌리)
약초 만들기	여름에 꽃이 필 때 잘라 햇볕에 말리고 꽃가루를 털어서 채로 친다. 그대로 쓰거나 불에 검게 태워서 포황탄을 만들어 쓴다.
식용	· 양념무침, 국거리로 먹는다. · 이른 봄에 어린 싹을 따서 생으로 먹거나 김치를 담가 먹는다.
꽃차 만들기	6~7월에 생꽃가루를 채취하여 1회에 2~4g씩 곱게 가루내어 끓인 물에 타서 마신다.
포황탄 만들기	꽃이 필 때 잘라 꽃가루를 털어서 불에 검게 태워 만든다.

백합과

청미래덩굴

수은중독 해독 – 뿌리줄기는 관절동통 · 매독 · 임질 등에 효험

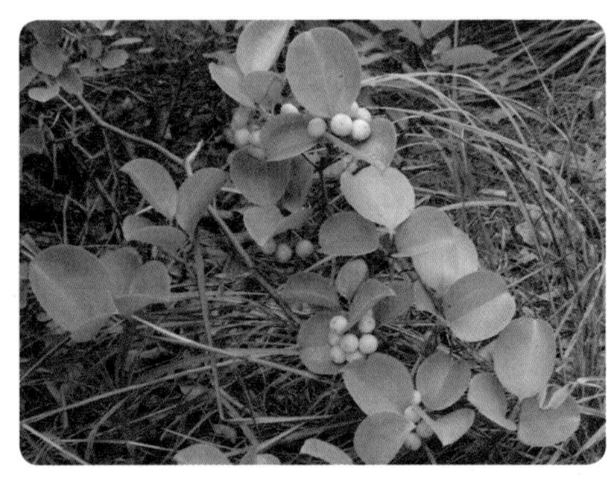

청미래덩굴은 깊은 산속보다는 주로 돌이 많은 야산에서 자생하는데 바위틈이나 큰 나무의 뿌리 사이에서 자란다. 열매로 병을 고쳤다 하여 '명과(明果)', 넉넉한 요깃거리가 된다 하여 '우여량(禹餘糧)', 병에 걸려 죽게 된 사람이 먹고 나아 산에서 돌아왔다 하여 '산귀래(山歸來)'라 불린다.

청미래덩굴은 식용·약용·관상용으로 가치가 높다. 잎으로 떡을 싸놓으면 방부와 살충 효과가 있어 떡이 쉽게 상하지 않게 해준다. 잎을 담배처럼 말아 불을 붙여 담배처럼 1~2개월 정도 피우게 되면 금단현상 없이 금연을 할 수 있다. 한방에서는 매독, 임질, 수은중독, 종독, 태독 등에 뿌리줄기와 다른 약재를 함께 처방한다. 민간에서는 피부병에 열매를 까맣게 태워서 참기름에 갠 후 환부에 발랐다.

한방에서 뿌리를 말린 것을 '토복령(土茯笭)'이라 부른다. 주로 중독(수은, 약물), 매독, 임질, 암, 악성 종양, 관절염, 근골무력증, 대하증, 부종, 소변불리, 야뇨증, 요독증, 타박상, 통풍, 피부염, 이뇨, 근육마비에 다른 약재와 처방한다.

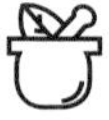

민간에서 무릎 관절염에는 뿌리를 캐서 물로 씻어 15g과 목단 5g을 배합하여 물에 달여서 하루에 3번 공복에 복용한다. 신경통에는 말린 뿌리를 물에 달여 복용한다. 화상에는 잎을 짓찧어 즙을 환부에 붙인다.

학명	Smilax china
한약명	토복령(土茯笭) – 뿌리를 말린 것, 중국에서는 발계(菝葜)
다른 이름	명감나무, 맹감나무, 망개나무, 산귀래, 종기시나무
분포지	전국 각지, 산지의 숲 가장자리
형태	청미래덩굴은 백합과의 낙엽활엽덩굴나무로 길이는 2~3m 정도고, 돌이 많은 야산이나 산기슭의 바위틈 또는 큰 나무 사이에 뿌리를 잘 내린다. 잎이 어긋나고 타원형이며 끝이 뾰족하고 가장자리는 밋밋하다. 줄기에 갈고리 같은 가시가 있다. 꽃은 4~5월에 잎겨드랑이에 모여 산형 꽃차례를 이루며 황록색으로 피고, 열매는 9~10월에 둥근 장과로 여문다.
이용 부위	식용(잎, 열매, 뿌리), 약용(뿌리)
약초 만들기	· 여름에 잎과 줄기를 채취하여 그늘에서 말린다. · 가을에 열매와 뿌리를 채취하여 햇볕에 말린다.
식용	· 봄에 어린잎을 따서 나물무침, 쌈으로 먹는다. · 잎을 떡이나 튀김으로 먹는다. · 봄에 2~3일간 물에 담가 쓴맛을 제거한 후에 끓는 물에 살짝 데쳐 나물로 무쳐 먹는다.
차 만들기	가을에 뿌리를 캐서 물로 씻고 적당한 크기로 잘라 2~3일 정도 물에 담가서 쓴맛을 제거한 후에 잘게 썰어 물에 달여 엽차처럼 마신다.
토복령주 만들기	가을에 뿌리를 캐서 물로 씻고 적당한 크기로 잘라 2~3일 정도 물에 담가서 쓴맛을 제거한 후에 용기에 넣고 19도의 소주를 부어 밀봉하여 3개월 후에 먹는다.
주의사항	장복하면 떫은맛이 있어 변비가 생길 수 있다.

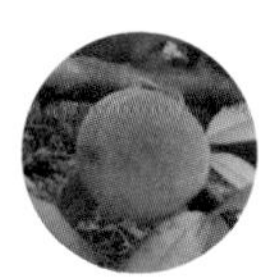

장미과 복숭아나무

니코틴 해독 작용 – 거담 · 기관지염 · 신체허약에 효험

예로부터 복숭아나무는 도교에서 불로장생(不老長生)과 이상향(理想鄕)의 상징으로 보았다. 복숭아의 문양과 그림은 봄과 장수를 뜻하기 때문에 혼수와 혼례복 등에 복숭아 문양의 수를 놓았고, 도장을 파면 장수한다고 믿어 어린이 돌반지에는 반드시 복숭아 모양을 새겼다.

복숭아나무는 약용보다는 식용과 과실수로 가치가 높다. 여름에 소모된 원기인 양기(陽氣)나 기력(氣力)을 회복하는 데 좋다. "여성이 복숭아를 먹으면 아들을 낳는다"는 속설 때문에 은밀하게 복숭아나무 도교(桃膠)인 나무의 진을 내어 채취하여 꿀에 타서 먹기도 했다.

농촌진흥청에서는 해마다 복숭아 소비 촉진을 위해 초복(初伏) 일을 '복숭

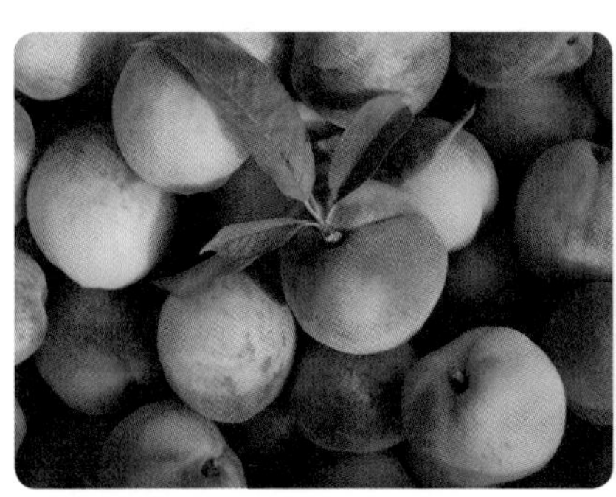

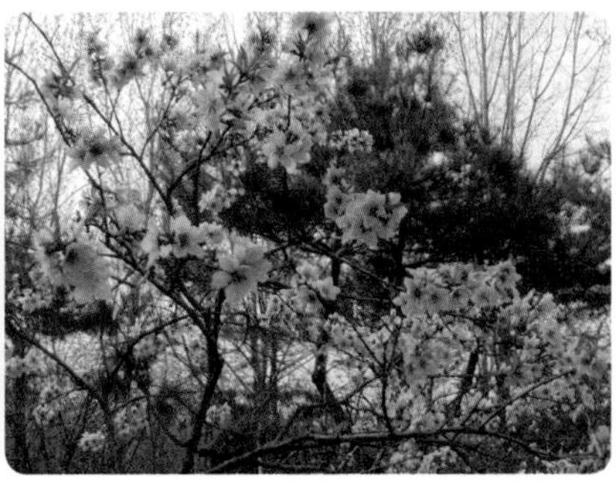

아의 날'로 정했다. 복숭아는 비타민과 면역력 증강 요소가 풍부한 저(低)칼로리 식품으로 피부미용과 니코틴 해독에 효과가 있다.

한방에서 꽃을 말린 것을 '도화(桃花)', 씨의 알갱이를 말린 것을 '도인(桃仁)'이라 부른다. 주로 니코틴 해독, 거담, 기관지염, 기미, 주근깨, 식체, 요로결석, 장염, 해수, 변비, 부기, 어혈종통, 타박상에 다른 약재와 처방한다.

민간에서 피부병을 치료하고 고운 살결을 위할 때는 활짝 핀 꽃으로 환부를 씻었다. 대하증에는 가지를 삶은 물로 뒷물을 했다. 정신병에는 열매를 통째로 말려서 먹었다.

학명	Prunus persica
한약명	도화(桃花) – 꽃을 말린 것, 도인(桃仁) – 씨의 알갱이를 말린 것
다른 이름	복사나무, 복상나무, 도, 도화수, 선목, 도핵인, 탈핵인
분포지	과수 재배
형태	복숭아나무는 장미과의 갈잎중키나무로 높이 3m 정도고, 잎은 어긋나고 피침형이며 가장자리에 톱니가 있다. 꽃은 잎이 나기 전 4~5월에 잎겨드랑이에 1~2송이씩 옅은 홍색 또는 흰색으로 피고, 열매는 7~8월에 핵과로 여문다.
이용 부위	식용(꽃, 열매), 약용(꽃, 씨, 잎, 잔가지)
약초 만들기	· 여름에 잘 익은 열매를 따서 과육과 핵각을 제거한 후에 씨를 분리하여 햇볕에 말리고, 물에 넣어 씨껍질을 불려서 제거한 후 다시 햇볕에 말린다. · 5~8월에 잎과 잔가지를 채취하여 햇볕에 말린다.
식용	여름에 잘 익은 열매를 따서 과육만을 먹는다.
꽃차 만들기	· 4~5월에 꽃을 따서 깨끗이 씻어 용기에 겹겹이 넣고 꿀을 재어 15일 정도 숙성시켜 냉장보관하며, 찻잔에 한 스푼을 넣고 뜨거운 물을 부어 우려낸 후 마신다. · 말린 꽃 3~5송이를 찻잔에 넣고 따뜻한 물을 부어 2~3분 후 향이 우러나면 마신다.
도화주 만들기	4~5월에 피는 꽃을 따서 용기에 넣고 소주(19도)를 부어 밀봉하여 3개월 후에 먹는다.
주의사항	복용 중에는 삽주를 금한다.

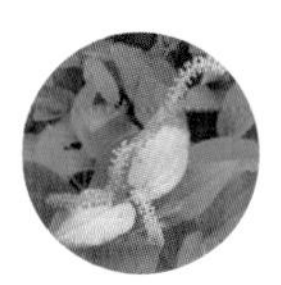

삼백초과 삼백초

항암 효능 – 부종 · 소변불리 · 간염에 효험

꽃, 잎, 뿌리가 흰색이기 때문에 '삼백초(三白草)', 흰 뿌리줄기에서 독한 냄새를 풍기는데 송장 썩은 냄새가 난다 하여 '송장풀'이라 불린다.

삼백초는 유일하게 꽃에 꽃잎이 없다는 특징이 있다. 독이 없어 식용과 약용으로 가치가 높다. 약초를 만들 때는 여름철에 지상부와 뿌리를 채취하여

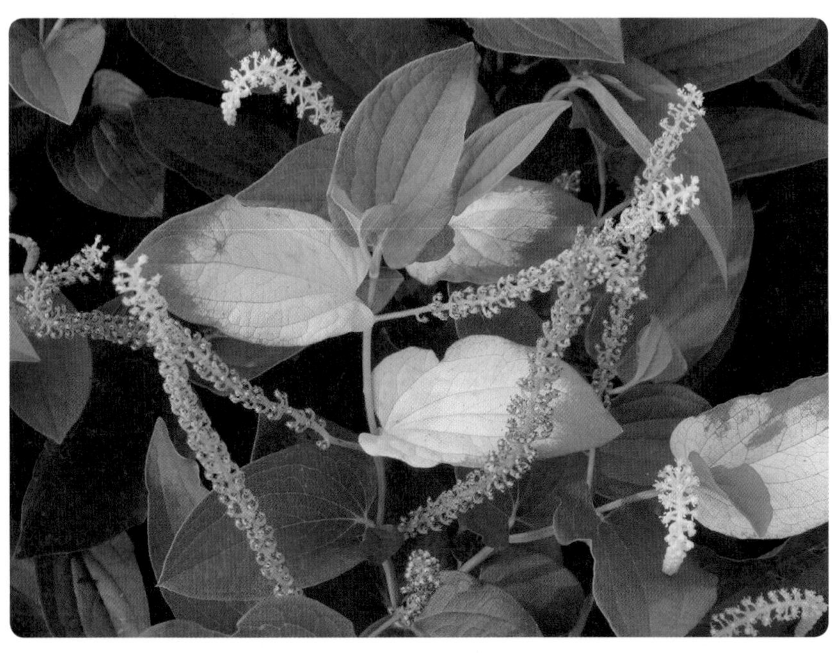

그늘에서 말려서 쓴다. 꽃, 잎, 줄기를 채취하여 말려서 약용으로도 쓴다. 주로 전신이 붓고 소변이 잘 나오지 않을 때 위병(胃病)이나 간병(肝病)에 좋고, 해열과 이뇨, 거담에도 쓴다. 삼백초는 독성이 없어 오래 써도 무방하다.

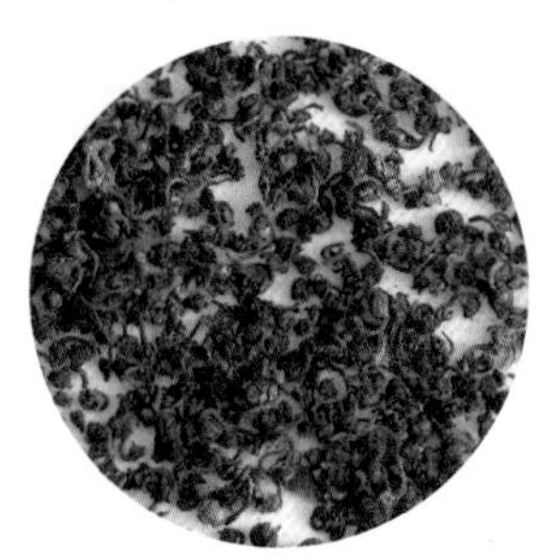

 한방에서 전초를 말린 것을 '백화(白花)'라 부른다. 주로 암, 소변불리, 부종, 각기, 간염, 황달, 소염, 임질, 축농증, 음낭 피부염, 월경불순, 냉대하에 다른 약재와 처방한다.

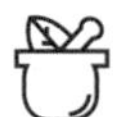 민간에서 부종에는 전초를 10g 달여서 먹는다. 급성 간염과 황달에는 15~20g을 달여서 먹는다. 종기에는 전초를 짓찧어 환부에 붙인다.

학명	Saururus chinensis Baillon
한약명	백화(白花)-전초를 말린 것
다른 이름	삼점백, 전삼백, 오로백, 백화연, 삼엽백초, 백설골, 백면골, 수목통
분포지	제주도 협제 근처의 습지
형태	삼백초는 삼백초과의 여러해살이풀로 높이 50cm 정도고, 잎은 호생하며 난형이고 밑은 심장형, 화서 밑의 2~3개 잎은 보통 초여름에 백색으로 변한다. 꽃은 6~8월에 꽃잎이 없는 흰색으로 피고, 열매는 8월부터 둥근 장과(漿果)로 여문다. 종자에 실(室)이 1개씩 들어 있다.
이용 부위	식용(전초), 약용(전초)
약초 만들기	여름에 지상부와 뿌리를 채취하여 그늘에서 말린다.
식용	· 쓴맛을 제거하고 요리한다. · 양념무침, 국거리로 먹는다. · 봄부터 여름까지 전초를 채취하여 끓는 물에 살짝 데쳐서 나물무침으로 먹는다.
차 만들기	봄에 전초를 채취하여 그늘에서 말려서 가루내어 물에 타서 먹거나, 차관이나 주전자에 삼백초 10g을 약한 불로 끓여서 꿀에 타서 먹는다.
효소 만들기	봄에 전초를 채취하여 용기에 넣고 설탕을 녹인 시럽을 30% 부어 100일 이상 발효시킨다.

삼백초과 # 약모밀

열 가지 약효 – 뇌질환·모세혈관 출혈 예방, 항바이러스 작용

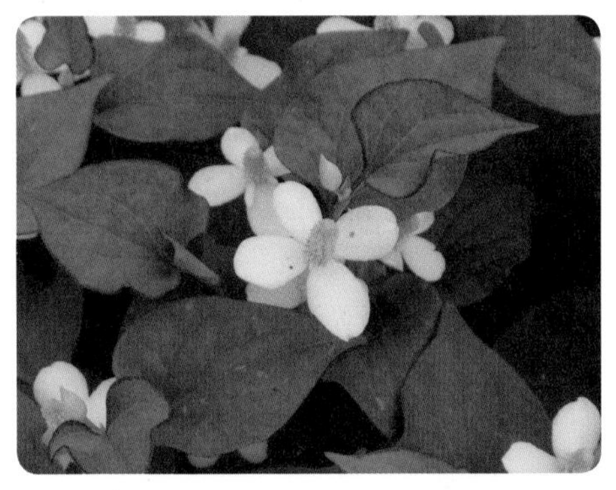

풀 전체에서 생선 비린내가 난다고 하여 '어성초(魚腥草)', 열 가지 약효가 있다 하여 '십약(十藥)'이라 불렸으며, 몸을 튼튼하게 하고 출혈을 멈추게 하는 데 썼다. 생선 비린내의 악취는 약 4만 배나 강한 살균력을 가지고 있다. 일본 히로시마에 원자탄이 투하된 후 초토화된 상태에서도 이듬해 다시 자랄 정도로 생명력이 강하다.

약모밀은 식용·약용·관상용으로 가치가 높다. 배당체에는 식물성 노란색 색소인 케르세린이 함유돼 있어 혈관을 확장시켜 뇌출혈이나 모세혈관 출혈을 예방해준다. 약리실험에서 항균·항염증·항바이러스 작용이 있는 것으로 밝혀졌다. 민간에서는 무좀 치료를 위해 식초에 어성초를 담가 열흘가량 두었다가 뜨거운 물에 약하게 타서 발을 담갔다. 코가 막혀 답답할 때도 어성초 잎을 비벼서 콧속에 30분 정도 넣었다.

한방에서 뿌리를 포함한 전초를 말린 것을 '어성초(魚腥草)' '십약(十藥)' '중채(重菜)' '즙채(汁菜)'라 부른다. 주로 인후염, 대하증, 자궁염, 폐렴, 기관지염, 말라리아, 이질, 치질, 탈항, 습진, 독창, 수종, 종기에 다른 약재와 처방한다.

민간에서 어지럼증에는 약모밀을 채취하여 그늘에 말린 후 20g을 물에 달여서 차(茶)로 마신다. 이롱증에는 여름에 약모밀을 채취하여 물로 씻고 20g을 물에 달여서 공복에 복용한다.

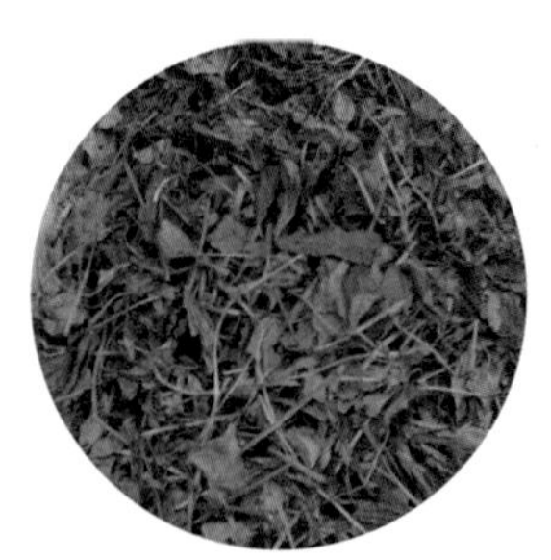

학명	Houttuynia cordata
한약명	어성초(魚腥草) · 십약(十藥) · 중채(重菜) · 즙채(汁菜) – 뿌리를 포함한 전초를 말린 것
다른 이름	십자풀, 잠채, 필관채, 즙이근, 취채
분포지	들판의 습지
형태	약모밀은 삼백초과의 여러해살이풀로 높이 50~70cm 정도고, 잎은 어긋나고 가장지리가 밋밋하다. 꽃은 5~6월에 원줄기 끝에 이삭화서로 달리고, 꽃잎은 없고 흰색 타원형 총포 4장이 꽃잎처럼 보인다. 열매는 8~9월에 삭과로 여문다.
이용 부위	식용(꽃, 전초), 약용(전초, 뿌리)
약초 만들기	여름부터 가을 사이에 전초를 포함한 뿌리를 채취하여 햇볕에 말린다.
식용	· 독특한 냄새를 제거하고 요리한다. · 봄에 잎을 뜯어 쌈, 김치, 튀김으로 먹는다. · 봄에 전초를 채취하여 끓는 물에 살짝 데쳐 나물로 무쳐 먹는다.
꽃차 만들기	5~6월에 개화 직후의 꽃을 따서 그늘에 말려 찻잔에 넣고 뜨거운 물을 부어 우려낸다.
효소 만들기	봄부터 여름 사이에 잎을 따서 물에 씻고 물기를 뺀 다음 용기에 넣고 설탕을 녹인 시럽을 30% 부어 100일 이상 발효시킨다.
주의사항	장복하면 부작용이 있을 수 있어 주의해야 한다.

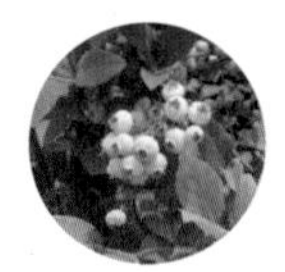

진달래과 블루베리

세계 10대 건강식품 – 시력 · 암 · 신체허약에 효험

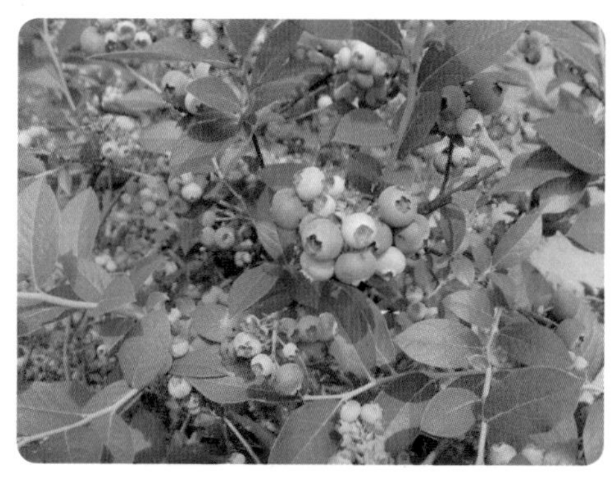

이탈리아에서는 1970년부터 블루베리에 함유되어 있는 안토시아닌 효능을 인정해 의약품으로 시판하고 있다. 미국 〈TIME〉지는 10대 건강식품 중 하나로 선정하였고, 현재 미국, 프랑스, 일본 등에서 블루베리에 함유된 성분을 추출하여 의약품으로 사용하고 있다.

블루베리는 독성이 없어 식용과 약용으로 가치가 높다. 블루베리에 들어 있는 안토시아닌(anthocyanin)은 수용성 물질로 보라색 색소가 면역체계를 증진시키고 항암 작용을 한다. 산도에 따라 색깔이 다르지만 농도가 높아질수록 색깔이 진해져 검은색에 가까울수록 미네랄, 비타민류, 카로테노이드, 페놀, 이소플라본류, 플라보노이드, 항산화 물질이 풍부하다.

사람의 안구 망막에는 시력에 관여하는 색소채 '로돕신'이 있는데, 노화가 진행되면서 로돕신이 부족해져 시력 저화와 각종 안질환의 원인이 된다. 안토시아닌이 로롭신의 재합성을 돕는 역할을 하기 때문에 눈을 많이 사용하는 수험생, 시력이 급격히 떨어지는 중년층, 노인성 백내장과 당뇨병성 망막증에 좋다. 최근 임상실험에서 노인성 치매 예방과 기억력 증진에도 도움을 주는 것으로 밝혀졌다.

 한방에서 열매를 '블루베리(biueberry)'라 부른다. 주로 암, 시력회복, 치매, 당뇨병, 신체허약, 동맥경화에 다른 약재와 처방한다.

 민간에서 시력을 회복하고자 할 때는 효소 원액을 한 스푼 정도 침으로 녹여 먹는다. 신체허약에는 익은 열매를 냉동하여 생으로 먹는다.

학명	Vaccinium spp
한약명	biueberry – 열매
다른 이름	하이부시(highbush) 블루베리, 로부시(lowbush) 블루베리 외 20여 종
분포지	산지나 논과 밭
형태	블루베리는 진달래과로 높이는 50cm~2m 정도고, 잎살은 두껍고 달걀 모양으로 가장자리가 밋밋하다. 꽃은 4~5월에 작은 종 모양의 흰색으로 피고, 열매는 7~8월에 구형으로 표면을 회백색으로 덮고 진한 흑청색으로 여문다.
이용 부위	식용(꽃, 열매), 약용(열매)
약초 만들기	열매가 보라색이나 검은색으로 익을 때마다 따서 냉동보관한다.
식용	시중에서 구입할 때 열매가 탱탱한 것이 좋다.
꽃차 만들기	4~5월에 꽃을 따서 그늘에 말려 밀폐용기에 보관하고, 찻잔에 3~5송이를 넣고 뜨거운 물에 우려내 마신다.
효소 만들기	7~8월에 검게 익은 열매를 따서 용기에 넣고 설탕을 80% 부어 100일 이상 발효시킨다.
블루베리주 만들기	7~8월에 검게 익은 열매를 따서 용기에 넣고 소주(19도)를 부어 밀봉하여 한 달 후에 먹는다.

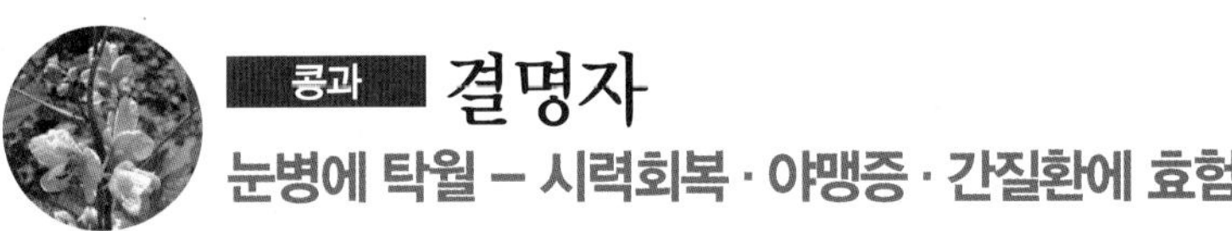

콩과 결명자

눈병에 탁월 – 시력회복 · 야맹증 · 간질환에 효험

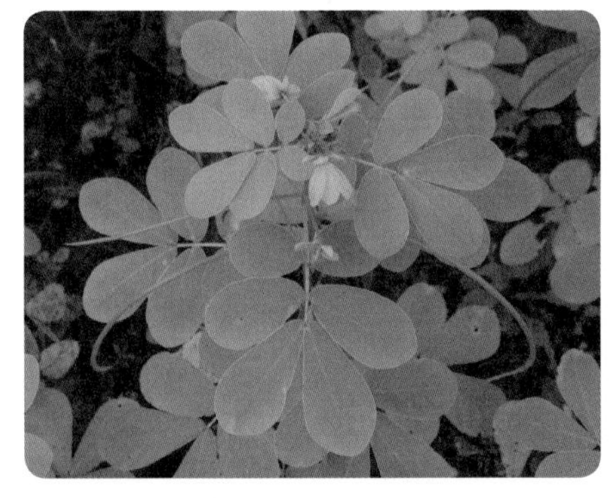

중국에서는 시력이 좋아지는 씨앗이라는 뜻으로 '결명자', 긴강남차와 비슷하여 '긴강남차'라 불린다. 예로부터 눈을 밝게 하는 풀로 알려져 있고 간열을 내리게 하는 데 썼다.

조선시대 허준이 쓴《동의보감》에서 "결명자를 100일 동안 복용하면 밤에 촛불 없이도 사물을 볼 수 있다"고 했고, 전통 의서인《본초비요》에서도 "결명자는 신장(腎臟)과 정력(精力)을 좋게 하고, 풍열(風熱)을 없애고 모든 눈병을 다스린다"고 했다.《의적원방》에서는 "홍안(紅眼)에는 결명자를 볶아 가루로 만들어 차를 얼굴 눈가의 양 태양혈(太陽穴)에 붙이면 좋아진다"고 했고,《약용식물사전》에서는 "결명자차는 이뇨, 소화불량, 위장병 등에 다른 약재와 응용하여 처방한다"고 했을 정도로 눈병 치료에 탁월한 것으로 알려져 있다.

결명자는 식용과 약용으로 가치가 높다. 결명자를 볶아서 공복에 엽차처럼 차(茶)로 꾸준히 복용하면 시력이 좋아진다.

한방에서 익은 씨를 말린 것을 '결명자(決明子)'라 부른다. 주로 시력회복, 야맹증, 소화불량, 위장병, 간열로 인한 두통, 눈물, 코피, 설사, 변비에 다른 약재와 처방한다.

민간에서 변비에는 결명자 6~10g을 물에 달여 하루 3번 나누어 복용한다. 시력회복에는 결명자와 감초를 배합하여 차로 마신다.

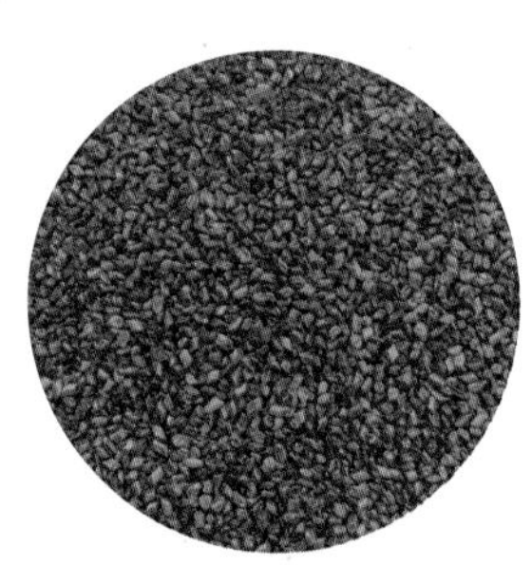

학명	Cassia tora var. mairea Linne
한약명	결명자(決明子) – 익은 씨를 말린 것
다른 이름	강남두, 되팥, 초결명, 긴강남차, 마제초, 망강남
분포지	약초로 재배
형태	결명자는 콩과의 한해살이풀로 높이 1.5m 정도고, 잎은 어긋나고 깃꽃겹잎이며 작은 잎은 알 모양으로 2~3쌍이 달린다. 꽃은 6~8월에 잎겨드랑에 1~2송이씩 노란색으로 피고, 열매는 9~10월에 마름모 꼴 협과로 여문다.
이용 부위	식용(꽃, 어린순, 종자), 약용(종자)
약초 만들기	가을에 전초를 베어 햇볕에 말린 다음 두드려서 씨를 털고 완전히 말린다.
식용	· 쓴맛을 제거하고 요리한다. · 양념무침, 카레, 국거리로 먹는다. · 봄에 어린순을 채취하여 끓는 물에 살짝 데쳐서 나물로 무쳐 먹는다.
차 만들기	· 씨를 볶지 않으면 비릿한 냄새가 나기 때문에 반드시 볶아서 차를 끓여 보리차 대용으로 마신다. · 가을에 종자를 채취하여 이물질을 제거하고 소금물에 적신 후에 살짝 볶아 물에 달여 마신다.
주의사항	· 설사하는 사람은 금한다. · 삼(대마)을 금한다.

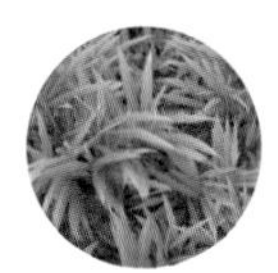

생강과 생강

소화기 질환 다스려 – 냉증 · 소화불량 · 생선 중독에 효험

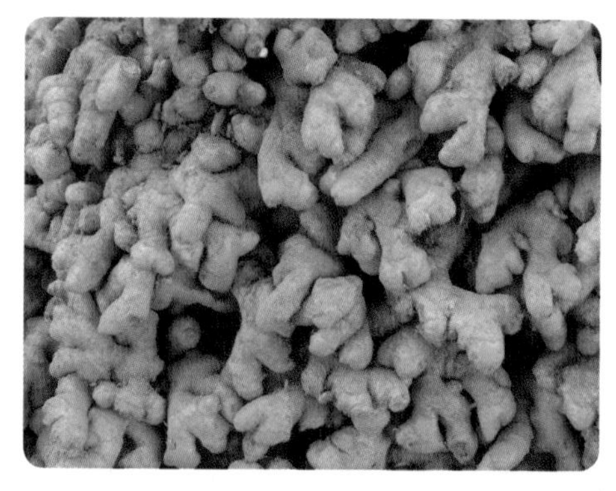

생강은 한여름에 뜨거운 기운을 듬뿍 받아 식물의 이름과 함께 '생강'이라 불린다. 땅속에서 굵은 덩이줄기가 옆으로 자라는데 덩어리 모양에다 황색에 다육질이며 매운맛과 향긋한 냄새를 풍긴다.

예로부터 생강은 마늘과 함께 우리 식생활에 없어서는 안 될 중요한 양념인데 식용과 약용으로 가치가 높다. 주로 양념으로 쓰이고 생선과 고기의 냄새를 없애는 데 사용한다. 카레, 소스 등의 원료와 과자, 빵, 피클 등에 향신료의 주재료로 널리 애용된다. 약으로 쓸 때는 날 것을 탕을 하여 사용하거나 술에 담가서 쓴다. 풍한을 없애주고 입맛을 돋우는 데도 썼다. 감기에 걸렸을 때 생강을 술에 담가 우려서 복용하면 효과를 볼 수 있다.

 한방에서 캐낸 생뿌리줄기를 '생강(生薑)' '선생강(鮮生薑)', 뿌리줄기

를 말린 것을 '건강(乾薑)', 생강을 불에 구운 것을 '포강(炮薑)'이라 부른다. 주로 냉증, 대하증, 관절통, 천남성과 반하의 중독, 생선 중독, 담식, 소화불량, 복통, 비염에 다른 약재와 처방한다.

민간에서 만성 위염에는 생강을 4g 캐서 물로 씻고 적당한 크기로 잘라 물에 달여서 마신다. 감기에 걸렸을 때는 생강과 대추를 물에 달여서 꿀을 타서 먹는다. 몸이 냉할 때는 생강을 캐서 햇볕에 말린 후에 곱게 갈아서 식사를 할 때마다 1~2스푼씩 먹는다.

학명	Zingiber officinale Roscoe
한약명	생강(生薑)·선생강(鮮生薑)–캐낸 생뿌리줄기, 건강(乾薑)–뿌리줄기를 말린 것, 포강(炮薑)–생강을 불에 구운 것
다른 이름	새망, 새앙, 새양, 생이
분포지	농가에서 재배
형태	생강은 생강과의 여러해살이풀로 높이 30~50cm 정도고, 잎은 좁고 길며 어긋나고, 줄기가 곧게 자란다. 뿌리줄기는 연한 노란색으로 울퉁불퉁한 마디가 있다. 독특한 향기와 매운맛이 있다. 꽃은 6월에 연한 노란색으로 피고, 열매는 10월에 긴 타원형으로 붉은색으로 여문다.
이용 부위	식용(뿌리줄기), 약용(뿌리줄기)
약초 만들기	가을에서 초겨울 사이에 뿌리줄기를 캐서 잔뿌리를 제거하고 마르지 않도록 습한 모래에 묻어 서늘한 곳에 보관한다.
식용	· 주로 양념으로 쓴다. · 김치를 담글 때 부재료로 넣는다. · 생선이나 고기를 삶을 때 고기 양념에 넣어 비린내를 없앤다.
차 만들기	강판에 곱게 간 생강 한 숟갈을 찻잔에 넣고 뜨거운 물을 부어 1~2분 후에 꿀을 타서 마신다.
효소 만들기	가을에서 초겨울 사이에 뿌리줄기를 캐서 잔뿌리를 제거한 후 물로 씻고, 물기를 뺀 다음 적당한 크기로 자르거나 녹즙기에 갈거나 절구에 빻아서 용기에 넣고, 설탕을 녹인 시럽 50%를 부어 100일 정도 발효시킨다.
약술 만들기	가을에서 초겨울 사이에 뿌리줄기를 캐서 잔뿌리를 제거한 후 물로 씻고, 물기를 뺀 다음 용기에 넣고 19도의 소주를 부어 밀봉하여 3개월 후에 먹는다.
구분	· 건강은 생강을 물에 담갔다 말린 것 · 흑강은 검게 될 때까지 불에 구운 것 · 건생강은 캐서 볕에 말린 것
주의사항	복용 중에 당귀, 현삼, 하눌타리 등을 금한다.

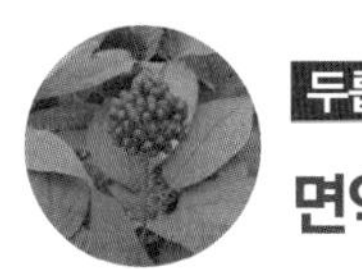

두릅나무과 인삼

면역강화에 탁월 – 암 · 신체허약 · 저혈압에 효험

인삼의 학명인 파낙스(Panax)는 Pan(모든 · 凡)과 ascos(의약)의 조합으로 '만병통치'를 뜻한다. 뿌리의 모양이 사람의 모습과 비슷하여 '인삼(人蔘)', 산속에서 저절로 나서 오래 자란 것을 '산삼(山蔘)', 해를 등지고 음지를 향해 있어 '귀(鬼盖)'라 불린다.

조선시대 허준이 쓴 《동의보감》에서 "인삼은 성미는 달고 약간 쓰며 따스하다. 비폐경에 들어간다. 오장의 기운 부족을 낫게 하고 정신을 안정시키며 눈을 밝게 하고 지혜를 솟아나게 하며 허로 손상을 낫게 한다"고 했듯이 인삼은 주로 기력을 보하는 보기약(補氣藥)으로 가장 많이 처방되고 있다. 손발이 차갑고 냉할 때, 낮에 땀을 많이 흘릴 때, 저혈압 환자에게 좋다.

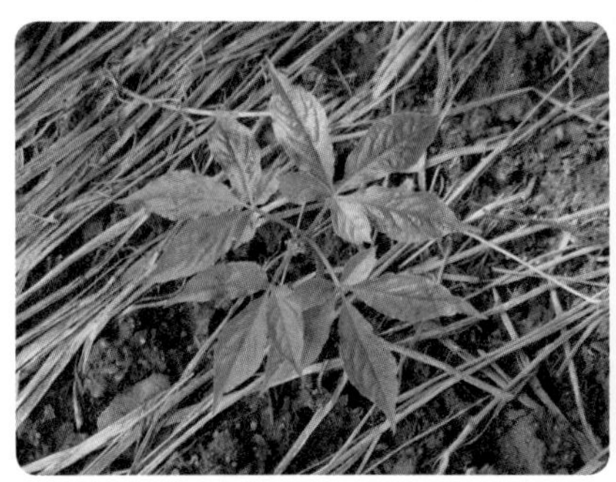

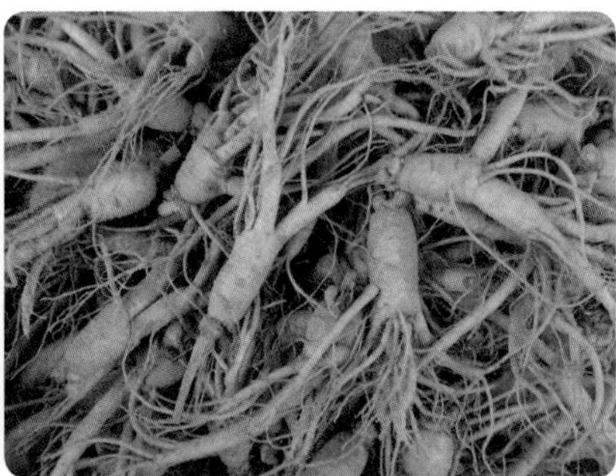

인삼은 식용과 약용으로 가치가 높다. 사포닌, 게르마늄, 폴리아세틸렌, 산성다당체 등의 성분이 있어 암세포의 증식을 억제하고 면역 기능이 좋다.

한방에서 뿌리를 말린 것을 '인삼(人蔘)', 가는 뿌리를 '인삼수(人蔘鬚)', 잎을 '인삼엽(人蔘葉)'이라 부른다. 주로 기혈부족, 권태무력, 식욕부진, 당뇨병, 건망증, 빈뇨에 다른 약재와 처방한다.

민간에서 간염에는 수삼, 들깨가루, 분유, 꿀을 반죽하여 1회에 10g씩 먹는다. 자양강장에는 인삼의 성숙된 빨간 꽃을 따서 물에 달여 차처럼 마신다.

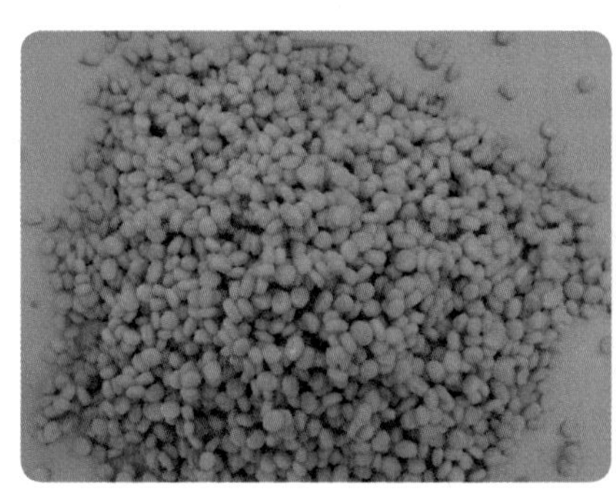

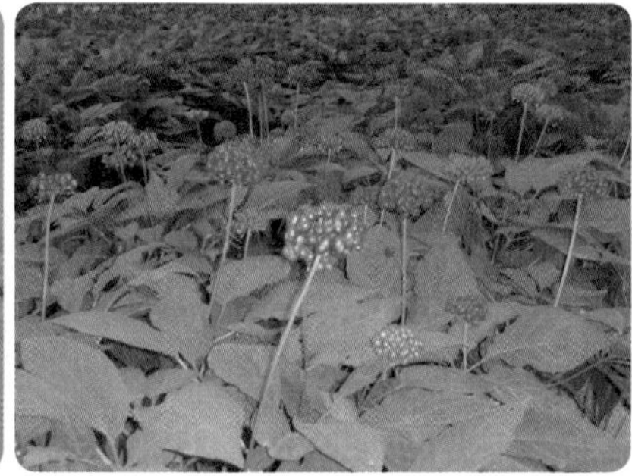

학명	Panax ginseng Nees
한약명	인삼(人蔘) - 뿌리를 말린 것, 인삼수(人蔘鬚) - 가는 뿌리, 인삼엽(人蔘葉) - 잎을 말린 것
다른 이름	신초, 인신, 인위, 지정, 고려삼, 토정, 혈삼
분포지	밭에서 재배(반음지)
형태	인삼은 두릅나무과의 여러해살이풀로 높이 50~60cm 정도고, 뿌리에서 1개의 줄기가 나와 그 끝에 3~4개의 잎자루가 돌려나고, 한 잎자루에 3~5개의 작은 잎이 달린다. 잎은 뾰족하고 가장자리에는 톱니가 있다. 꽃은 암수한그루며 4월에 꽃대 끝에 작은 꽃이 모여 연한 녹색으로 피고, 열매는 9~10월에 둥굴게 붉은 핵과로 여문다.
이용 부위	식용(꽃, 어린순, 뿌리), 약용(뿌리)
약초 만들기	· 가을에 6년된 뿌리를 캐서 가공하는 방법에 따라 수삼, 홍삼, 백삼, 당삼 등으로 나눈다. · 가을에 뿌리를 캐내 잔뿌리를 떼어내고 겉껍질을 칼로 긁어 햇볕에 말린다.
식용	· 3년 미만인 것은 삼계탕이나 정과로 먹는다. · 쌈, 양념무침으로 먹는다.
차 만들기	건삼 2뿌리와 대추 10개를 물 700ml에 넣고 끓여 건더기는 체로 걸러내고 국물만 찻잔에 따라 꿀을 타서 마신다.
산나물 요리법	봄에 어린순을 채취하여 끓는 물에 살짝 데쳐서 나물로 무쳐 먹는다.
약술 만들기	4~6년된 뿌리를 캐서 물로 씻고 물기를 뺀 다음 용기에 넣고 19도 소주를 부어 밀봉하여 3개월 후에 먹는다.
구분	· 수삼(水蔘) : 인삼을 물에 씻어 정선한 생것 · 백삼(白蔘) : 수삼의 껍질을 벗겨 1~2일간 햇볕에 말린 것 · 곡삼(曲蔘) : 백삼을 말리는 과정에서 끝을 말아 올린 것 · 직삼(直蔘) : 곧바로 펴서 말린 것 · 미삼(尾蔘) : 잔뿌리를 말린 것 · 홍삼(紅蔘) : 백삼을 증기솥에서 3~5시간 쪄서 말린 것 · 당삼(糖蔘) : 꿀이나 설탕에 침지시켜 가공한 인삼
주의사항	열증 및 고혈압 환자는 금한다.

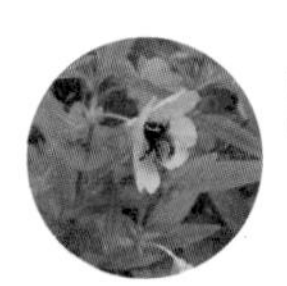

바늘꽃과

달맞이꽃

'달과 교감하는 꽃' – 동맥경화 · 고지혈증 · 고혈압에 효험

달맞이꽃은 달과 교감하며 밤에 꽃을 피웠다가 아침에 햇살이 비치면 곧 오므라든다 하여 '월견초(月見草)'라 불리는데 이름과 같지만은 않다. 달맞이꽃은 꽃, 전초, 줄기, 뿌리, 종자 모두를 약용으로 쓴다. 꽃은 따서 말려서 차(茶)로 마시고, 잎(전초)과 종자는 효소로 만들어 먹을 수 있다. 달맞이꽃은 약리실험에서 소염과 해열 작용이 있는 것으로 밝혀졌다.

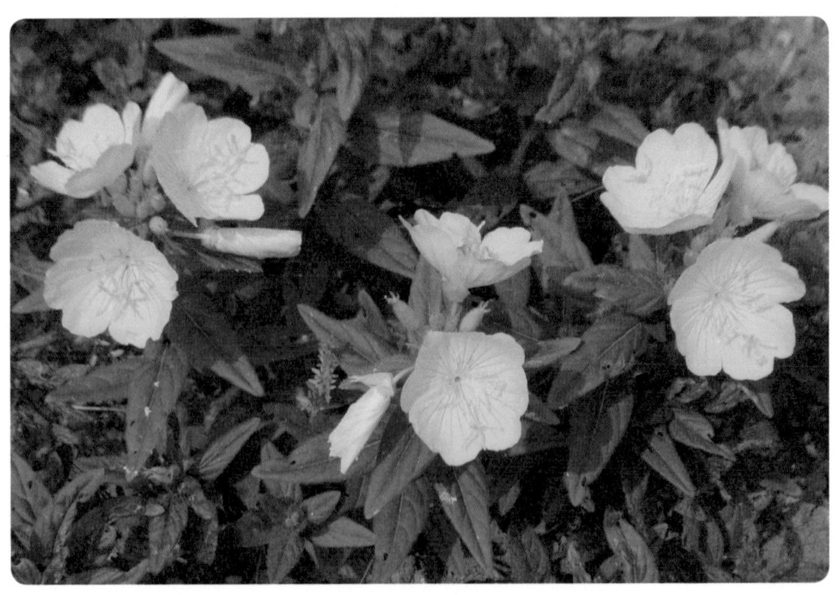

한방에서는 주로 동맥경화, 갱년기 증후군에 처방한다. 가을에 달맞이꽃 꼬투리가 터지기 전에 통째로 채취해 햇볕에 말려서 털어 기름을 짜기도 한다.

한방에서 뿌리를 말린 것을 '월견초(月見草)' '월하향(月下香)'이라 부른다. 주로 종자(당뇨병, 고혈압, 고지혈증), 뿌리(동맥경화, 인후염, 기관지염, 감기, 피부염)와 다른 약재를 처방한다.

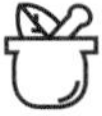

민간에서 동맥경화에는 달맞이꽃 종자를 채취하여 기름을 짜서 한 스푼씩 먹는다. 당뇨병에는 뿌리 10g을 물에 달여 먹는다.

학명	Oenothera odorata Jacquin
한약명	월견초(月見草)·월하향(月下香)–뿌리를 말린 것
다른 이름	대소초(待宵草), 월하향, 야래향
분포지	산과 들
형태	달맞이꽃은 바늘꽃과의 여러해살이풀로 높이 50~90cm 정도고, 잎은 어긋나고 끝이 뾰족한 피침형이며 가장자리에 얕은 톱니가 있고, 전체에 짧은 털이 난다. 꽃은 7월에 잎겨드랑이에서 1송이씩 노란 황색으로 피고, 열매는 9월에 삭과로 여문다. 밤에 피었다가 아침에 시든다.
이용 부위	식용(꽃, 어린순), 약용(뿌리)
약초 만들기	· 가을에 뿌리를 캐서 햇볕에 말린다. · 전초는 생풀을 그대로 쓰고, 씨는 여문 것을 받아 햇볕에 말린다.
식용	· 잎은 몹시 쓰기 때문에 생으로 바로 먹을 수 없다. · 봄에 잎을 밑동에서부터 뜯어서 데친 다음 찬물에 헹궈서 쓴맛을 제거하고 요리한다. · 꽃은 튀김, 잎은 삶아 말려서 묵나물로 먹는다.
꽃차 만들기	7월에 꽃이 피기 전 꽃봉오리나 핀 꽃을 선택하여 꽃술을 떼어내고 꽃잎과 같은 무게의 꿀로 재어 15일 숙성시킨 후 찻잔에 3~4송이를 넣고 뜨거운 물을 부어 마신다.
기름 만들기	가을에 꼬투리가 터지기 전에 줄기째 채취하여 햇볕에 말린 후 털어 기름을 짠다.
주의사항	너무 많이 쓰면 해롭다.

소나무과

소나무

혈전용해제 추출 – 동맥경화 · 관절염 · 중금속 해독에 효험

소나무는 사군자의 하나로 엄동설한의 역경 속에서도 변함없이 늘 푸른 모습을 간직하며 굳은 기상, 절개, 의지, 장생, 견정을 상징한다. 우리 조상은 소나무를 대나무, 매화나무와 함께 세한삼우(歲寒三友)로 선비의 지조를 상징하는 나무로 보았다.

소나무 이름은 다양하다. 소나무는 줄기에서 붉은빛이 나는 적송(赤松), 육

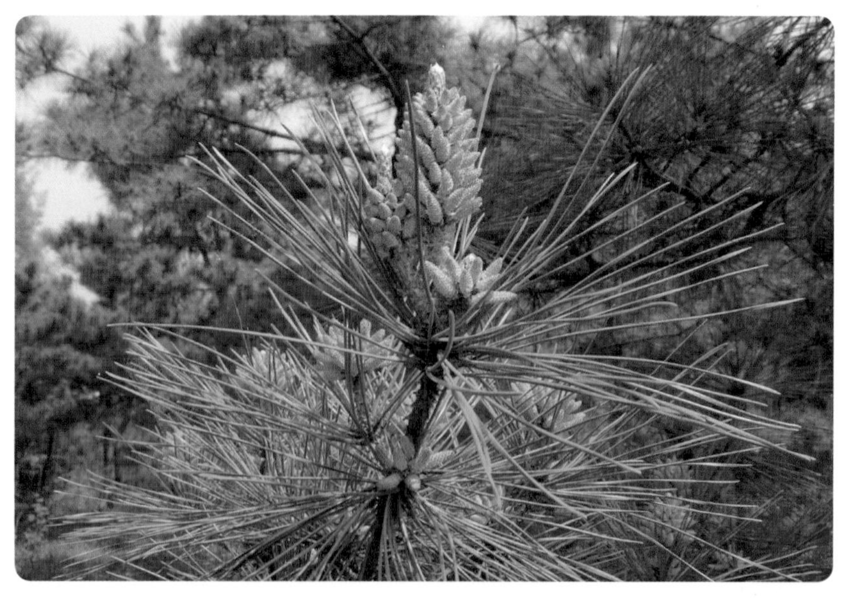

지에서 자라는 육송(陸松), 줄기에서 검은빛이 나는 흑송(黑松), 바닷가에서 잘 자라는 해송(海松) 등으로 불린다.

소나무는 정원수와 풍치수는 물론 식용과 약용으로 가치가 높다. 꽃가루, 솔잎, 솔방울, 속껍질을 먹을 수 있다. 복령(茯笭)은 소나무를 베어낸 후 3~4년이 지나면 흙 속에 묻혀 있는 소나무 뿌리에 혹과 같은 모양으로 둘러싸여 기생하는 균핵을 말한다. 최근에는 소나무 껍질에서 혈전용해제를 추출했고, 소나무에서 나오는 피톤치드는 인체에 해로운 발암물질과 중금속, 유해물질을 분해 및 제거해준다.

 한방에서 정제하지 않은 송진을 '생송지(生松脂)', 솔잎을 말린 것을 '송엽(松葉)' '송침(松針)', 가지와 줄기를 말린 것을 '송절(松節)', 송홧가루를 말린 것을 '송화분(松花粉)'이라 부른다. 주로 고혈압, 골절, 관절염, 동맥경화, 중풍, 구완와사, 불면증, 원기부족, 좌섬요통, 타박상, 신경통, 설사에 다른 약재와 처방한다.

 민간에서 관절염과 요통에는 잎 10g과 꽃가루 6g을 달여서 복용한다. 치주염과 치은염에는 어린 솔방울을 달인 물로 입안을 수시로 헹군다.

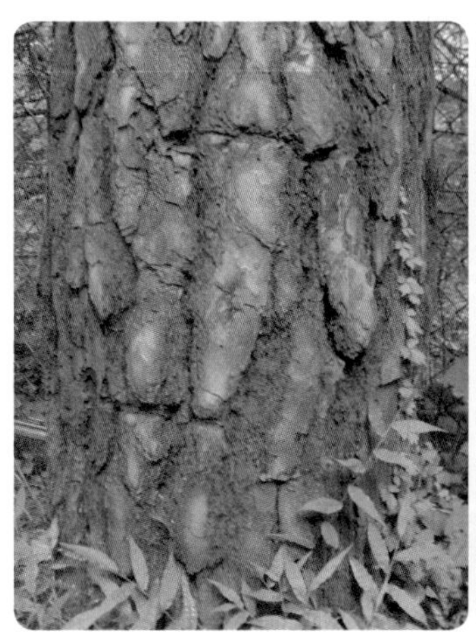

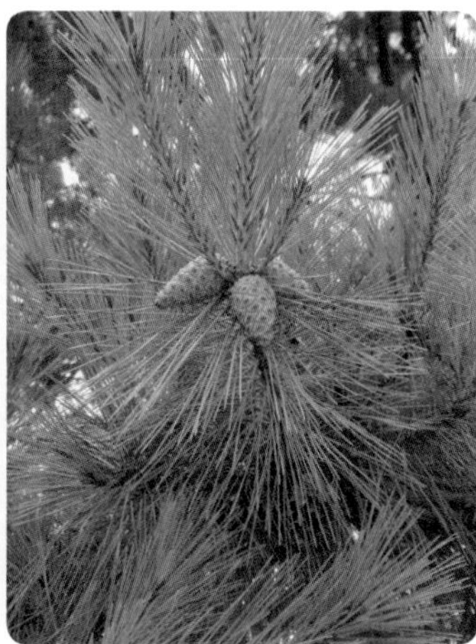

학명	Pinus densiflora S. et Z.
한약명	생송지(生松脂)－정제를 하지 않은 송진, 송엽(松葉)·송침(松針)－솔잎을 말린 것, 송절(松節)－가지와 줄기를 말린 것, 송화분(松花粉)－송홧가루를 말린 것
다른 이름	솔, 솔나무, 육송, 적송, 흑송
분포지	전국 각지
형태	소나무는 소나무과의 늘푸른큰키나무로 높이 20~35m 정도고, 잎은 바늘잎이고 2개씩 뭉쳐난다. 나무껍질은 적갈색이다. 꽃은 암수한그루로 5월에 피며, 수꽃은 타원형으로 가지 밑에 노란색으로 피고, 암꽃은 가지 끝에 자주색으로 핀다. 열매는 다음 해 9~10월에 달걀 모양으로 여문다.
이용 부위	식용(송화분, 잎, 솔방울), 약용(솔잎 생즙, 송진, 복령)
약초 만들기	4~5월에 송홧가루를 채취하여 그늘에서 말린다. 소나무 가지의 관솔 부위나 줄기에서 흘러나온 수지와 잎은 1년 중 어느 때나 줄기에서 채취한다.
식용	솔잎으로 송편, 속껍질(송기·松肌)을 벗겨 송죽, 솔기 떡으로 먹는다.
솔잎차 만들기	솔잎을 3~4cm로 잘라서 설탕을 녹인 시럽을 넣고 끓인 후 솔잎이 물에 잠기게 하여 3개월 숙성시킨다. 찻잔에 솔잎 10~15개를 넣고 뜨거운 물을 부어 우려낸 물을 마신다.
복령차 만들기	소나무 뿌리에서 복령을 캐 물로 씻고 햇볕에서 말린 후 잘게 썰어 차관이나 주전자에 넣고 약한 불로 끓여서 우려 먹거나 쪄서 가루내어 물에 타서 마신다.
효소 만들기	4월에 소나무 솔잎 새순을 채취하여 마르기 전에 용기에 넣고 설탕을 녹인 시럽을 25% 부어 100일 이상 발효시킨다.
송순주 만들기	4월에 소나무 햇순, 솔잎, 솔방울을 채취하여 물로 씻고 물기를 뺀 다음 용기에 넣고 19도의 소주를 부어 밀봉하여 3개월 후에 먹는다.
소나무주 구분	햇순(송절주·松筍酒), 잎(송엽주·松葉酒), 솔방울(송절주·松實酒), 뿌리(송하주·松下酒), 옹이(송절주·訟節酒)
주의사항	복령을 먹을 때는 신맛이 있는 것을 먹지 않는다.

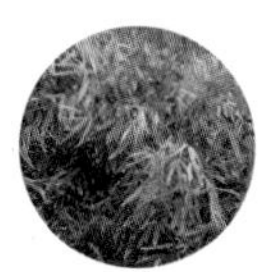

대나무과 조릿대

화병에 탁월 – 스트레스 · 고혈압 · 동맥경화에 효험

조릿대는 기(氣)가 많은 곳에서 자생하기 때문에 주위에 다른 식물은 거의 자라지 못한다. 죽순(竹筍)은 다른 식물과 비교도 안 될 만큼 성장이 빠르다. 죽순은 7~10일이 지나면 대나무처럼 딱딱해 먹을 수 없기 때문에 부드러울 때 채취해야 한다.

조선시대 허준이 쓴《동의보감》에서 "조릿대는 달고 약간 찬 성질을 가지고 있기 때문에 빈혈과 갈증을 없애주고 체액이 원활히 순환되도록 하며 기운을 북돋아준다"고 했듯이 몸안에 열이 있는 사람이나 열로 인해 가슴이 답답한 증상에 좋다.

조릿대는 잎, 줄기, 열매, 뿌리가 식용이나 약용으로 가치가 높다. 떡을 조릿대잎으로 싸서 보관하면 며칠씩 두어도 잘 상하지 않는다. 죽순은 혈당과 콜레스테롤을 저하시키고 중성지방의 흡수를 방해하며 식이섬유가 풍부

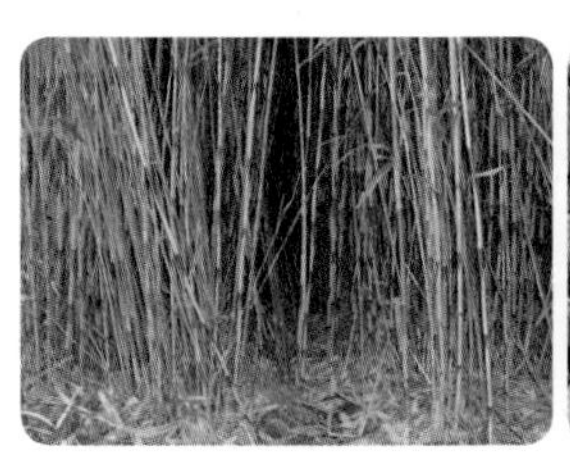
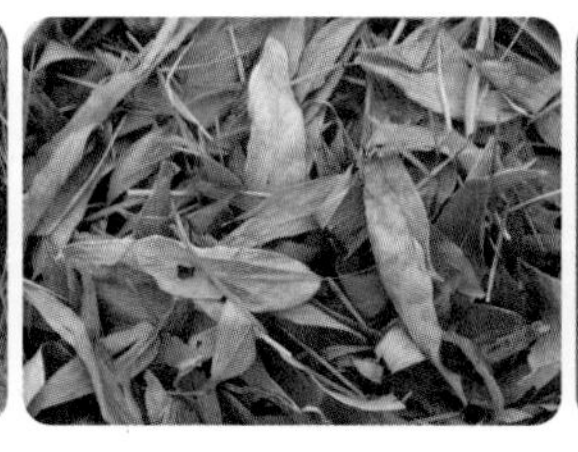
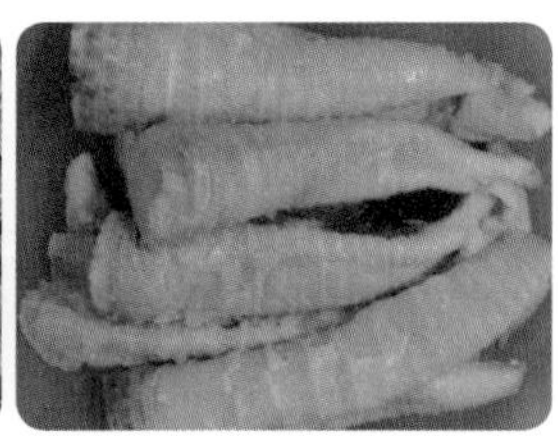

하여 다이어트에도 좋다. 단백질, 당질, 식이섬유, 칼슘, 인, 철, 당분, 비타민 A·B·C 등이 함유되어 있다.

한방에서 잎을 말린 것을 '담죽엽(淡竹葉)' '송하죽(松下竹)' '지죽(地竹)'이라 부른다. 주로 화병, 스트레스, 소변불리, 고혈압, 동맥경화에 다른 약재와 처방한다.

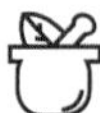
민간에서 잦은 유산을 할 때는 연한 죽순을 차(茶)로 마신다. 토혈에는 죽순을 짓찧어 즙을 먹는다.

학명	Sasa boreaalis
한약명	담죽엽(淡竹葉) · 송하죽(松下竹) · 지죽(地竹) – 잎을 말린 것
다른 이름	산죽, 지죽, 조죽, 입죽, 동백죽, 사사, 죽실, 죽미, 속
분포지	중부 이남의 산속 나무 그늘
형태	조릿대는 대나무과의 늘푸른관엽식물로 높이 1~2m 정도다. 잎은 가지 끝에서 2~3개씩 나고 길쭉한 타원형 피침형이며, 앞면이 반질반질하고 뒷면은 흰빛이다. 가장자리에 잔 모양의 톱니가 있다. 꽃은 5년마다 피는데 4월에 자주색 꽃이삭이 2~3개 달리고, 열매는 5~6월에 여문다.
이용 부위	식용(새순), 약용(잎, 뿌리)
약초 만들기	잎은 사시사철, 줄기와 뿌리는 가을부터 이듬해 봄까지 채취하여 잘게 썰어 말린다.
식용	· 봄에 새순을 채취하여 그늘에서 말려 잘게 썰어 달여 먹거나 가루를 내어 음식에 넣어 먹는다. · 죽순에 함유된 녹말을 얻어 떡이나 죽을 만들어 먹는다. · 죽순이 굳기 전 부드러울 때 채취하여 껍질을 벗겨내고 끓는 물에 속만을 데쳐서 양념을 해서 먹거나 초고추장에 찍어 먹는다.
꽃차 만들기	· 꽃은 5년마다 피기 때문에 채취하여 그늘에 말려서 밀폐용기에 넣고 냉장보관하며 찻잔에 넣고 뜨거운 물을 부어 우려내서 마신다. · 조릿대의 새순을 채취하여 말려서 차관이나 주전자에 넣고 약한 불로 끓여서 국물만 마신다.
효소 만들기	죽순을 채취하여 껍질을 벗겨내고 적당한 크기로 잘라 용기에 넣은 후 설탕을 녹인 시럽 30%를 붓고 100일 정도 발효시킨다.
약술 만들기	죽순을 채취하여 용기에 담아 소주 19도를 부어 밀봉하여 3개월 후에 먹는다.
주의사항	· 몸이 냉한 사람은 먹지 않는다. · 저혈압 환자는 과량을 장복하지 않는다.

국화과 곰취

'곰이 좋아하는 나물' – 어린잎 쌈으로 먹으면 춘곤증 예방에 좋아

'곰이 좋아하는 나물'이라는 뜻으로 '곰취(웅소 : 雄蔬)', 잎의 모양이 말발굽 같다 하여 '마제엽(馬蹄葉)'이라 불린다.

우리나라 깊은 산에서 자라는 곰취는 예로부터 산간에서 귀하게 여겼던 산나물이다. 독성이 없어 식용과 약용으로 가치가 높다. 봄철에 참나물 같은 향긋한 내음과 연하고 매끄러운 향미가 있다. 산나물은 비닐하우스에서 자란 것보다 야생에서 자란 것이 각종 항산화 성분, 비타민, 미네랄 등을 많이 함유하고 있다. 야생 곰취는 춘곤증 예방에도 좋다.

곰취는 유독식물인 동의나물과 비슷하므로 주의를 요한다. 동의나물은 주로 습지에서 자라고 잎이 두꺼우며 털이 없고 광택이 난다.

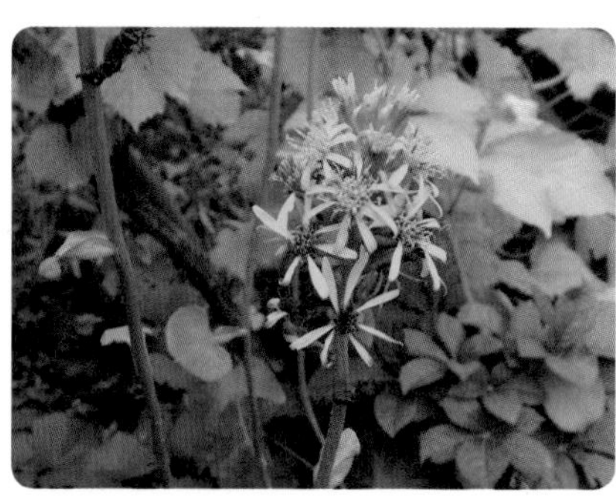
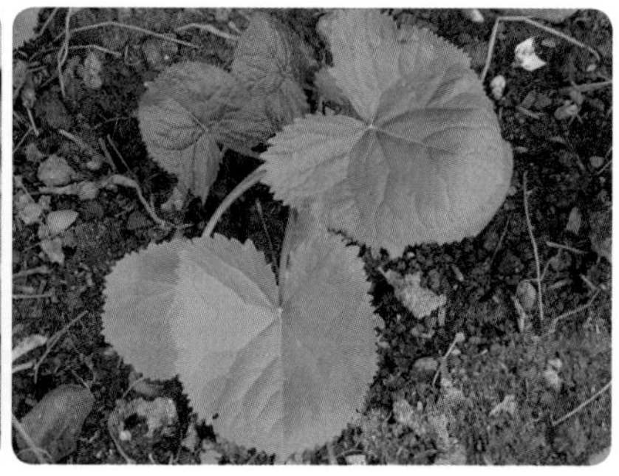

한방에서 뿌리 및 뿌리줄기를 '호로칠(葫蘆七)'이라 부른다. 주로 기침, 진해, 거담, 진통, 타박상, 고혈압에 다른 약재와 처방한다.

민간에서 타박상과 염좌에는 봄에 곰취 잎과 쑥을 채취하여 짓찧어서 환부에 붙인다. 고혈압에는 말린 약재를 1회에 2~4g씩 달이거나 가루내어 복용한다.

학명	Ligularia fischeri
한약명	호로칠(葫蘆七) – 뿌리와 뿌리줄기를 말린 것
다른 이름	마제엽, 왕곰취, 산자원, 대구가, 웅소, 웅채
분포지	깊은 산의 습지
형태	곰취는 국화과의 여러해살이풀로 키는 1~2m 정도고, 잎 가장자리에 톱니가 있고 잎자루가 길다. 꽃은 7~9월에 줄기 끝에 잔꽃이 보인 두상화서가 이삭 모양의 노란색으로 피고, 열매는 10월에 원통형 수과로 여문다.
이용 부위	식용(꽃, 잎), 약용(뿌리)
약초 만들기	· 봄에 잎과 줄기를 수시로 채취하여 그늘에서 말려서 쓴다. · 뿌리는 가을에 잎이 마르기 전에 채취하여 그늘에서 말려서 쓴다.
식용	· 봄에 어린잎을 따서 날것이나 쌈으로 먹는다. · 된장국이나 부침개로 먹는다. · 잎이 거세지기 시작하면 따서 끓는 물에 살짝 데쳐거 나물로 무쳐 먹는다. · 삶아서 말린 후 묵나물로 먹는다.
장아찌 만들기	· 봄에 연한 잎을 따서 깻잎처럼 간장에 재어 살짝 데쳐서 바로 먹거나 60일 후에 장아찌로 먹는다. · 잎을 따서 포개어 고추장이나 된장에 박아두었다가 60일 후에 먹는다.

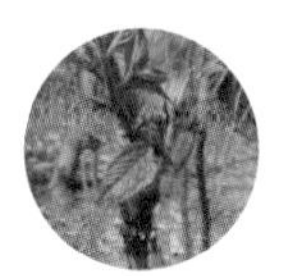

두릅나무과 두릅

춘곤증 방지 도움 – 당뇨병 · 신장병 · 천식에 효험

나무 끝에 야채(野菜)가 난다고 하여 '목말채(木末菜)', 나무껍질을 말린 것은 '총목피(楤木皮)'라 불린다.

두릅은 두릅나무의 새순을 가리키는 말로 봄철 산나물 중에서 으뜸으로 친다. 두릅은 새순에 정유 성분의 독특한 향이 있어 봄에 나른한 증상인 춘곤증에는 그만이다. 봄철에 때를 놓치면 잎과 가시가 억세 먹을 수 없기 때문에 어린 새순이 10cm 미만일 때 딴다.

이른 봄에 두릅의 새싹을 따서 겉껍질을 벗기고 끓는 물에 살짝 데쳐 초고추장에 찍어 먹고, 석쇠에 구워 양념장에 찍어 먹거나 김치를 담가 먹는다. 데친 나물은 쇠고기와 함께 꿰어 두릅적을 만들거나 튀김, 샐러드로 먹기도

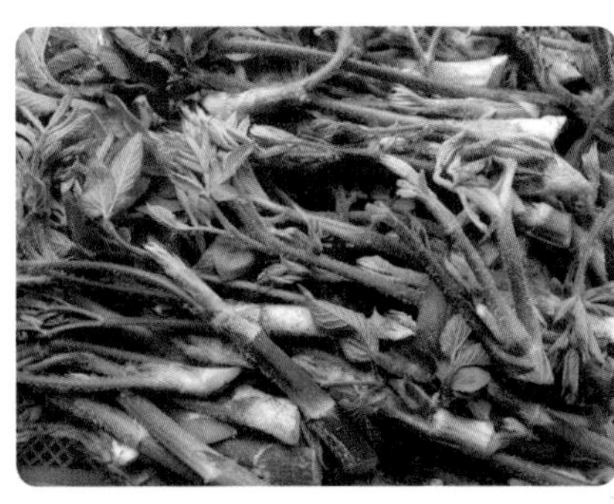

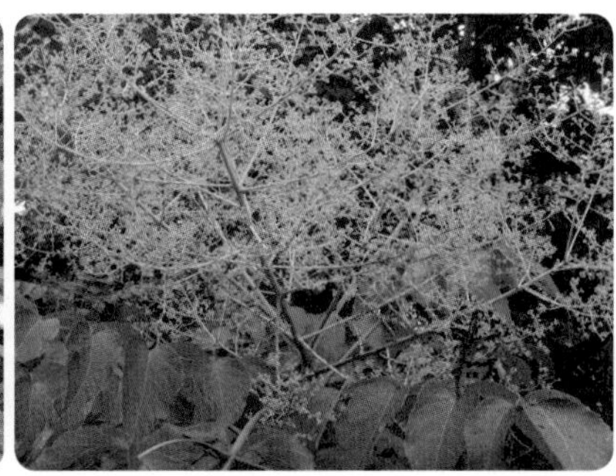

한다. 삶은 물에 데쳐 보관하면 묵나물로 요긴하게 쓸 수 있다.

한방에서 줄기껍질을 말린 것을 '총목피(楤木皮)', 뿌리껍질을 말린 것을 '자노아(刺老鴉)'라 부른다. 주로 류머티즘성 관절염, 간병변, 만성 간염, 위장병, 당뇨병, 기허증, 저혈압, 신경쇠약에 다른 약재와 처방한다.

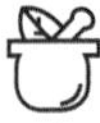
민간에서 당뇨병과 만성 간염에는 줄기껍질이나 뿌리껍질을 채취하여 적당한 크기로 잘라 물에 달여 하루 3번 나누어 복용한다. 류마티스 관절염에는 줄기껍질이나 뿌리껍질을 달인 물로 목욕을 한다.

학명	Aralia elata
한약명	총목피(楤木皮) – 줄기껍질을 말린 것, 자노아(刺老鴉) – 뿌리껍질을 말린 것
다른 이름	참두릅, 목말채, 총근피, 목두채
분포지	산골짜기, 농가 재배
형태	두릅나무는 두릅나무과의 갈잎떨기나무로 높이 3~4m 정도다. 잎은 어긋나고 잎자루와 작은 잎에 가시가 있고 가장자리는 고르지 못한 톱니 모양이며, 줄기에는 억센 가시가 있다. 꽃은 7~9월에 여러 송이가 가지 끝에 흰색으로 피고, 열매는 10월에 납작하고 둥근 모양의 검은색으로 핵과(核果)가 여문다.
이용 부위	식용(어린순), 약용(줄기껍질, 뿌리껍질)
약초 만들기	봄에 뿌리의 껍질 또는 줄기의 껍질을 벗겨 잡질을 제거하고 햇볕에 말린다.
식용	· 어린순을 초고추장에 찍어 먹거나 석쇠에 구워서 양념장에 찍어 먹거나 김치를 담가 먹는다. · 어린순을 쇠고기와 함께 꿰어 두릅적을 만들거나 튀김, 샐러드로 만들어 먹는다. · 삶아서 말린 후 묵나물로 먹는다. · 이른 봄에 두릅의 새싹을 따서 겉껍질을 벗기고 끓는 물에 살짝 데쳐 나물로 무쳐 먹는다.
차 만들기	뿌리껍질 10g을 물 600ml에 넣고 끓인 후 3번 나누어 마신다.
약술 만들기	가을에 열매가 흑색으로 익었을 때 뿌리를 캐서 물로 씻고 물기를 뺀 다음 용기에 넣고 소주(19도)를 부어 밀봉하여 3개월 후에 먹는다.
주의사항	한꺼번에 많이 먹으면 설사를 하기 때문에 적당히 먹고, 특히 고혈압 환자는 먹지 않는다.

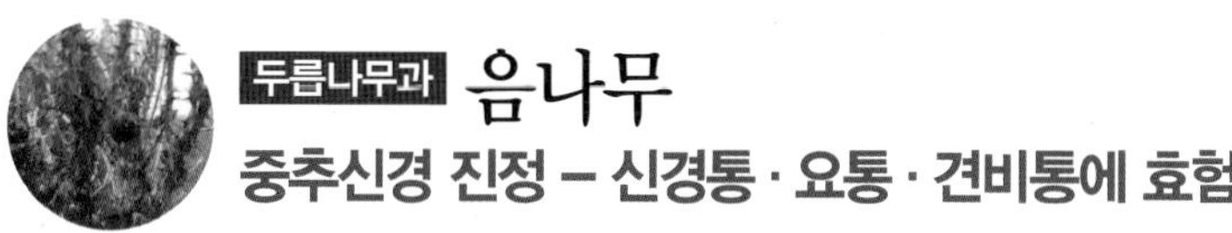

두릅나무과 음나무

중추신경 진정 – 신경통 · 요통 · 견비통에 효험

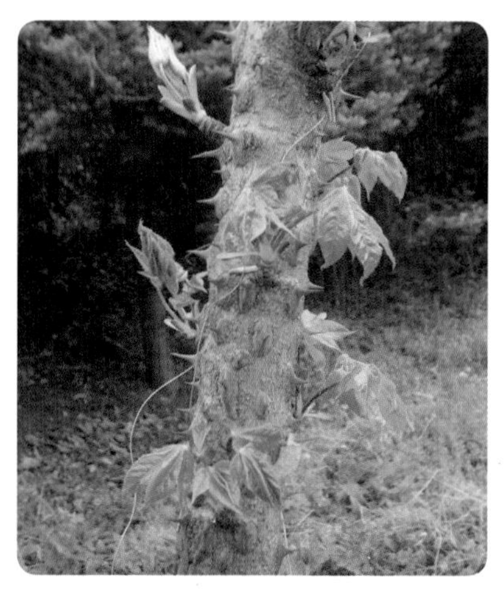

가지에 달린 가시가 크고 단단하고 무섭게 생겼다 하여 '엄나무', 잡귀를 막는 나무로 여겨 '도깨비 방망이'라 불린다. 우리 조상은 음나무를 집안의 재앙을 막아주고 복이 깃들게 하는 길상목으로 보았다. 음나무는 재질이 좋고 광택이 아름다워 사찰에서 식기인 바릿대를 만들어 사용했다.

두릅처럼 봄에 어린순을 채취해 먹는데 서로 구별하기 위해 '개두릅'이라고 불렀다. 음나무 순은 두릅에 비해 쌉쌀한 맛과 향이 더 진하여 입맛을 돋게 한다. 봄에 연한 새싹을 따서 끓는 물에 살짝 데쳐서 나물로 무쳐 먹거나 양념 고추장을 곁들여 쌈을 싸 먹는다. 튀겨 먹거나 김치로도 담가 먹는다. 오래 보관하려면 소금에 절이거나 얼리면 된다. 약리실험에서 중추신경을 진정시키는 작용이 있는 것으로 밝혀졌다.

한방에서 나무껍질을 말린 것을 '해동피(海桐皮)', 뿌리를 말린 것을 '해동수근(海桐樹根)'이라 부른다. 주로 신경통, 요통, 관절염, 구내염, 타박상, 종기, 창종, 견비통, 당뇨병, 신장병, 위궤양, 진통, 풍치에 다른 약재와 처방한다.

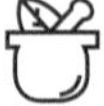

민간에서 신경통과 요통에는 닭의 내장을 빼내버리고 그 안에 음나무를 넣고 푹 고아서 그 물을 먹거나 음나무의 가지에 상처를 내어 진을 받아 한 스푼 정도를 먹는다. 골절상에는 엄나무의 껍질로 상처 부위를 감싸준다. 근육통과 관절염에는 음나무로 달인 물로 목욕을 한다.

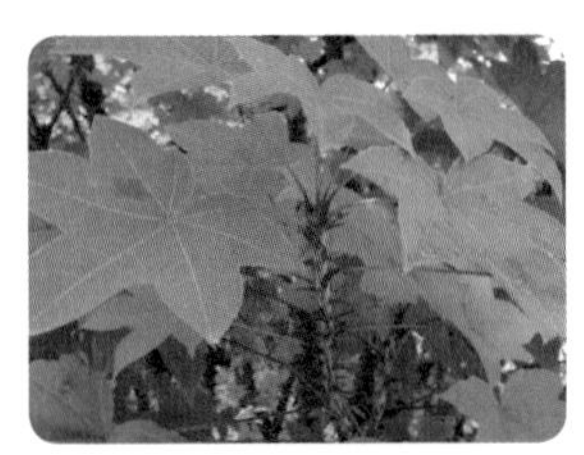

학명	Kalopanax picyus
한약명	해동피(海桐皮)－나무껍질을 말린 것, 해동수근(海桐樹根)－뿌리를 말린 것
다른 이름	개두릅나무, 엄나무, 해동수근, 엄목, 자추목, 멍구나무, 당음나무, 해동목
분포지	산지, 인가 부근
형태	음나무는 두릅나무과의 갈잎떨기나무로 높이 20~30m 정도고, 잎은 어긋나고 잎 가장자리는 톱니 모양이며, 줄기에는 억센 가시가 있다. 꽃은 7~9월에 햇가지 끝에 산형화서로 황록색으로 피고, 열매는 10월에 둥근 핵과로 여문다.
이용 부위	식용(어린순, 나무껍질, 뿌리껍질), 약용(나무껍질, 뿌리껍질)
약초 만들기	봄부터 여름 사이에 줄기를 채취하여 겉껍질과 하얀 속껍질을 긁어내고 햇볕에 말린다.
식용	· 양념무침, 초고추장에 찍어 먹는다. · 가시가 있는 나뭇가지는 닭과 함께 가마솥에 넣고 푹 삶아서 보양식으로 먹는다. · 봄에는 새순을 뜯어 끓는 물에 살짝 데쳐서 나물로 무쳐 먹는다.
효소 만들기	봄에 새순을 따서 마르기 전에 용기에 넣고 설탕을 녹인 시럽 30%를 붓고 100일 정도 발효시킨다.
약술 만들기	3~9월에 나무껍질을 캐서 적당한 크기로 잘라 용기에 넣고 소주(19도)를 부어 밀봉하여 3개월 후에 먹는다.

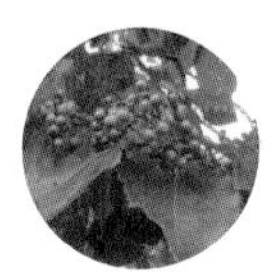

갈매나무과 헛개나무

술독 푸는 데 탁월 – 간염 · 황달 · 부종에 효험

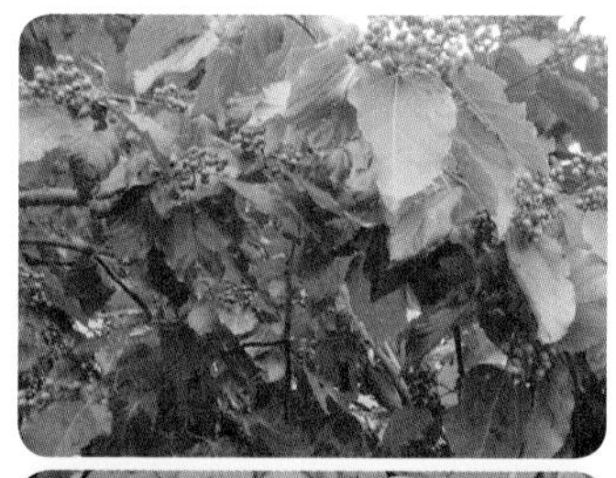

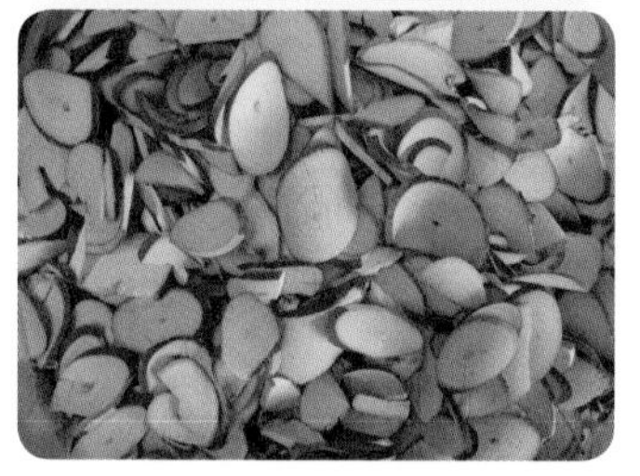

맛이 달다고 해서 나무에서 나는 꿀이라 하여 '목밀(木蜜)', 돌처럼 희고 단단하다 하여 '백석목(白石木)'이라 불린다.

중국 이시진이 쓴《본초강목》에서는 "헛개나무가 술독을 푸는 데 으뜸"이라고 했다. 열매는 숙취 해독이 탁월하여 술로 인한 지방간, 알콜성 간염, 간경화, 황달에 좋다. 한편 간에 좋다는 사실이 알려지면서 무분별하게 채취당하고 있다.

헛개나무 열매는 식용과 약용으로 가치가 높다. 알코올로 인한 간 손상, 간세포의 섬유화를 감소시켜주고, 혈중 알코올 농도를 낮춰준다. 헛개나무 잎에는 루틴과 사포닌, 열매에는 포도당, 과당, 카탈라제, 페록시다아제, 줄기에는 호베니산이 함유되어 있다.

 한방에서 익은 열매를 말린 것을 '지구자(枳椇子)', 줄기의 껍질을 말

린 것을 '지구목피(枳椇木皮)'라 부른다. 주로 술로 인한 간질환, 간염, 황달, 숙취해소, 알코올 중독, 딸국질, 구갈에 좋다. 열매는 이뇨, 부종, 류머티즘에 쓰고, 줄기껍질은 혈액순환에 다른 약재와 처방한다.

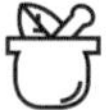
민간에서 알코올 중독에는 말린 약재를 1회 35g을 달여서 찌꺼기는 버린 후 따뜻하게 복용한다. 간질환을 개선하고자 할 때는 얇게 썬 헛개나무 줄기를 물에 달여 보리차처럼 마신다. 딸국질에는 생열매를 짓찧어 즙을 복용한다.

학명	Hovenia dulcis
한약명	지구자(枳椇子) - 익은 열매를 말린 것, 지구목피(枳椇木皮) - 줄기의 껍질을 말린 것
다른 이름	지구목, 백석목, 목산호, 현포리
분포지	산중턱 이하의 숲속
형태	헛개나무는 갈매나무과의 갈잎큰키나무로 높이 10m 이상 자라고, 잎은 어긋나고 넓은 달걀 모양이며 가장자리에 톱니가 있다. 꽃은 5~7월에 가지 끝에 취산화서 녹색으로 피고, 열매는 8~10월에 핵과로 여문다.
이용 부위	식용(열매, 가지), 약용(줄기껍질, 열매)
약초 만들기	· 가을에 익은 열매를 따서 햇볕에 말린다. · 줄기껍질은 수시로 채취하여 얇게 썰어 햇볕에 말린다.
차 만들기	말린 열매 30g을 물에 불린 후 물 2ℓ 부어 끓이다가 약한 불로 줄여 30분 정도 더 끓인 후 마신다.
약술 만들기	가을에 익은 열매를 따서 용기에 넣고 소주(19도)를 부어 밀봉하여 3개월 후에 먹는다.

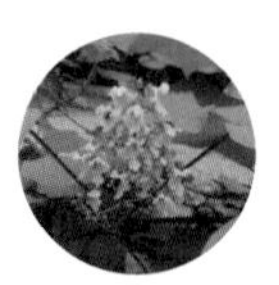

능소화과 개오동나무

간질환에 탁월 – 간경화 · 간 복수 · 요도염에 효험

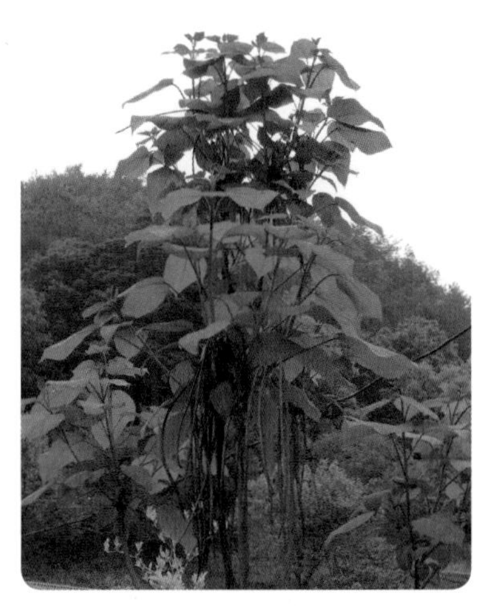

개오동나무 열매가 노인의 수염처럼 길게 늘어진다 하여 '노끈나무', 노인을 비유하여 '노나무', 오동나무와 닮아 '취오동'이라 불린다. 예로부터 종기와 피부가려움에 썼다.

개오동나무는 독이 없어 관상수·식용·약용으로 가치가 높다. 약초로 쓸 때는 꽃, 잎, 열매, 나무껍질, 뿌리 모두를 쓴다. 수액은 관절염, 류머티즘, 요통에 좋다. 개오동나무에는 시리진과 파울로우진 등의 성분이 함유되어 있어 피를 깨끗하게 하여 종기를 완화시켜준다.

한방에서 뿌리껍질을 말린 것을 '재백피(梓白皮)', 잎을 말린 것을 '재엽(梓葉)', 열매를 말린 것을 '재실(梓實)', 줄기를 말린 것을 '재목(梓木)'이라 부른다. 주로 잎(피부가려움증, 소아 장열, 종독, 피부소양증, 화

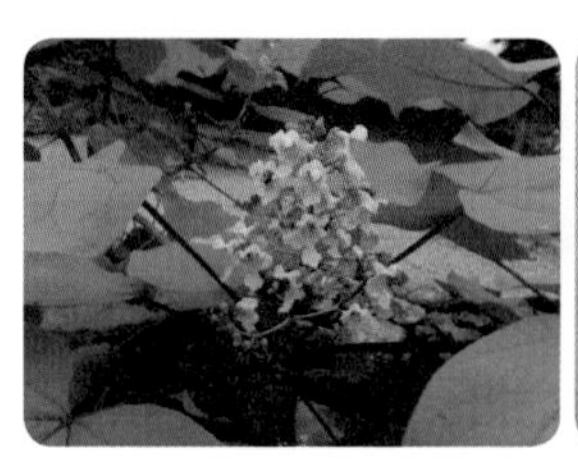
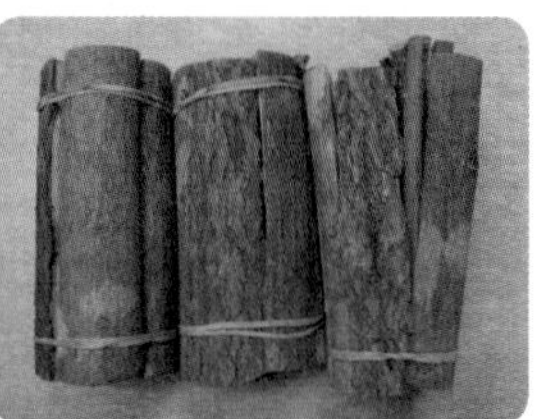

상), 열매(만성 신염, 부종, 소백뇨, 요도염, 이뇨), 수피(간경화, 황달, 간염, 반위, 고열), 가지(수족통풍, 곽란으로 토하지 않고 내려가지 않는 증상)와 다른 약재를 처방한다.

민간에서 종기와 피부가려움증에는 말린 뿌리껍질 달인 물을 헝겊에 적셔 환부를 냉습포한다. 간염과 간에 복수가 찰 때는 줄기껍질에 굼벵이를 넣고 물에 달여 하루 3번 일주일 이상 복용한다. 만성 신염과 부종에는 말린 열매를 하루 5~10g 물에 달여 복용한다.

학명	Catalpa ovata
한약명	재백피(梓白皮)－뿌리껍질을 말린 것, 재엽(梓葉)－잎을 말린 것, 재실(梓實)－열매를 말린 것, 재목(梓木)－줄기를 말린 것
다른 이름	노나무, 재수, 향오동, 칠사, 칠저, 목각두, 개오동
분포지	야산, 마을 부근
형태	개오동나무는 능소화과의 갈잎큰키나무로 높이 10~20m 정도고, 잎은 마주나고 넓은 달걀 모양이며 잎자루는 자줏빛을 띤다. 꽃은 6~7월에 가지 끝에 모여 노란빛을 띤 흰색으로 피고, 열매는 10월에 긴 선형 삭과로 여문다.
이용 부위	식용(꽃, 어린순), 약용(잎, 줄기, 열매, 뿌리껍질)
약초 만들기	· 가을에 열매가 익었을 때 따서 햇볕에 말린다. · 가을부터 이른 봄 사이에 잎, 뿌리껍질, 줄기를 채취하여 잘게 썬 후 햇볕에 말린다.
꽃차 만들기	6~7월에 꽃을 따서 바람이 잘 통하는 그늘에서 말려 밀폐용기에 보관하고, 찻잔에 2~3송이를 넣고 뜨거운 물로 우려낸 후 마신다.
약술 만들기	가을에 열매가 익었을 때 따서 용기에 넣고 소주(19도)를 부어 밀봉하여 3개월 후에 먹는다.

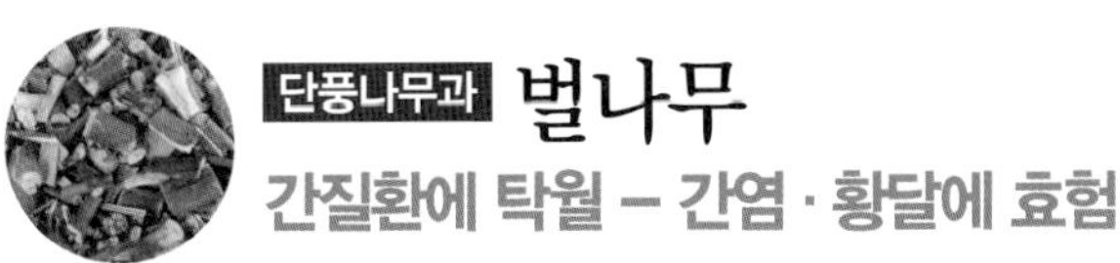

단풍나무과 벌나무

간질환에 탁월 – 간염·황달에 효험

벌나무는 해발 고도 600m 이상인 고지대의 습기 찬 골짜기나 계곡 주변에서 드물게 자란다. 계룡산 일대에서 주로 자랐는데 약용으로 쓰이기 시작하면서 지금은 거의 찾아볼 수 없게 되었다. 벌나무는 줄기가 늘 푸르고 독특한 향이 난다. 유독 벌이 많이 찾는다 하여 '벌나무' 또는 '봉목', 늘 푸르다 하여 '산청목' 또는 '산겨릅나무'라 불린다.

벌나무는 독성이 전혀 없어 약용으로 가치가 높다. 약초로 쓸 때는 잎, 가지, 줄기, 뿌리 모두를 쓴다. 간의 독성을 풀어주고 간 기능을 활성화하는 등 특히 간에 좋은 것으로 알려져 있다. 약리실험에서 제독·청혈·지방분해·이뇨·신경안정 작용이 있는 것으로 밝혀졌다.

한편 MBC TV 〈약초전쟁〉에서 실험한 결과 벌나무를 다량 복용한 쥐의 간 부위가 더 커지

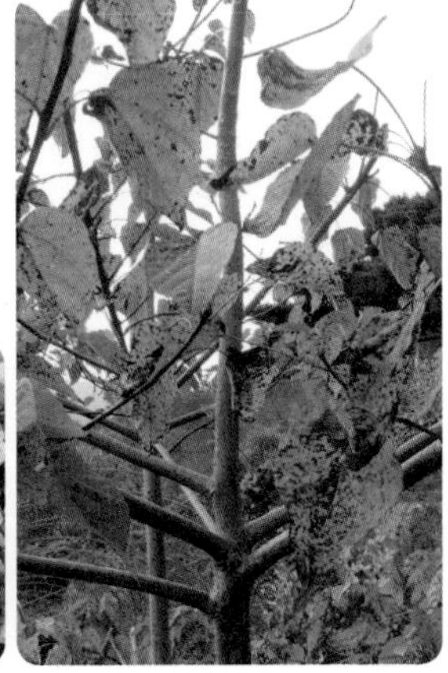

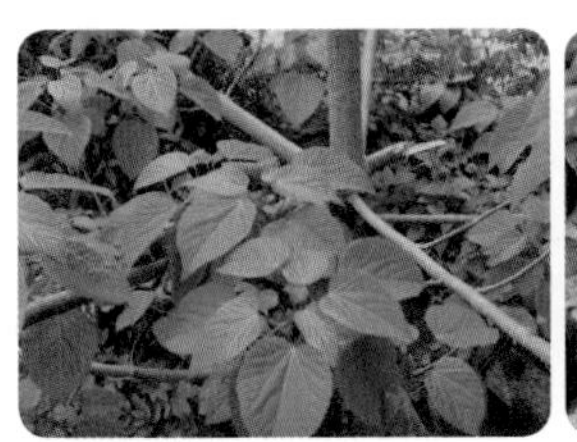

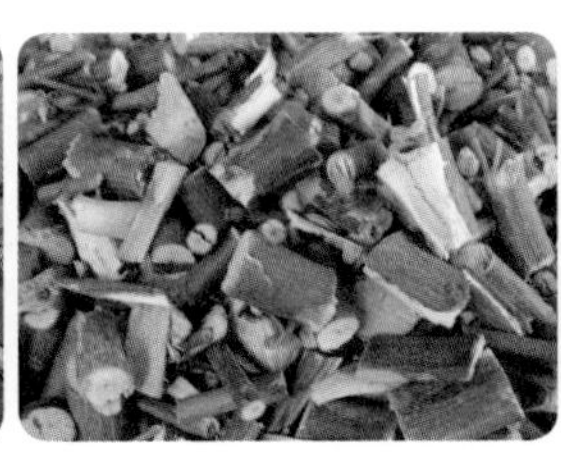

는 것으로 밝혀졌다. 막연히 좋을 것이라는 맹신으로 무계획적으로 복용하는 것은 절대 금물이다.

한방에서 잎과 줄기를 말린 것을 '청해축(靑楷槭)'이라 부른다. 주로 간 질환, 간염, 황달, 숙취, 신체허약, 자양강장에 다른 약재와 처방한다.

민간에서 간질환에는 가지를 달인 물을 먹었다. 알레르기에는 잎을 짓찧어 환부에 붙인다. 몸이 냉한 사람은 탕에 우려낸 물로 목욕을 한다.

학명	Acertegonentpsum
한약명	청해축(靑楷槭) - 잎과 줄기를 말린 것
다른 이름	산겨릅나무, 산청목
분포지	중부 이남, 충남 계룡산, 전남 백운산
형태	단풍나무과의 낙엽활엽교목으로 높이 10~15m 정도다. 잎은 넓고 어린 줄기는 연한 녹색이고 줄기가 매우 연하여 잘 부러지며, 껍질이 두껍고 재질은 희고 가볍다. 꽃은 5~7월에 연한 황록색으로 피고, 열매는 9~10월에 털이 없이 시과(翅果)로 여문다.
이용 부위	식용(잎, 줄기), 약용(줄기껍질)
약초 만들기	연중 내내 가지와 줄기를 채취하여 적당한 크기로 잘라 햇볕에 말린다.
차 만들기	가을에 잔가지를 채취하여 적당한 크기로 잘라 햇볕에 말려 물에 달여 마신다.
약술 만들기	가지와 줄기를 채취하여 적당한 크기로 잘라 용기에 넣고 19도의 소주를 부어 밀봉하여 3개월 후에 먹는다.
주의사항	체질에 따라 부작용이 나타날 수 있으므로 한꺼번에 다량의 복용을 금한다.

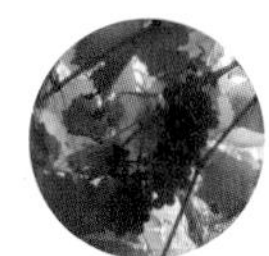

포도과 포도나무

'건강에 좋은 10대 식품' – 심장질환 · 동맥경화 · 빈혈에 효험

프랑스 속담에 "포도주 없는 하루는 태양 없는 하루와 같다"는 말이 있다. 미국의 〈TIME〉지에서 '건강에 좋은 10대 식품'에 적포도주를 선정할 정도로 포도는 건강에 유익한 알칼리 식품이며 유기산, 당분, 탄수화물, 비타민 B와 C가 함유되어 있다.

포도에는 독이 없어 약용보다는 식용으로 가치가 높다. 포도를 먹을 때는 껍질과 씨에 폴리페놀이 많이 함유되어 있으므로 뱉어내지 말고 먹는 게 좋다. 적포도주의 레스베라드롤(resveratrol) 성분은 강력한 노화방지 효과가 있고, 붉은 포도주의 타닌과 페놀 성분은 혈관병인 고혈압, 동맥경화, 심장병에 좋으며 체지방을 분해시켜 다이어트에도 좋다.

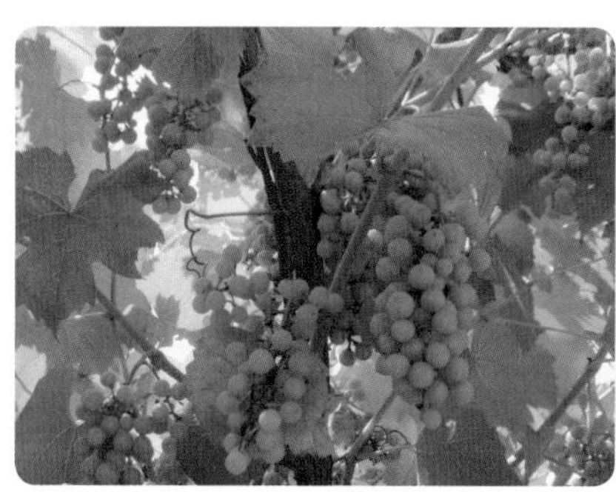

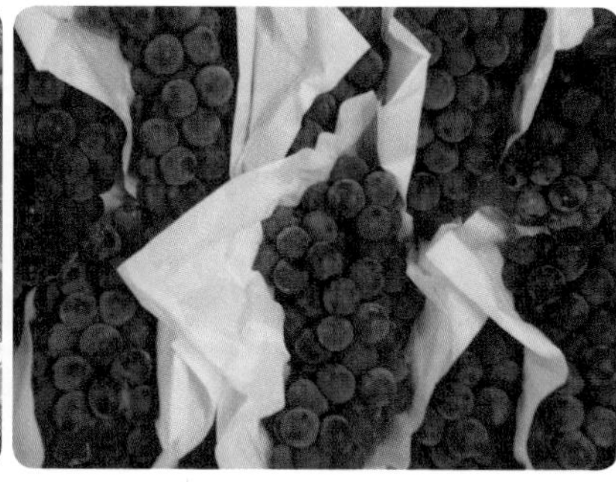

한방에서 열매를 '포도(葡萄)'라 부른다. 주로 동맥경화, 빈혈, 식욕부진, 당뇨병, 근골무력증, 냉병, 이뇨, 피부소양증, 허약체질, 간기능 회복, 권태증에 다른 약재와 처방한다.

민간에서 동맥경화에는 포도로 효소를 담가 복용한다. 소변불리와 이뇨에는 줄기를 달여서 먹는다.

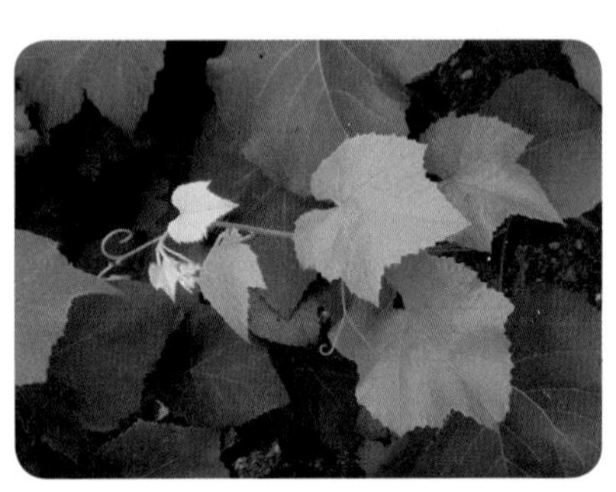

학명	Vitis vinifera
한약명	포도(葡萄) – 열매
다른 이름	산포도(山葡萄), 포도, 포도덩굴, 멀위, 영욱(蘡薁)
분포지	전국의 들, 밭
형태	포도나무는 포도과의 갈잎덩굴나무로 길이 6~8m 정도고, 덩굴손으로 다른 물체를 휘감아 기어오른다. 잎은 어긋나고 둥근 심장 모양의 홑잎이고 손바닥처럼 3~5갈래지고 가장자리에 톱니가 있다. 꽃은 5~6월에 원추 꽃차례를 이루며 작은 송이가 황록색으로 피고, 열매는 8~10월에 둥근 액과로 여문다.
이용 부위	식용(열매, 씨), 약용(열매, 줄기, 뿌리)
약초 만들기	포도 줄기를 채취하여 적당한 크기로 잘라 햇볕에 말려서 쓴다.
식용	· 검게 성숙한 포도송이를 생으로 먹는다. · 주스, 효소, 젤리, 건포도, 잼으로 가공하여 먹는다.
효소 만들기	포도송이째 따서 통째로 용기에 넣고 설탕을 100% 부어 100일 이상 발효시킨다.
약술 만들기	포도송이째 따서 통째로 용기에 넣고 소주(19도)를 부어 밀봉하여 3개월 후에 먹는다.
주의사항	한꺼번에 많이 먹으면 설사를 한다.

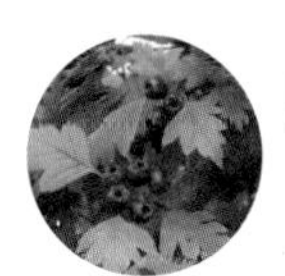

장미과 산사나무

소화기관 장애 해소 – 위장병 · 심장병 · 식체에 효험

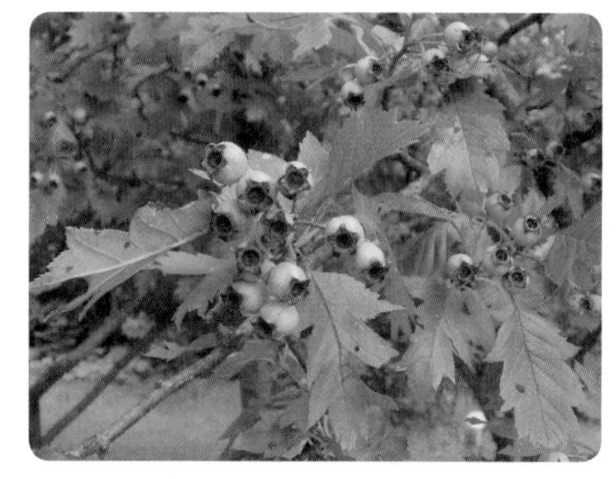

중국의 산사목(山査木)이나 산사수(山査樹)에서 따온 이름으로 산사나무 열매가 작은 배(梨)처럼 생겼다 하여 '아가위나무', 작은 당구공 같다 하여 '당구자(棠毬子)', 호젓한 산길에 붉은 열매가 달린다 하여 '산리홍(山裏紅)'이라 불린다.

산사나무 열매는 맛이 시고 달며 독성이 없어 식용·약용·관상용으로 가치가 높다. 특히 소화기관의 장애를 해소해준다. 중국의 이시진이 쓴《본초강목》에 "산사 열매가 식적(食積 : 음식물이 소화되지 못하고 남은 노폐물)을 치료하고 음식을 소화시킨다"고 돼 있다. 실제로 중국에서는 고기를 먹고 난 뒤에 산사 열매를 후식으로 먹는다. 꼬치에 꿰어 시럽을 발라 당호로(糖胡虜)를 만들어 먹기도 한다. 민간에서는 육질을 부드럽게 하기 위해 고기를 잴 때 산사 열매를 같이 넣었다.

한방에서 익은 열매를 말린 것을 '산사자(山査子)'라 부른다. 주로 소화불량, 고혈압, 동맥경화, 심장병, 고지혈증, 이질, 식체, 장염, 요통, 월경통, 고지방혈증, 진통, 복부팽만, 복통, 어혈, 현기증, 갈증에 다른 약재와 처방한다.

민간에서 소화불량이나 고기를 먹고 체했을 때는 산사나무 열매를 먹었다. 개고기를 먹고 체했을 때는 산사자와 행인을 함께 진하게 달여 복용한다. 고혈압과 동맥경화에는 말린 약재를 1회에 2~5g씩 달여 복용한다.

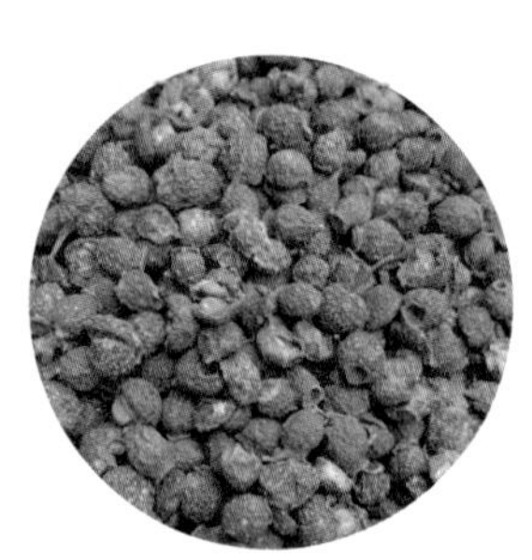

학명	Crataegus pinnatitida
한약명	산사자(山査子) – 익은 열매를 말린 것
다른 이름	당구자, 산리홍, 산사자, 산조홍, 홍자과, 야광나무, 동배, 뚱광나무, 이광나무, 아가위나무, 찔광이
분포지	산지, 마을 부근
형태	산사나무는 장미과의 갈잎중키나무로 높이 6~7m 정도고 가시가 있다. 잎은 어긋나고 넓은 달걀 모양이고 깃 모양으로 갈라지며 가장자리에 톱니가 있다. 꽃은 가지 끝에 산방화서 흰색으로 피고, 열매는 9월에 붉게 이과로 여문다.
이용 부위	식용(열매), 약용(열매)
약초 만들기	9~10월에 익은 열매를 따서 햇볕에 말린다.
식용	열매로 산사죽, 산사탕, 산사병을 만들어 먹는다.
효소 만들기	9월에 익은 열매를 따서 그대로 햇볕에 말리거나 압착하여 햇볕에 말린다. 1.5mm 두께로 절단하여 햇볕에 말린 후 물에 달여 마신다.
약술 만들기	가을에 성숙된 열매를 따서 용기에 넣고 소주(19도)를 부어 밀봉하여 3개월 후에 먹는다.
주의사항	비위가 약한 사람은 주의하며 생것을 많이 먹으면 치아(齒牙)가 상한다.

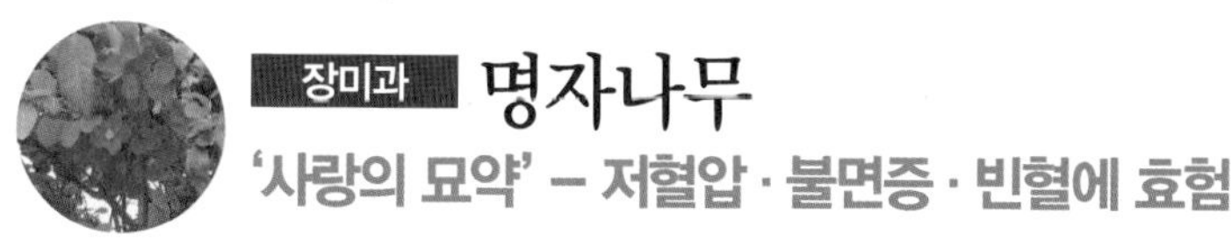

장미과 명자나무

'사랑의 묘약' – 저혈압 · 불면증 · 빈혈에 효험

경기도에서는 '아가씨꽃' 또는 '애기씨꽃', 전라도에서는 '산당화'라 부르며 '사랑의 묘약'이라는 애칭이 있다. 조선시대에는 봄에 명자나무 꽃이 활짝 필 때 사람의 마음을 홀린다고 해서 집 안에 심지 않았다.

명자나무는 약용보다는 관상용으로 가치가 높다. 열매에는 malic acid라는 성분이 함유되어 있어 한방에서 가래를 삭히는 용도로 쓴다. 《약용식물사전》에서 "모과의 과실 대용으로 곽란, 중서(中暑 : 더위병), 각기(脚氣) 등을 치료한다"고 하였다.

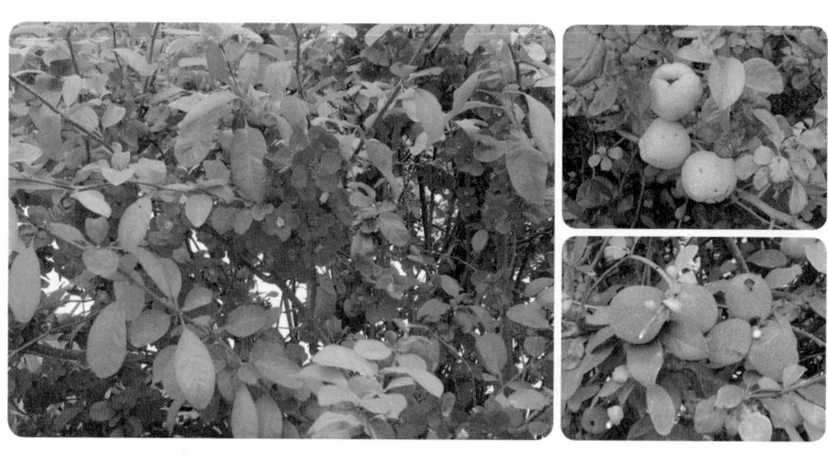

 한방에서 열매를 말린 것을 '노자(櫨子)' '사자(楂子)'라 부른다. 주로 저혈압, 불면증, 근육경련, 수종, 이질, 곽란, 근육통, 빈혈증, 위염, 장출혈, 주독, 해수, 구토, 요통, 설사에 다른 약재와 처방한다.

 민간에서 근육경련에는 말린 약재를 1회 1~3g씩 달여서 복용한다. 저혈압과 자양강장, 불면증에는 열매로 술을 담가 자기 전에 1잔을 마신다.

학명	Cbaenomeles speciosa
한약명	노자(櫨子) · 사자(楂子) – 열매를 말린 것
다른 이름	백해당, 모자예목과, 산당화, 화목과, 목과실, 청자, 가시덕이
분포지	인가 부근 식재
형태	명자나무는 장미과의 갈잎떨기나무로 높이 2~3m 정도고, 잎은 어긋나고 타원형이며 가장자리에 톱니가 있다. 꽃은 짧은 가지 끝에 여러 송이가 적색으로 피고, 열매는 7~8월에 타원형 이과로 여문다.
이용 부위	식용(꽃, 열매), 약용(열매)
약초 만들기	8~9월에 열매가 노랗게 익기 전에 푸른 열매를 따서 쪼개어 그늘에 말린다.
꽃차 만들기	4월에 꽃을 따서 그늘에서 말려 방습제를 넣고 밀폐용기에 보관하며, 찻잔에 3송이를 넣고 끓은 물을 부어 마신다.
효소 만들기	여름에 성숙된 열매를 따서 용기에 넣고 설탕을 녹인 시럽을 70% 부어 100일 이상 발효시킨다.
약술 만들기	여름에 성숙된 열매를 따서 용기에 넣고 소주(19도)를 부어 밀봉하여 3개월 후에 먹는다.

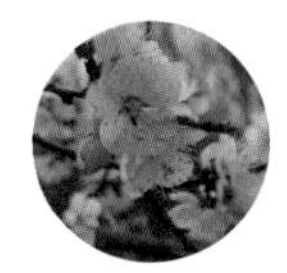

매화나무

몸안 해독 탁월 – 위염 · 소화불량 · 식욕부진에 효험

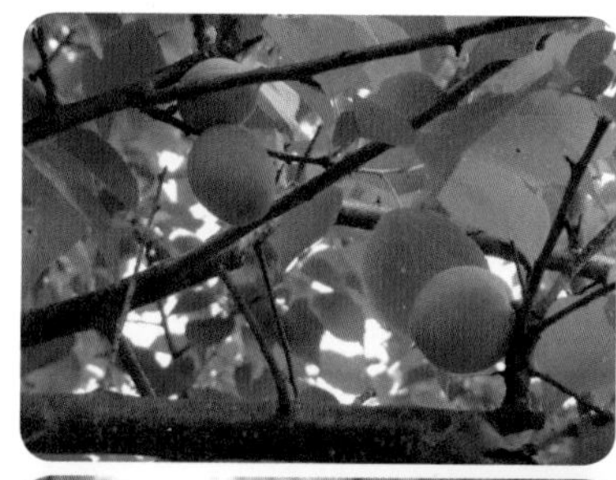

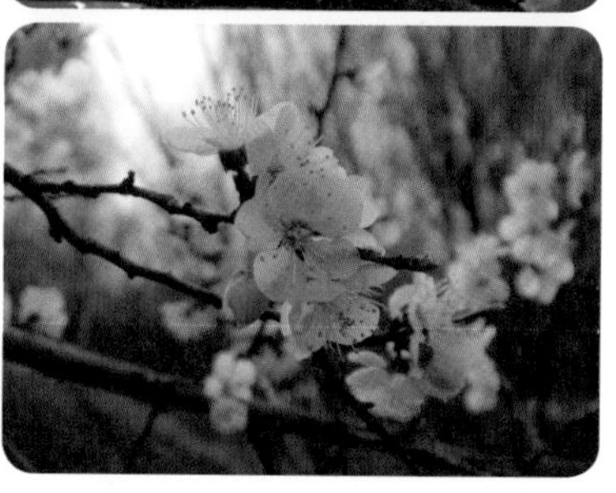

사군자는 매화, 난초, 국화, 대나무를 그린 그림을 말한다. 우리 선조들은 꽃과 나무에 격을 부여했는데 그 중 매화는 겨울에 엄동설한(嚴冬雪寒)을 이겨내고 꽃을 피우기 때문에 군자, 절개, 희망, 순결 등 선비정신의 표상으로 삼아 정원에 심었고, 시(詩)나 그림의 소재로 삼기도 했다.

《민간의약》에서 "덜 익은 매실을 따서 씨는 버리고 과육만을 갈아서 불로 달여 매실고(梅實膏)를 만들어 소화불량, 설사 등에 구급약으로 사용했다"고 했으며, 비타민과 미네랄이 풍부하고 식이섬유는 살구보다 2배나 더 들어 있다.

매실은 알칼리성으로 위장에 좋고 갈증을 멎게 하고 피로를 풀어주어 가정의 상비약으로 소화 기능을 개선할 때 쓴다. 노란 과육에서 흘러나온 액은 더러움을 없애는 성질이 있어 몸속의 노폐물을 제거한다.

한방에서 열매를 가공한 것을 '오매(烏梅)' '매실(梅實)'이라 부른다. 주로 감기, 기침, 천식, 인후염, 위염, 월경불순, 이질, 치질, 구토, 구내염, 당뇨병, 동맥경화, 식욕부진에 다른 약재와 처방한다.

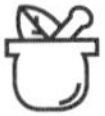
민간에서 식욕부진과 위염에는 덜 익은 열매로 발효액을 만들어 찬물에 타서 먹는다. 복통과 이질에는 오매를 3~6g씩 물에 달여 하루에 3번 복용한다.

학명	Prunus mume Siebold
한약명	오매(烏梅) · 매실(梅實) – 열매를 가공한 것
다른 이름	매화수, 품자매, 녹갈매, 일지춘, 군자향
분포지	마을 부근 식재
형태	매화나무는 장미과의 갈잎큰키나무로 높이 4~6m 정도고, 잎은 어긋나고 달걀 모양이며 가장자리에 잔톱니가 있다. 꽃은 2~4월에 잎이 나기 전에 잎겨드랑에 1~3개씩 흰색 또는 담홍색으로 피고, 열매는 6~7월에 둥근 핵과로 여문다.
이용 부위	식용(열매), 약용(열매)
약초 만들기	6~7월에 덜 익은 열매를 따서 약한 불에 쪄어 색이 노랗게 변할 때 햇볕에 말린다.
식용	· 매실농축액과 원액을 음식에 넣어 요리한다. · 큰 열매는 씨를 발라내고 과육을 6조각 내서 절임이나 장아찌을 만든다.
효소 만들기	6월 중순에 푸른 청매실을 따서 물로 씻고 물기를 완전히 뺀 다음 3일 정도 그대로 두어 황녹색으로 변했을 때 용기에 매실을 넣고 설탕을 100% 부어 100일 이상 발효시킨다.
매실주 만들기	6월에 푸른 청매실을 따서 용기에 넣고 소주(19도)를 부어 밀봉하여 3개월 후에 먹는다.
농축액 · 매실고(梅實膏) 만들기	· 매실 35kg의 씨를 발라내고 짠 매실액을 72시간 달이면 300g 정도 되는 농축액이 나온다. · 6월에 덜 익은 매실을 따서 씨는 버리고 과육만을 갈아서 불로 달여서 만든다.
백매(白梅) · 오매(烏梅) 만들기	· 백매는 소금에 절였다가 햇볕에 말린다. · 오매는 열매의 껍질을 벗기고 씨를 발라낸 뒤 짚불 연기에 그을려 만든다.
주의사항	· 위산과다인 경우 복용을 금한다. · 씨앗에는 유독물질인 아미그달린(amygdalin)이 함유되어 있다. · 매실을 날것으로 먹으면 신맛 때문에 진액이 빠져나가고 치아가 상할 수 있다.

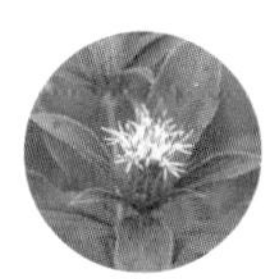

국화과 삽주

만성 위장병에 탁월 – 소화불량 · 식욕부진 · 복통에 효험

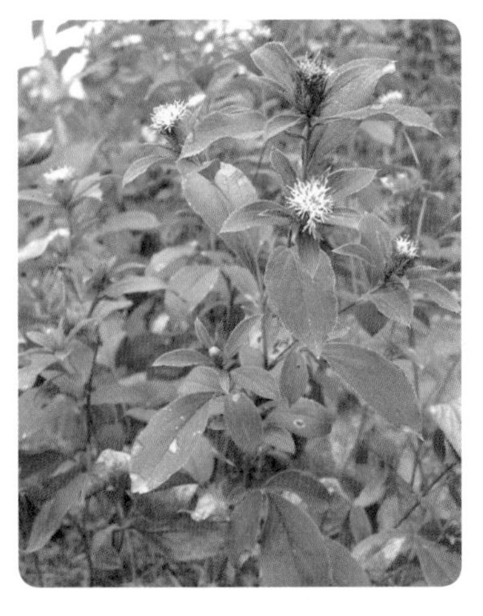

예로부터 위장을 튼튼하게 하고 중풍을 치료하는 풀이라 하여 '창출' '백출'이라 불린다. 뿌리줄기를 캐어 씻은 후 건조시킨 것이 '창출(蒼朮)'이고, 창출의 껍질을 벗긴 것이 '백출(白朮)'이다.

삽주는 흔히 '삽주싹'으로도 불리는 산나물이다. 삽주 뿌리는 잘 낫지 않는 만성 위장병이나 복통 증상에 주로 쓰인다. 장마 때 습기를 제거하기 위해 훈증제(燻蒸劑)로 쓰기도 했다. 《향약집성방》에 삽주 뿌리를 갈아 차로 마셨다는 기록이 있다. 소화기 장애가 있는

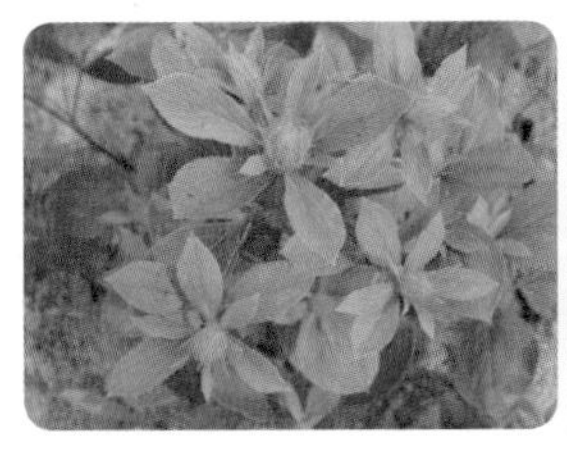

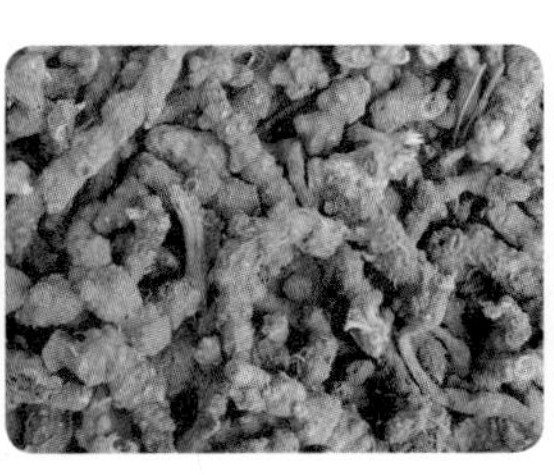

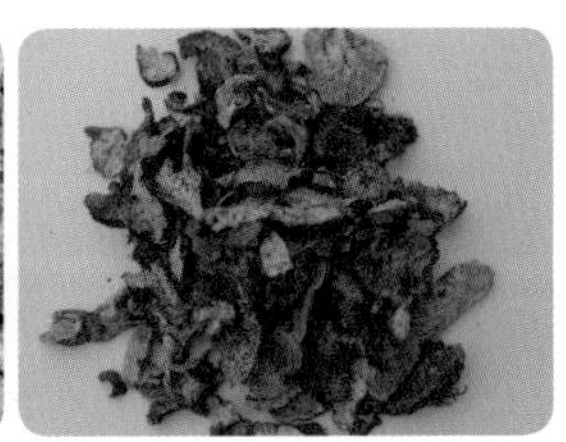

사람이 가을에 뿌리를 하룻밤 물에 담근 후 잘게 썰어 15~20g을 차관이나 주전자에 넣고 달여서 차로 마시면 좋다.

한방에서 뿌리줄기를 '창출(蒼朮)' '백출(白朮)'이라 부른다. 주로 백출(비위기약, 소화불량, 식욕부진, 황달, 관절염), 창출(습성곤비, 감기, 구토, 야맹증, 담음)과 다른 약재를 처방한다.

민간에서 소화불량에는 뿌리를 캐서 말린 후에 썰어서 가루내어 환을 만들어 하루에 3번 식후에 30~40개씩 복용한다.

학명	Atractylodes japonica
한약명	창출(蒼朮) – 껍질을 벗겨내지 않은 묵은 뿌리를 말린 것, 백출(白朮) – 껍질을 벗겨낸 햇뿌리를 말린 것
다른 이름	화창출, 복창출, 천생출, 동출, 관창출, 일창출
분포지	산과 들의 건조한 곳
형태	삽주는 국화과의 여러해살이풀로 높이 30~100cm 정도다. 뿌리에서 나온 잎은 꽃이 필 때 시들고 어긋나며 잎자루는 없고, 줄기 아랫부분의 잎은 깃꼴로 깊게 갈라지지만 윗부분의 잎은 갈라지지 않는다. 줄기는 곧게 서고 윗부분에서 가지가 갈라진다. 꽃은 7~10월에 줄기 끝에서 1송이씩 흰색 또는 연분홍색으로 피고, 열매는 10~11월에 긴 타원형으로 여문다.
이용 부위	식용(꽃, 어린순), 약용(뿌리)
약초 만들기	봄 또는 가을에 삽주 덩이뿌리를 캐서 잔뿌리를 제거하고 겉껍질을 제거한 후 햇볕에 말려서 쓰거나 그대로 쓴다.
식용	· 봄에 어린순을 쌈채, 튀김으로 먹는다. · 봄에 어린잎을 따서 쌈으로 먹거나 끓는 물에 살짝 데쳐서 나물이나 무침으로 먹는다.
효소 만들기	봄에 어린잎을 따서 용기에 넣고 설탕을 녹인 시럽을 30%, 가을에 뿌리를 채취하여 용기에 넣고 설탕을 녹인 시럽을 70% 부어 100일 이상 발효시킨다.
약술 만들기	가을에 뿌리를 캐서 물로 씻고 물기를 뺀 후에 용기에 넣어 19도 소주를 붓고 밀봉하여 3개월 후에 마신다.
배합 금기 및 삼가야 할 재료	복숭아, 마늘, 배, 파, 배추, 자두, 참새고기, 청어
주의사항	진액이 부족하고 열이 있는 환자에게는 쓰지 않는다.

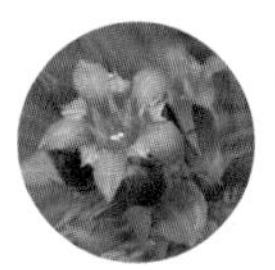

용담과 용담

위액 촉진 – 소화불량 · 식욕부진 · 복부팽창에 효과

용담은 만병을 다스리는 풀이라 하여 '만병초'로도 불린다. 용담의 뿌리에서 나는 강한 쓴맛이 용의 쓸개담보다 더 쓰다 하여 '용담(龍膽)' 또는 '웅담(熊膽)'이라 불린다. 용담은 약용과 관상용으로 가치가 높아 2월, 8월, 11월, 12월에 국수다발같이 수염이 많은 뿌리와 뿌리줄기를 채취해 햇볕에 말

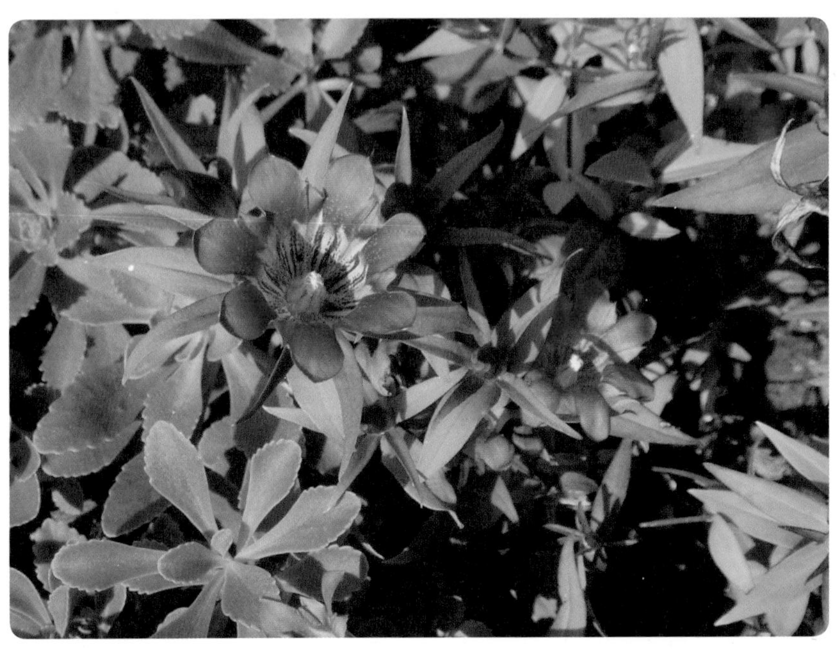

려서 쓴다.

용담의 쓴맛은 위액과 타액의 분비를 촉진시켜주기 때문에 소화불량, 복부팽창, 식욕부진, 만성 위염에 좋은 것으로 알려져 있다. 황달에는 용담과 인진쑥을 약탕기에 각각 8~12g 넣고 500~700cc 분량의 물을 붓고 반으로 줄 때까지 서서히 달여 하루 동안 나누어 먹는다.

한방에서 뿌리줄기와 뿌리를 말린 것을 '용담(龍膽)'이라 부른다. 주로 황달, 인후통, 위염, 복부팽창, 방광염, 요도염, 음부습양, 두통에 다른 약재와 처방한다.

민간에서 황달에는 뿌리 10g을 물에 달여 먹는다. 음부습양에는 잎과 뿌리를 달인 물로 환처를 씻는다. 어혈이 있을 때에는 뿌리를 짓찧어 환부에 붙였다.

학명	Gentiana scabra Bunge
한약명	용담(龍膽) – 뿌리줄기와 뿌리를 말린 것
다른 이름	웅담, 초룡담
분포지	산지의 풀밭
형태	용담은 용담과의 여러해살이풀로 높이 30~60cm 정도고, 잎은 마주나고 피침형이며 밑동은 줄기를 감싸고 깔깔하다. 꽃은 8~10월에 잎겨드랑이와 줄기 끝에 종 모양의 자주색으로 피고, 열매는 10~11월에 시든 꽃통과 꽃받침이 달려 있는 상태에서 삭과로 여문다.
이용 부위	식용(꽃, 어린잎), 약용(뿌리줄기, 뿌리)
약초 만들기	가을에 뿌리줄기와 뿌리를 캐서 줄기를 제거한 후에 물에 씻고 햇볕에 말린다.
식용	· 쓴맛을 제거하고 먹는다. · 양념무침, 국거리로 먹는다. · 봄에 어린 싹을 따서 끓는 물에 살짝 데친 후 흐르는 물에 담가 충분히 우려내고 나물로 무쳐 먹는다.
차 만들기	가을에 잎이 시든 후에 뿌리를 캐서 물에 달여 마시거나 가루내어 물에 타서 마신다.
약술 만들기	가을에 뿌리줄기와 뿌리를 캐서 줄기를 제거한 후에 물에 씻고 용기에 넣어 소주(19도)를 붓고 밀봉하여 3개월 후에 마신다.
주의사항	원기가 부족한 사람이나 땀을 흘리고 설사를 할 때는 먹지 않는다.

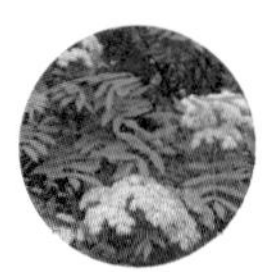

장미과 **마가목**

진해 · 거담 작용 – 비염 · 천식 · 기관지염에 효험

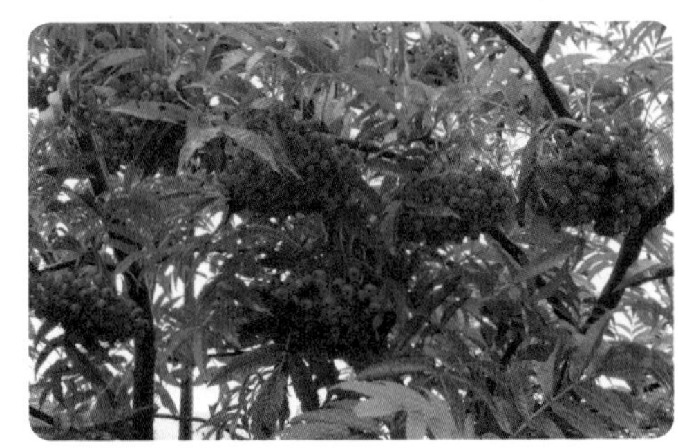

마가목은 이른 봄에 싹이 틀 때의 모습이 마치 말의 이빨처럼 힘차게 솟아오르고 줄기껍질이 말가죽을 닮았다 하여 '마가목(馬加木)'이라 불린다. 예로부터 폐와 기관지, 무릎에 썼다. 열매는 약간 달면서 쓰고, 나무껍질은 약간 쓰면서 차갑지만 독성이 없어 식용과 약용 및 관상용으로도 가치가 높다.

약초로 이용할 때는 꽃, 잎, 줄기, 뿌리껍질, 열매 모두를 쓴다. 봄에 신선한 잎을 채취하여 쌈으로 먹거나 깻잎처럼 양념에 재어서 장아찌로 만들어 먹는다. 약리실험에서 항염·진해·거담 작용이 있고, 타박상 및 허리와 다리의 동통을 완화시키는 것으로 밝혀졌다. 천식, 기관지염, 비염, 잦은 기침, 관절염, 중풍, 강장, 진해, 신체허약, 요슬통, 해수, 백발, 편도선염에 좋다.

 한방에서 줄기를 말린 것을 '정공피(丁公皮)', 씨를 말린 것을 '천산화

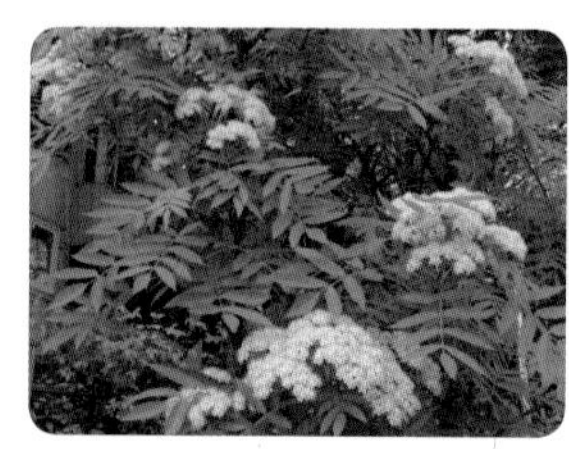
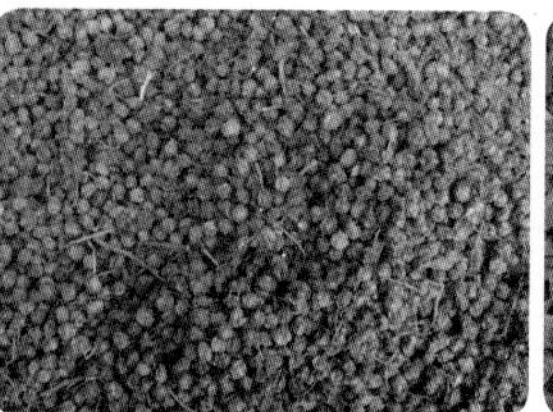
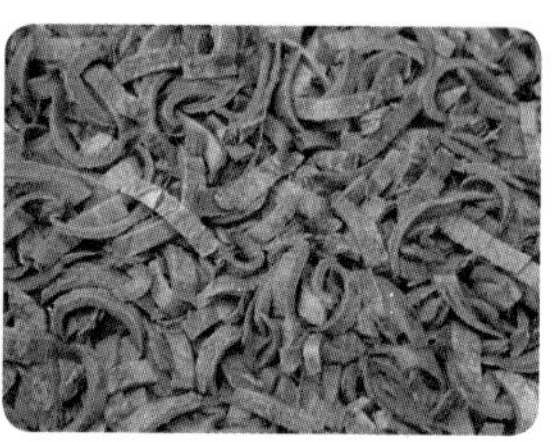

추(天山花楸)', 나무껍질을 말린 것을 '마아피(馬牙皮)'라 부른다. 주로 기관지염, 기침, 해수, 천식, 거담, 신체허약, 요슬산통, 위염, 백발 치료, 관상동맥질환, 동맥경화, 방광염, 소갈증, 폐결핵, 정력강화, 수종에 다른 약재와 처방한다.

민간에서 천식에는 가지를 채취하여 적당한 크기로 잘라 물에 달여 하루 3번 공복에 복용한다. 잦은 기침에는 가을에 성숙된 열매를 따서 효소를 만들어 공복에 수시로 먹는다. 관절염과 류마티즘에는 수피를 채취하여 적당한 크기로 잘라 달여서 하루 3번 공복에 복용한다.

학명	Sorbus commixta
한약명	정공피(丁公皮)-줄기를 말린 것, 천산화추(天山花楸)-씨를 말린 것, 마아피(馬牙皮)-나무껍질을 말린 것
다른 이름	마아목, 당마가목, 백화화추, 산화추, 일본화추, 접화추
분포지	깊은 산속
형태	마가목은 장미과의 갈잎중키나무로 높이 7~10m 정도고, 잎은 어긋나고 깃꼴겹잎이며 가장자리에 톱니가 있다. 꽃은 5~6월에 가지 끝에 겹산방화서 흰색으로 피고, 열매는 9~10월에 둥근 이과로 여문다.
이용 부위	식용(어린순, 열매, 가지), 약용(줄기, 씨)
약초 만들기	가을에 익은 열매를 따서 햇볕에 말린다.
식용	· 나물무침, 쌈, 국거리로 먹는다. · 봄에 새순을 채취하여 끓는 물에 살짝 데쳐 나물로 무쳐 먹는다.
효소 만들기	가을에 익은 열매를 따서 용기에 넣고 설탕을 녹인 시럽을 70% 부어 100일 이상 발효시킨다.
마가목주 만들기	가을에 익은 열매를 따서 용기에 넣고 소주(19도)를 부어 밀봉하여 3개월 후에 먹는다.

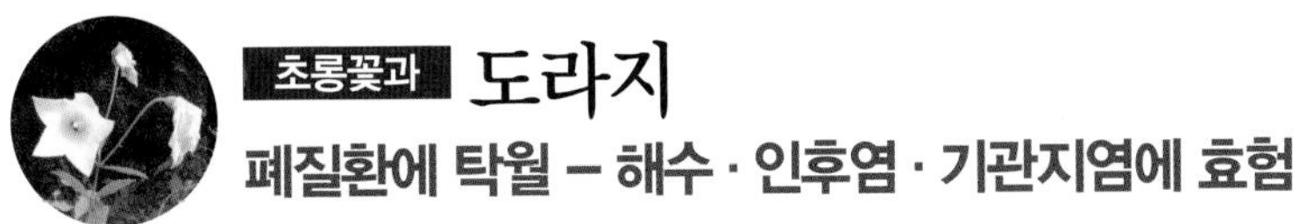

초롱꽃과 도라지

폐질환에 탁월 – 해수 · 인후염 · 기관지염에 효험

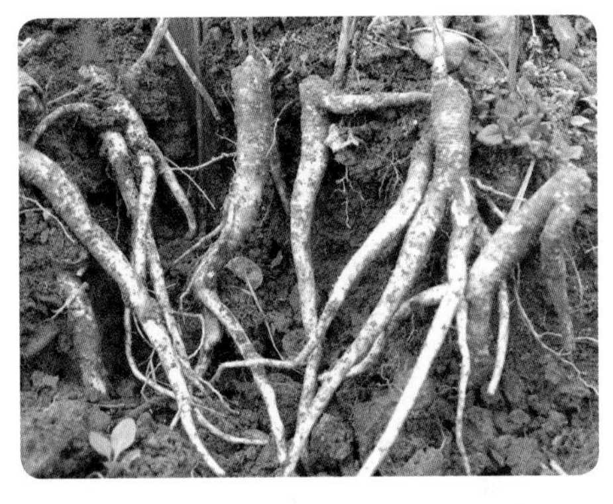

도라지 중에서도 백도라지를 최상품으로 치는데 "도라지가 100년을 묵으면 그 약효가 산삼보다 낫다"고 할 정도로 약성이 좋다. 흰꽃이 피는 백도라지는 길경이고, 보라색 꽃이 피는 산도라지는 식용 도라지로 알려져 있으나 실은 둘 다 알칼리성으로 약용인 사포닌의 성분은 같다.

도라지는 우리 민족이 가장 애용하는 산나물로 기제사에 쓰였던 삼색나물 중 하나다. 도라지는 식용이나 약용으로 가치가 높다. 《향약집성방》에서 "도라지는 맵고 온화한 맛에 독이 약간 있어 7~8월에 캔 뿌리를 햇볕에 말려 달여서 인후통을 다스린다"고 할 정도로 폐와 기관지에 좋다. 도라지에는 사포닌, 당질, 식이섬유, 칼슘, 철, 단백질, 비타민, 회분, 인이 풍부하다. 뿌리를 생으로 먹거나 진액, 분말, 캔디, 술, 화장품, 강정 등으로 만들어 먹을 수 있다.

한방에서 뿌리를 말린 것을 '길경(桔梗)'이라 부른다. 주로 기침, 해수, 기관지염, 인후염, 인후종통, 이질복통에 다른 약재와 처방한다.

민간에서 감기에는 뿌리를 짓찧어 꿀에 재어놓고 하루 3번, 1회에 한 스푼씩 장기 복용한다. 잦은 기침에는 뿌리를 캐어 햇볕에 말린 후 10g을 물에 달여 하루 3번 공복에 마신다. 기관지염에는 도라지를 캐서 물로 씻어 적당한 크기로 자른 것 10g과 감초 2g을 1회 용량으로 하여 하루 3번 공복에 복용한다.

학명	Platycodon grandiflorum
한약명	길경(桔梗) – 뿌리를 말린 것
다른 이름	백약, 경초, 고경, 산도라지
분포지	산과 들에서 재배
형태	도라지는 초롱꽃과의 여러해살이풀로 높이 80~100cm 정도고, 잎은 어긋나거나 3~4장씩 돌려나고 타원형으로 가장자리에 날카로운 톱니가 있다. 줄기를 자르면 흰색의 즙이 나온다. 꽃은 7~8월에 줄기와 가지 끝에 1송이씩 종 모양으로 위를 향해 보라색 또는 흰색으로 피고, 열매는 9~10월에 둥근 달걀 모양으로 여문다.
이용 부위	식용(꽃, 어린순, 뿌리), 약용(뿌리)
약초 만들기	가을 또는 봄에 뿌리를 캐서 물에 씻고 겉껍질을 벗겨버리고 햇볕에 말린다.
식용	· 뿌리를 식용으로 할 때는 끓는 물에 삶아낸 다음 잘게 쪼개어 다시 물에 헹궈 사포닌을 흘려버린 후에 조리를 해서 먹거나, 소금물에 문질러 씻어 쓴맛을 뺀 후 찬물에 여러 번 헹궈 쓴다. · 어린잎과 줄기를 끓는 물에 살짝 데쳐서 나물로 무쳐 먹는다. · 뿌리를 생으로 초고추장에 찍어 먹는다. · 양념무침, 볶음, 튀김, 생채, 숙채, 김치, 정과 등의 요리에 쓴다.
효소 만들기	'밭도라지 + 산도라지'를 떡국의 떡 크기로 썰어 설탕에 버무려 용기에 넣고 설탕을 녹인 시럽을 70% 부어 100일 이상 발효시킨다.
약술 만들기	가을과 봄에 뿌리를 캐서 흙을 제거하고 물로 씻은 다음 물기를 뺀다. 용기에 넣고 소주(19도)를 부어 밀봉하여 3개월 후에 먹는다.
환 만들기	가을 또는 봄에 뿌리를 캐서 물에 씻고 겉껍질을 벗겨 햇볕에 말린 후 가루를 내어 찹쌀과 배합하여 만든다.
주의사항	· 뿌리에 이눌린(Inulin)이라는 독성 성분이 있어 끓는 물에 살짝 삶아 독을 제거한다. · 산수유와 먹지 않는다. · 각혈을 하는 환자에게는 쓰지 않는다.

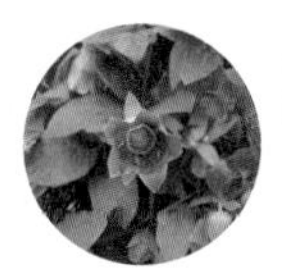

초롱꽃과 더덕

'산삼의 사촌' – 천식 · 기관지염 · 진해거담에 효험

오삼(五蔘)은 인삼(人蔘), 현삼(玄蔘), 고삼(苦蔘), 단삼(丹蔘), 사삼(沙蔘)을 말한다. 산에는 '산삼(山蔘)', 바다에는 '해삼(海蔘)', 산삼의 사촌이라는 더덕은 삼은 삼인데 모래가 많은 땅에서 자란다고 하여 '모래 사(沙)' 자를 써서 '사삼(沙蔘)', 모양이 양의 뿔을 닮았다고 해서 '양각채(羊角菜)', 더덕의 뿌리가 인삼과 비슷하고 잎이 4장씩 모여 달려 '사엽당삼(四葉黨蔘)'이라 불린다.

더덕은 다른 물체에 감겨 올라가며 자란다. 옛날 사람들은 깊은 산속에서 수십 년간 자란 더덕은 동삼(童蔘)이라 하며 산삼보다 귀하게 여겼다. 더덕은 식용과 약용으로 가치가 높다. 더덕 뿌리는 가을에 캐서 약초나 식용으로 이용하는데 생채, 무침, 구이, 찜, 장아찌, 튀김을 만들어 먹는다. 달고 쌉쌀한 매운맛이 나며 독이 없다. 봄에는 민간에서 산후 젖이 부족하면 더덕을 먹었고, 벌레에 물렸을 때나 부스럼에는 더덕을 갈아서 상처 부위에 발랐다.

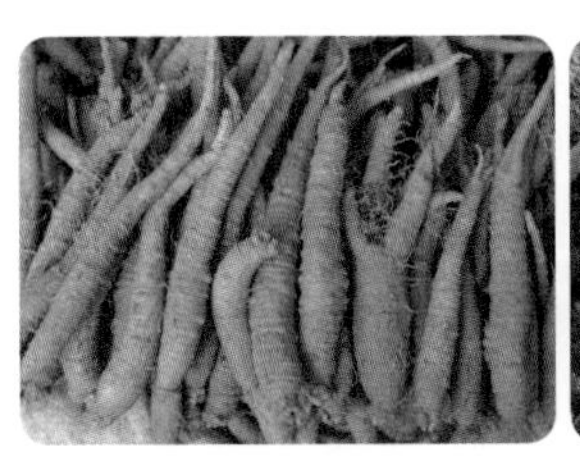

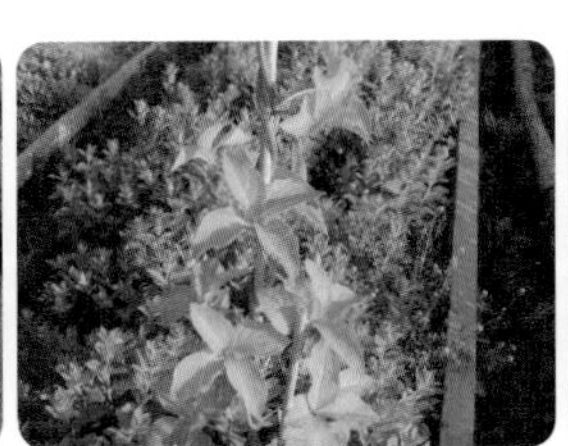

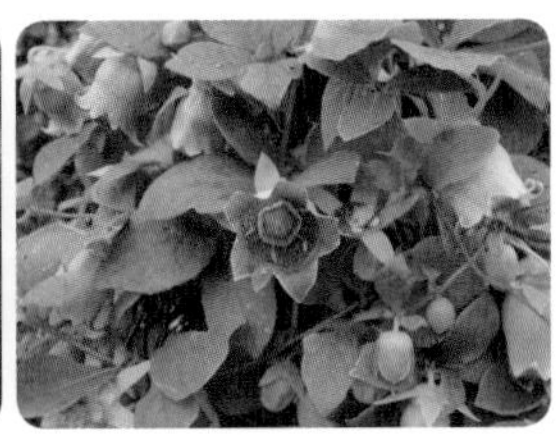

한방에서 뿌리를 '산해라(山海螺)'라 부른다. 주로 오랜 기침, 기관지염, 유선염, 편도선염, 백대하, 종독에 다른 약재와 처방한다.

민간에서는 젖이 부족한 산모에게 더덕에서 나오는 하얀 유액인 양유(羊乳)가 좋기 때문에 더덕을 생으로 먹는다. 거담과 백대하에는 더덕을 물에 달여서 하루에 3번 공복에 복용한다.

학명	Codonopsis lanceolata
한약명	산해라(山海螺) · 양유근(洋乳根) · 토당삼(土黨蔘) · 통유초(通乳草) – 뿌리를 말린 것
다른 이름	양유, 사삼, 백삼, 노삼
분포지	전국 깊은 산지나 밭
형태	더덕은 초롱꽃과의 여러해살이 덩굴풀로 길이는 1.5~2m 정도다. 잎 앞면은 녹색이고 뒷면은 흰색이며, 잎은 어긋나고 가지 끝에서 4장이 모여 마주나고 가장자리는 밋밋하다. 잎이나 줄기 뿌리를 자르면 흰색 즙이 나오고 독특한 향이 난다. 꽃은 8~9월에 종 모양의 연한 녹색 꽃이 밑을 향해 피고, 꽃잎 안쪽에 자주색 반점이 있다. 열매는 10~11월에 납작한 팽이를 거꾸로 세운 모양으로 여문다.
이용 부위	식용(꽃, 어린잎, 뿌리), 약용(뿌리)
약초 만들기	가을 또는 봄에 더덕의 뿌리를 캐서 잔뿌리를 제거하고 물에 씻은 후 햇볕에 말린다.
식용	· 사삼(沙蔘)은 약재보다는 식용으로 먹었다. · 소량의 독이 있어 찬물에 하루 동안 담가둔 후에 나물무침으로 먹는다. 뿌리는 구이와 튀김, 꽃은 샐러드로 먹는다. · 봄에 어린잎을 뜯어 쌈이나 끓는 물에 살짝 데쳐서 나물로 무쳐 먹는다. · 가을에 뿌리껍질을 벗겨내고 두드려 부드럽게 만든 것을 불에 굽거나 생으로 된장이나 초고추장에 찍어 먹는다. · 뿌리의 겉껍질을 벗긴 후에 삼배주머니에 넣고 된장이나 고추장에 박아 2개월 후에 먹는다.
효소 만들기	가을에 뿌리를 캐서 흙을 제거한 다음 물로 씻고 적당한 크기로 썰어 용기에 넣은 후에 설탕을 녹인 시럽을 70% 붓고 100일 이상 발효시킨다.
약술 만들기	가을에 뿌리를 캐서 흙을 제거한 다음 물로 씻고 물기를 뺀 후에 용기에 넣어 소주(19도)를 붓고 밀봉하여 3개월 후에 먹는다. 재탕, 삼탕까지 먹는다.
주의사항	방풍, 여로와 함께 사용하지 않는다.

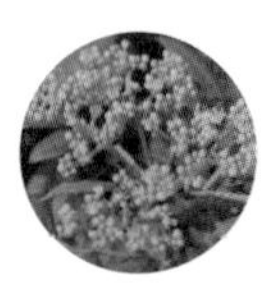

운향과 산초나무
'산에서 나는 후추' – 기침 · 해수 · 구충제 효험

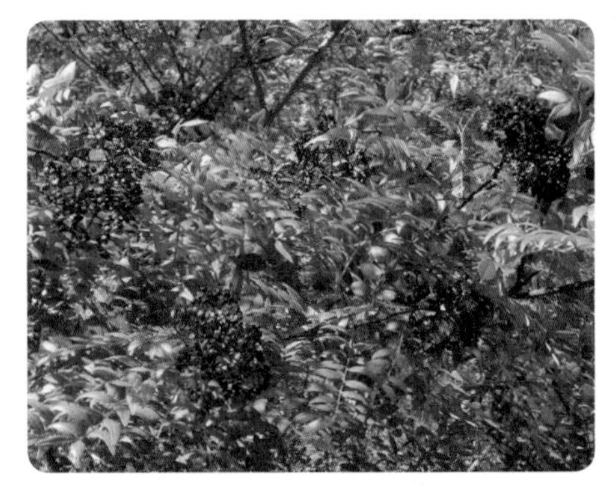

산초나무는 잎, 줄기의 껍질, 열매 모두 매운맛과 독특한 향기가 나기 때문에 '산에서 나는 후추'라 하여 '산초(山椒)'라 불린다. 산초의 열매나 잎에는 방부 효과가 있어 장(醬)을 담가놓으면 오랫동안 맛이 변하지 않는다.

산초나무는 중부 이남의 햇볕이 잘 드는 산기슭에서 자생한다. 오래된 산초나무 열매가 익을 때는 새들이 곁을 떠나지 않는다. 산초나무는 식용·약용·관상용으로 가치가 높은데 잎과 종자를 약초로 쓴다. 사찰에서는 요즘도 산초 열매 장아찌를 즐겨 먹는다. 열매가 다 익어서 까맣게 되면 가루를 내서 향신료로 쓰기도 한다. 추어탕에 넣으면 잡내를 잡아주면서 풍미를 높여준다. 일부 지역에서는 기름으로 짜서 먹는데, 민간에서는 산초 기름이 기침에 좋다고 하여 즐겨 먹었다. 살충 작용이 있어 회충을 구제하는 데 썼다.

 한방에서 열매껍질을 말린 것을 '산초(山椒)'라 부른다. 주로 기침, 해수, 소화불량, 위하수, 구토, 설사, 이질, 치통, 음부소양증, 유선염, 종기, 타박상, 편도선염에 다른 약재와 처방한다.

 민간에서 기관지염에는 산초나무 열매껍질 10개, 귤껍질 4g, 소엽 4g, 생강 3쪽을 1회 용량으로 하여 물에 달여서 하루 3번 공복에 복용한다. 음부소양증에는 가지를 채취하여 적당한 크기로 잘라 물에 달여 환부에 붙인다.

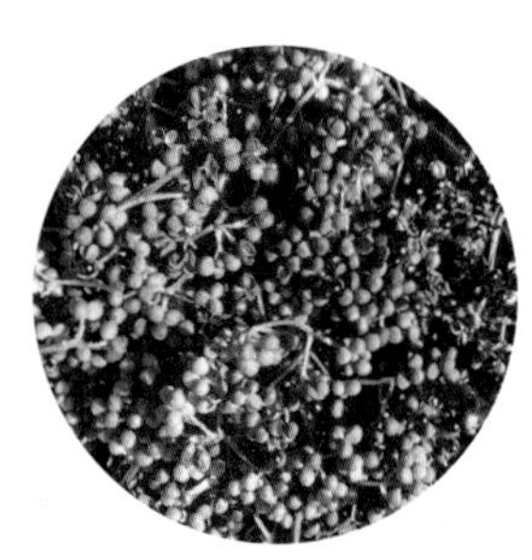

학명	Zanthoxylum schinifolium
한약명	산초(山椒) – 열매껍질을 말린 것
다른 이름	분지나무, 화초, 대초, 남초, 야초, 진초, 척초, 상초
분포지	산기슭 양지 쪽
형태	산초나무는 운향과의 갈잎떨기나무로 높이 2~3m 정도다. 잎은 어긋나고 가장자리는 물결 같은 톱니 모양이며, 줄기와 가지에서 가시가 어긋나고 작은 가지는 붉은빛이 도는 갈색이며, 독특한 향이 있다. 꽃은 7~8월에 줄기 끝에 잔꽃들이 취산화서로 황록색으로 피고, 열매는 9~10월에 둥근 삭과로 여문다.
이용 부위	식용(꽃, 잎, 열매), 약용(열매껍질, 씨)
약초 만들기	가을에 열매가 익어 갈라질 무렵에 채취하여 씨를 제거하고 햇볕에 말린다.
식용	· 가을에 열매가 익어 갈라질 무렵에 따서 햇볕에 말려 가루를 내어 추어탕에 넣거나 생선독과 비린내를 제거하고 맛을 내는 데 쓴다. · 국거리와 향미료로 먹고, 간장에 식초를 절여 반찬으로 먹는다. · 봄에 잎을 채취하여 끓는 물에 살짝 데쳐서 나물로 무쳐 먹는다. · 봄에 잎을 따서 간장에 재어 30일 후에 먹는다.
약술 만들기	가을에 열매가 익어 갈라질 무렵에 따서 씨를 취하여 용기에 넣고 소주(19도)를 부어 밀봉하여 3개월 후에 먹는다.
기름 만들기	성숙한 열매의 씨에서 기름을 짠다.
구분	· 산초나무는 초피나무에 비하여 꽃잎이 있고 가시가 어긋나며, 작은 잎은 긴 타원형이고 드문드문 둔한 톱니가 있다. · 초피나무는 줄기의 가시가 마주나고 잎 중앙부에 옅은 황록색의 반점이 있다.

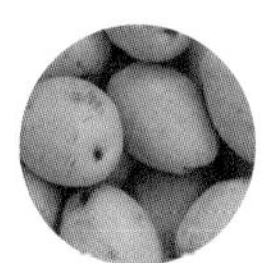

장미과 모과나무

기관지염에 탁월 – 잦은 기침 · 폐렴 · 해수에 효험

모과(木瓜)는 참외와 닮았으나 나무에 달렸기 때문에 '나무 참외', 꽃이 아름다워 '화리목(花梨木)', 옛날 도사(道士)가 뱀 때문에 다리를 못 건너고 있을 때 우연히 모과가 떨어져 그 순간 다리를 건너갔다 하여 '도사를 보호한 모과'라는 뜻에서 '호성과(護聖瓜)'라 불린다. 예로부터 기침을 멈추게 하고 피로회복에 썼다.

모과는 식용보다는 약용으로 가치가 높다. 기침, 기관지염, 폐질환에 좋다. 칼슘, 칼륨, 철분, 무기질이 풍부한 알칼리성 식품으로 신맛이 강해 생식은 부적합하지만 유자와 함께 달여 먹으면 좋다.

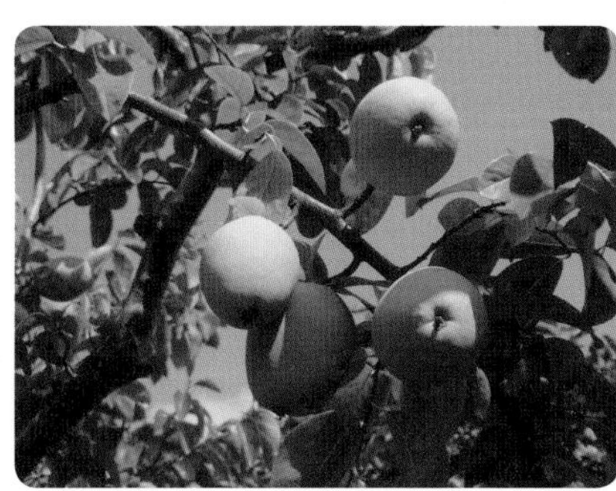

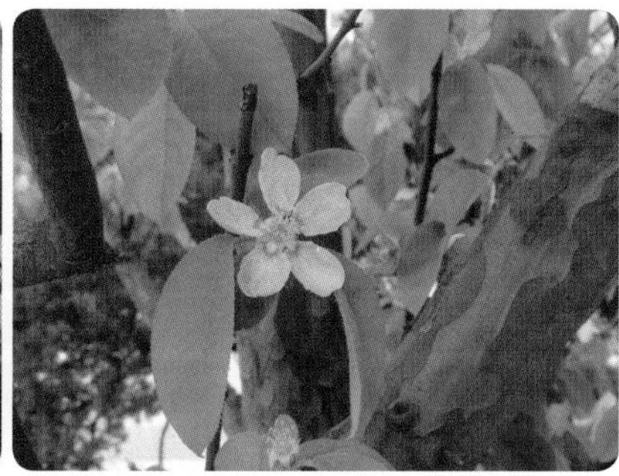

한방에서 열매를 말린 것을 '모과(木瓜)'라 부른다. 주로 천식, 해수, 기관지염, 폐렴, 신경통, 근육통, 빈혈증, 이질, 설사, 구역증, 소갈증, 식체, 진통, 좌섬요통에 다른 약재와 처방한다.

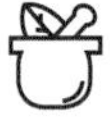

민간에서 천식과 기관지염에는 말린 약재를 1회 2~3g씩 달여 복용한다. 피로회복, 자양강장, 식욕증진에는 열매로 모과주를 담가 잠들기 전에 1잔씩 마신다.

학명	Chaenomeles sinensis
한약명	모과(木瓜) – 열매를 말린 것
다른 이름	모개나무, 목과, 목리, 명사, 보개, 추피모과, 광피모과
분포지	과수로 재배
형태	모과나무는 장미과의 갈잎중키나무로 높이 10m 정도고, 나무껍질이 벗겨져서 흰 얼룩 무늬가 된다. 잎은 어긋나고 달걀 모양이며 가장자리에 뾰쪽한 잔톱니가 있다. 꽃은 5월에 가지 끝에 1송이씩 연홍색으로 피고, 열매는 9월에 둥근 이과로 여문다.
이용 부위	식용(꽃, 열매), 약용(열매)
약초 만들기	9월에 노랗게 익은 열매를 따서 물에 5~10시간 담갔다가 건져서 잘게 썰어 햇볕에 말린다.
꽃차 만들기	5월에 꽃을 따서 그늘에 말린 후 3~5송이를 찻잔에 넣고 따뜻한 물을 부어 2~3분 후 향이 우러나면 마신다.
효소 만들기	가을에 노랗게 익은 열매를 따서 얇게 썰어 용기에 넣은 후 설탕을 녹인 시럽을 70% 부어 100일 이상 발효시킨다.
모과주 만들기	9월에 노랗게 익은 열매를 따서 잘게 썰어 용기에 넣고 소주(19도)를 부어 밀봉하여 3개월 후에 먹는다.

백합과

맥문동

진해 · 거담에 특효약 – 마른 기침 · 만성기관지염 · 당뇨병에 효험

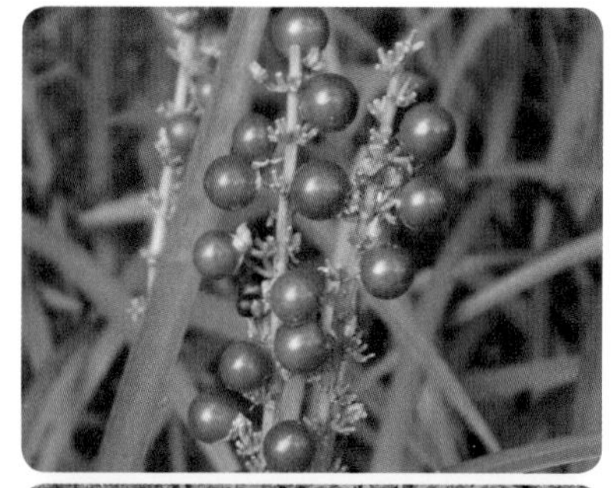

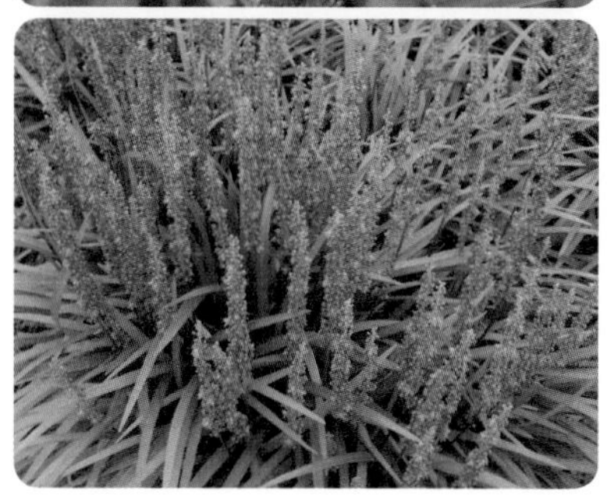

'맥문동(麥門冬)'이란 이름은 겨울철에도 추위를 잘 이기는 보리처럼 시들지 않고 알뿌리 모양도 보리와 비슷해 붙여졌다. 겨울에도 파랗게 살아 있다 하여 '겨우살이풀'이라 불린다. 한방서에는 '겨으사리불휘'로도 기록돼 있다.

맥문동은 성질이 차면서도 맛이 달고 진액이 풍부하다. 오장의 체액에 도움을 주고, 심장과 폐와 위장의 열(煩熱·번열)을 가시게 한다. 말린 뿌리는 기침 특효약으로 알려져 있다. 조선시대 허준이 쓴 《동의보감》에 "맥문동을 오래 복용하면 몸이 가벼워지고 건강에 좋다"고 했다.

우리 말에 '맥을 못 춘다'는 말이 있다. 평소에 기(氣)가 약한 사람이 맥문동과 함께 인삼이나 황기, 오미자 등을 물에 달여 차로 마시면 효험을 볼 수 있다. 한방에서는 진해, 거담, 강심제, 불면증 등에 처방한다.

한방에서 덩이뿌리를 말린 것을 '맥문동(麥門冬)'이라 부른다. 주로 폐건조로 인한 마른 기침, 만성 기관지염, 당뇨병, 부종, 소변불리, 변비, 코피, 기침에 다른 약재와 처방한다.

민간에서 당뇨병과 기관지염에는 말린 약재를 1회 2~5g씩 물에 달여 하루에 2~3회 복용한다. 숨이 차고 입안이 마르고 맥이 약할 때는 맥문동 10g과 인삼 6g, 오미자 6g을 배합하여 물에 달여 복용한다.

학명	Liriope platyphylla Wang et Tang
한약명	맥문동(麥門冬) – 덩이뿌리를 말린 것
다른 이름	넓은잎맥문동, 알꽃맥문동, 문동, 불사약, 맥동, 겨우살이풀, 계전초, 불사초
분포지	산지의 그늘진 곳
형태	맥문동은 백합과의 여러해살이풀로 높이 20~50cm 정도고, 굵은 뿌리줄기에서 잎이 모여 나서 포기를 형성한다. 잎은 진녹색을 띠고 선형이다. 꽃은 5~6월에 꽃줄기 한 마디에 3~5송이씩 연분홍색으로 피고, 열매는 10~11월에 둥근 삭과로 여문다.
이용 부위	식용(꽃, 덩이뿌리), 약용(덩이뿌리)
약초 만들기	가을 또는 봄에 덩이뿌리를 캐서 다듬어 물에 씻고 햇볕에 말린다.
식용	· 쓴맛을 제거하고 요리한다. · 덩이뿌리를 쌀뜨물이나 술에 하룻저녁 담가두었다가 부드러워지면 사용한다.
효소 만들기	가을 또는 봄에 덩이뿌리를 캐서 다듬어 물에 씻고 적당한 크기로 잘라 용기에 넣은 후 설탕을 녹인 시럽을 70% 부어 100일 이상 발효시킨다.
약술 만들기	가을 또는 봄에 덩이뿌리를 캐서 다듬어 물에 씻고 물기를 뺀 다음 용기에 넣고 소주(19도)를 부어 밀봉하여 3개월 후에 먹는다.
주의사항	· 설사하는 데는 쓰지 않는다. · 복용 중에 무, 마늘, 파, 오이풀을 금한다.

메꽃과 **메꽃**

이뇨 촉진 – 오줌소태 · 전립선염 · 방광염 등 비뇨계 질환에 도움

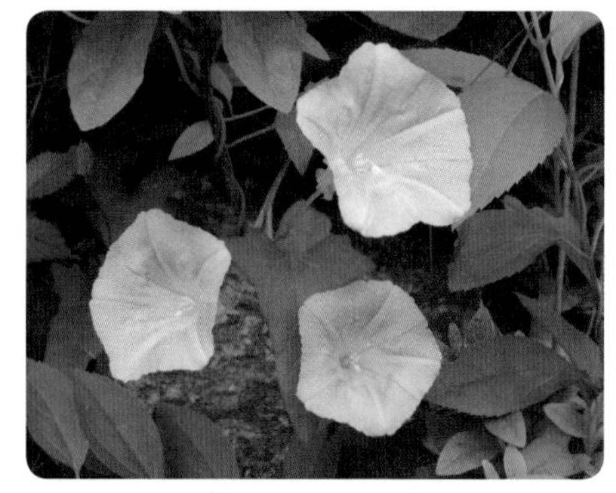

땅속의 뿌리줄기를 '메'라 부른다. 메꽃은 독이 없어 식용·약용·관상용으로 가치가 높으며, 꽃과 잎, 뿌리 모두를 쓴다. 봄부터 가을까지의 잎을 쌈, 나물, 생즙으로 먹는다. 5월에 꽃을 따서 튀김으로 먹거나 그늘에 말려서 쓴다. 가을에 뿌리를 캐서 생것으로 먹어도 되고 밥에 넣어 먹거나 쌀과 함께 죽을 끓여 먹거나 찌거나 말려서 곱게 가루내어 쌀가루와 섞어 떡을 만들기도 한다.

조선시대 허준이 쓴《동의보감》에서 "메꽃은 오래 먹으면 주림을 모른다"고 할 정도로 기(氣)를 늘려 허약한 것을 보하여준다. 메꽃에는 비타민, 당분, 전분 등 기초 영양소가 풍부하고, 이뇨를 촉진하는 캠페롤이 함유돼 있어 소변이 원활치 않거나 방광염, 신장염 등 비뇨계 질환이 있는 경우에 도움이 된다. 민간에서 배 속이 냉하면서 통증이 있을 때는 뿌리를 달여 먹었다. 예로부터 오줌소태를 진정시키는 것으로 알려져 있다.

한방에서 전초를 말린 것을 '구구앙(狗狗秧)' '선화(旋花)' '고자화(鼓子花)'라 부른다. 주로 신장병, 당뇨병, 오줌소태, 전립선염, 소화불량, 이뇨에 다른 약재와 처방한다.

민간에서 당뇨병과 오줌소태에는 꽃이나 전초를 채취하여 물에 달여 하루 3번 공복에 복용한다. 히스테리에는 메꽃의 잎과 줄기 15g을 1회 용량으로 하여 물에 달여서 하루 3번 복용한다. 근육이 상한 데는 생뿌리의 즙을 내어 환부에 바른다.

학명	*Calystegia japonica*
한약명	구구앙(狗狗秧) · 선화(旋花) · 고자화(鼓子花) – 전초를 말린 것
다른 이름	메, 고자화, 선화, 선화근, 선화묘
분포지	산과 들의 풀밭
형태	메꽃은 메꽃과의 여러해살이풀로 길이가 2m 정도고, 덩굴이 물체를 감고 올라간다. 긴 화살촉 모양의 잎은 줄기에 어긋나고, 긴 뿌리줄기에서 순이 나와 자란다. 꽃은 나팔 모양이며 6~8월에 잎겨드랑에서 나온 긴 꽃대 끝에 깔때기 모양으로 1송이씩 분홍색으로 피고, 열매는 10월에 삭과로 여문다.
이용 부위	식용(꽃, 잎), 약용(전초)
약초 만들기	초여름에 꽃이 필 무렵에 전초를 채취하여 햇볕에 말린다.
식용	· 떫은맛을 제거하고 요리한다. · 어린순과 줄기의 연한 끝부분과 뿌리를 캐서 죽, 떡, 나물밥으로 먹는다. · 봄에 어린순과 줄기의 연한 끝부분을 채취하여 끓는 물에 살짝 데쳐서 나물로 무쳐 먹는다.
꽃차 만들기	6~8월에 꽃을 따서 그늘에 말려 밀폐용기에 담아 냉장고에 저장하며, 찻잔에 1~2송이를 넣고 뜨거운 물에 우려내어 마신다.
효소 만들기	봄에 꽃이 피기 전에 잎을 채취하여 용기에 넣고 설탕을 녹인 시럽 30%를 붓고 100일 정도 발효시킨다.

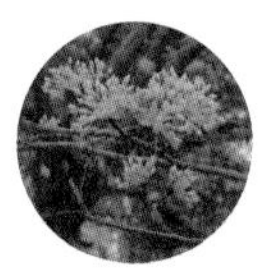

층층나무과 산수유나무

신장 기능 보강 – 자양강장 · 빈뇨 · 이명에 효험

예로부터 산수유의 빨간 열매는 도가(道家)에서 신선(神仙)이 즐겨 먹은 열매로 알려져 있다. 한 그루만 있으면 자식을 대학에 보낼 수 있다 하여 '대학나무(大學木)', 대추씨를 닮았다 하여 '석조(石棗)', 산에서 자라는 열매가 대추처럼 생겼다 하여 '산대추'라 불린다. 실제로 30년 이상 된 나무에서는 열

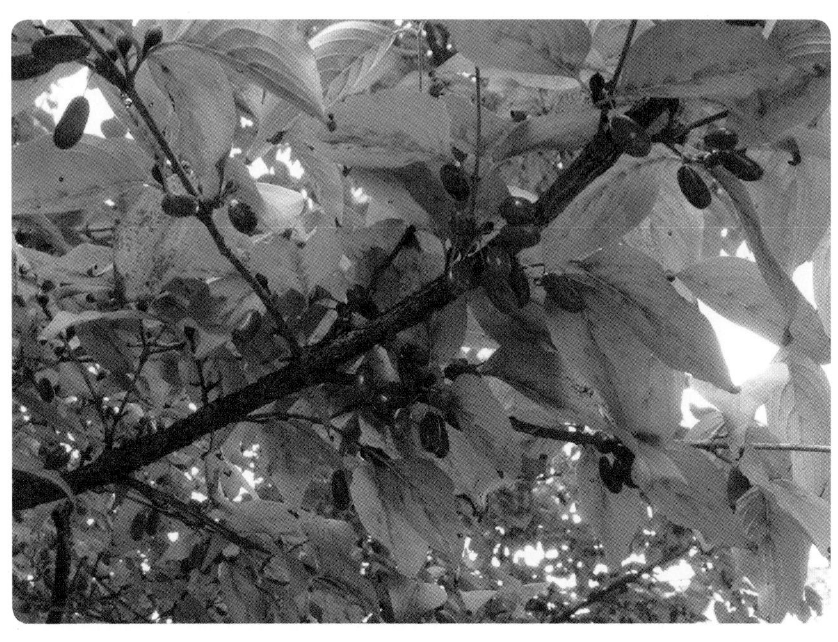

매 50~100근 이상을 수확할 수 있어 농가 소득에 큰 보탬이 된다.

산수유는 약리실험에서 항균·혈압강하·부교감신경 흥분 작용이 있는 것으로 밝혀졌다. 실제로 약성이 따뜻하여 40대 이후에 신장 기능 약화로 정수(精髓)가 부족할 때, 허리가 아플 때, 하체가 약할 때, 음위를 강화하고자 할 때 복용하면 좋다.

산수유는 식용·약용·관상수로 가치가 높다. 산수유 열매는 신맛과 떫은 맛이 있어 생으로는 잘 먹지 않는다. 약초로 쓸 때는 가을에 빨간 열매를 따서 쓴다. 단, 씨앗에 독이 있기 때문에 끓는 물에 살짝 데친 후 씨앗을 빼내고 햇볕에 말려서 쓴다.

한방에서 열매를 말린 것을 '산수유(山茱萸)' '석조(石棗)'라 부른다. 주로 원기부족, 빈뇨, 이명, 요슬산통, 현훈, 유정, 월경과다, 식은땀, 기관지염, 소변불통, 양기부족, 요실금, 전립선염, 자양강장, 음위에 다른 약재와 처방한다.

민간에서 남성의 전립성염이나 여성의 요실금에는 빨갛게 익은 열매를 따서 씨를 제거한 후에 물에 달여 차(茶)로 마신다. 피로회복, 자양강장에는 열매로 술을 담가 식후에 조금씩 마신다.

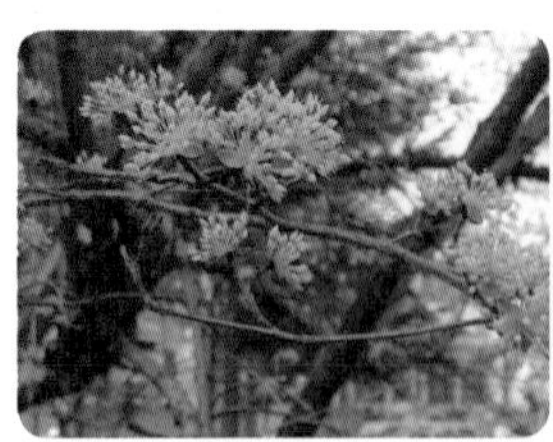
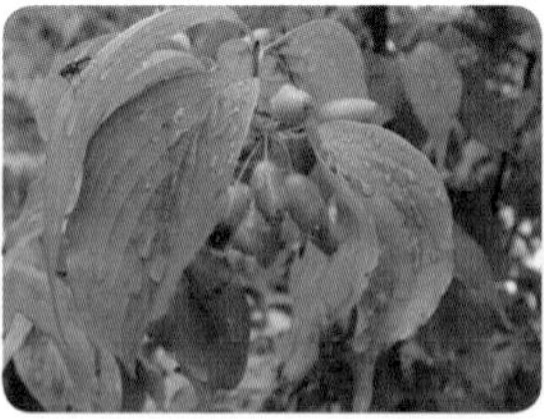
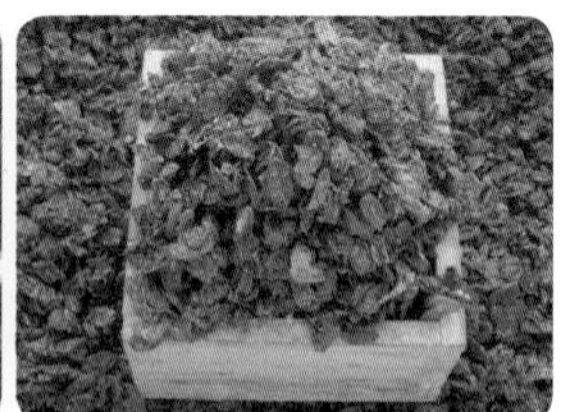

학명	Comus officinalis
한약명	산수유(山茱萸) · 석조(石棗) – 열매를 말린 것
다른 이름	춘황금화, 산채황, 실조아수, 산대추나무, 멧대추나무, 촉조, 계족
분포지	중부 이남, 산기슭이나 인가 부근
형태	산수유나무는 층층나무과의 갈잎큰키나무로 4~7m 정도고, 잎은 마주나고 달걀 모양이며 가장자리는 밋밋하다. 꽃은 잎이 나기 전 3~4월에 20~30송이가 무리지어 노란색으로 피고, 열매는 10~11월에 타원형 핵과로 여문다.
이용 부위	식용(꽃, 열매), 약용(열매)
약초 만들기	가을에 익은 열매를 따서 씨를 제거하고 햇볕에 말린다.
식용	· 미성숙 열매는 신맛과 떫은맛이 있어 먹을 수 없다. · 익은 열매를 따서 씨를 제거한 후에 끓는 물에 살짝 데쳐서 밥이나 부침개에 넣어 먹는다.
꽃차 만들기	3~4월에 꽃을 따서 소금물에 씻어 그늘에서 말려 밀폐용기에 넣어 보관하며, 찻잔에 3~5송이를 넣고 끓는 물을 부어 우려낸 후 마신다.
산수유주 만들기	가을에 익은 열매를 따서 꼭지를 떼어내 용기에 넣고 19도의 소주를 부어 밀봉하여 2개월 후에 먹는다.
주의사항	씨를 제거한 후에 먹는다.

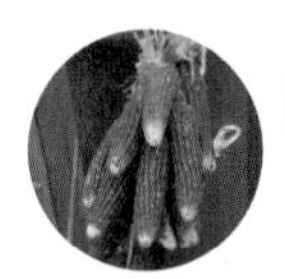

벼과 옥수수

신장 기능 탁월 – 신장염 · 고혈압 · 당뇨병에 효험

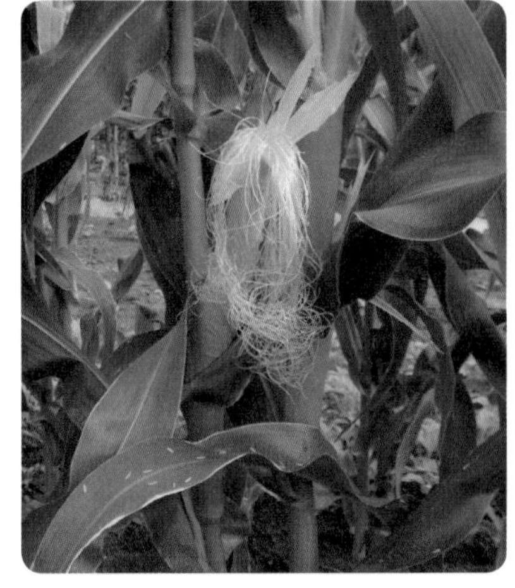

옥수수는 키가 나무처럼 크기 때문에 '옥수수나무', 중국 양쯔강 이남에서 건너왔다 하여 '강냉이', 중국식 음인 위수수에서 유래하여 우리식 한자 발음인 '옥수수'라 불린다. 지방에 따라 강냉이, 강내이, 옥숙수, 옥수시, 옥쉬이 등으로도 불린다.

옥수수는 식용·약용·공업용·사료용으로 가치가 높다. 옥수수 씨눈에는 녹말이 풍부하고 지방이 40%나 들어 있으며 비타민 B_1 · B_2 · E가 풍부하여 피부의 건조와 노화를 예방해준다. 옥수수수염은 이뇨 작용이 탁월하여 소변의 배설량을 증대시켜주고 염증을 제거하여준다. 옥수수에는 식이섬유가 풍부해 다이어트와 변비에도 좋다. 간염으로 인한 부종에도 효과가 있다.

 한방에서 꽃술(암술)을 말린 것을 '옥촉서(玉蜀黍)' '옥미수(玉米鬚)'라 부른다. 주로 고혈압, 당뇨병, 신장염, 담석증, 토혈, 코피, 축농증, 신염 수종, 황달간염, 각기변비에 다른 약재와 처방한다.

 민간에서 부종에는 옥수수수염 4g을 달여 마신다. 급성 신장염에는 옥수수수염 15g과 옥수수 속대 2개를 1일 용량으로 하여 물에 달여서 공복에 복용한다. 고혈압과 당뇨병에는 옥수수수염을 물에 달여 하루에 3번 공복에 복용한다. 장복해야 효과를 볼 수 있다.

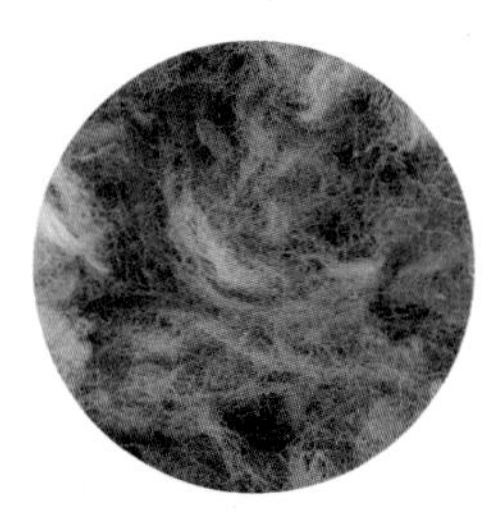

학명	Zea mays linne
한약명	옥촉서(玉蜀黍) · 옥미수(玉米鬚) – 꽃술(암술)을 말린 것
다른 이름	강냉이. 갱내, 옥식이, 옥고량, 직당, 당서, 옥촉
분포지	농가에서 재배
형태	옥수수는 벼과의 한해살이풀로 높이 2~3m 정도고, 줄기에 마디가 있고 곧게 서고 가지가 갈라지지 않는다. 수염 뿌리와 버팀 뿌리가 있어 줄기를 지탱해준다. 꽃은 7~8월에 줄기 끝에서 수꽃 이삭은 수백만 개의 꽃가루를 만든다. 암꽃 이삭은 줄기 가운데의 잎겨드랑이에 달리고 수염 같은 긴 암술대가 다발 모양으로 나온다. 열매는 8~10월에 길쭉한 자루 모양으로 여물고, 익는 데 45~60일 걸린다.
이용 부위	식용(수염, 열매), 약용(수염(암술대), 뿌리)
약초 만들기	· 여름에 옥수수 암꽃의 수염(암술)을 채취하여 햇볕에 말린다. · 수시로 뿌리를 채취하여 햇볕에 말려서 쓴다.
식용	· 옥수수를 쪄서 먹거나 가루를 내어 빵, 과자, 떡, 만두, 죽으로 먹는다. · 씨로 엿이나 묵을 만들어 먹는다. · 옥수수 종자로 기름을 짜서 먹는다.
차 만들기	옥수수수염 20g, 결명자 10g, 감국 5g을 배합하여 물 600ml에 넣고 끓인 후 다시 불을 줄여 은은하게 끓여 건더기는 체로 걸러내고 국물만 따라 마신다.
주의사항	· 옥수수수염차를 과량 복용하면 체내의 영양분이 배출된다. · 하한성 빈뇨에는 복용을 금한다.

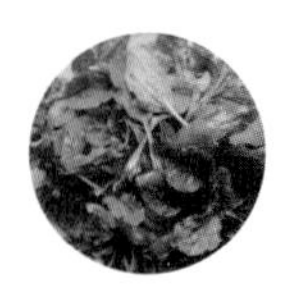

질경이과 질경이

신장질환에 탁월 – 소변불통 · 방광염 · 전립선염에 효험

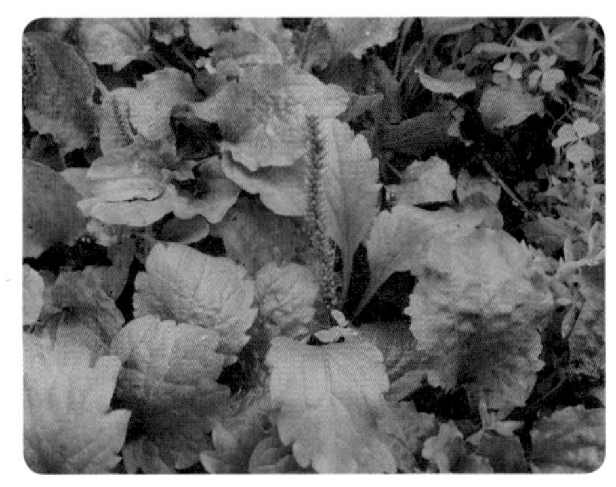

질경이는 길가나 공터에서 자라는데 밟아도 다시 살아나는 생명력이 강하다. 길가에서 수레바퀴에 깔려도 살아난다 하여 '차전자(車前子)', 사람의 왕래가 많은 길가에서 잘 자란다 하여 '질긴 풀'이라는 뜻으로 '질경이'라 불린다.

질경이는 독이 없어 식용과 약용으로 가치가 높다. 체내에 쌓여 있는 노폐물을 혈액으로 운반하여 배설시키고 소변을 잘 보게 한다. 소염, 진해, 방광염, 신장염, 황달, 요도염, 월경과다, 빈혈 등에 좋다. 질경이 씨앗에는 암을 억제하는 효과가 있어 중국에서는 씨앗에 다른 약재를 배합하여 위암 치료제로 쓰인다.

 한방에서 씨를 말린 것을 '차전자(車前子)', 잎을 말린 것을 '차전초(車

前草)'라 부른다. 주로 전초(소변불리, 기침, 해수, 기관지염, 인후염, 황달), 씨(방광염, 요도염, 고혈압, 간염, 기침, 설사)와 다른 약재를 처방한다.

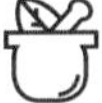

민간에서 황달과 급성 간염에는 봄에 질경이를 20g을 채취하여 물로 씻고 달여서 하루에 3번 복용한다. 부종과 신장염에는 질경이를 채취하여 그늘에 말린 다음 가루로 만들어 1회에 20g씩 복용한다. 오줌소태에는 질경이를 뿌리째 캐서 물로 씻고 달여서 마신다.

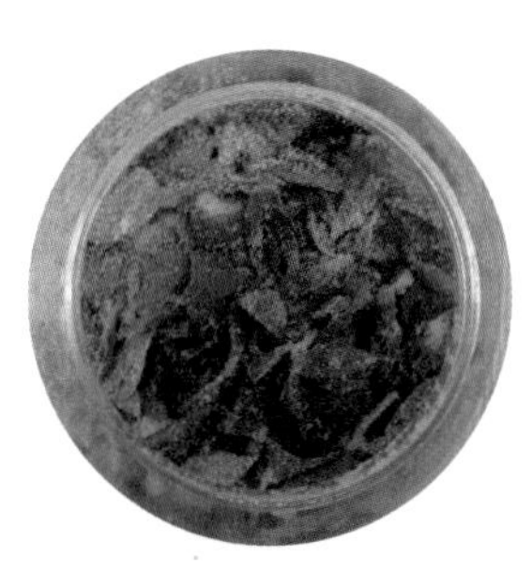

학명	Plantago asiatica Linne
한약명	차전자(車前子) – 씨를 말린 것, 차전초(車前草) – 잎을 말린 것
다른 이름	철관초, 배부장이, 길장구, 차과로초, 우유, 당도, 길빵귀, 배부장이, 베짜개, 배합조개, 부이
분포지	풀밭이나 길가, 빈터
형태	질경이과의 여러해살이풀로 높이 5~15cm 정도고, 잎은 뿌리에서부터 뭉쳐나고 잎자루가 길고 가장자리는 물결 모양이다. 꽃은 6~8월에 흰색으로 피고 잎 사이에서 나온 꽃줄기 윗부분에 이삭처럼 빽빽이 흰색으로 달린다. 열매는 10월에 익으면 옆으로 갈라지면서 뚜껑처럼 열리며 6~8개의 흑색 종자가 나온다.
이용 부위	식용(연한 잎, 뿌리), 약용(전초, 씨)
약초 만들기	· 여름에 전초를 채취하여 물에 씻고 그늘에서 말린다. · 여름부터 가을 사이에 씨가 여물 때 꽃대를 잘라 햇볕에 말리고 씨를 털어낸다.
식용	· 고추장이나 쌈장에 싸서 먹는다. · 쌈채, 나물, 국거리, 부침개, 고기를 먹을 때 잎에 즙을 내서 발라서 먹는다. · 잎은 수시로, 종자는 여름과 가을에 채취해서 쓴다. · 봄에 잎과 줄기가 다 자라지 않았을 때 뜯어 끓는 물에 살짝 데쳐서 나물로 무쳐 먹는다.
차 만들기	질경이 10g을 물 500ml 넣고 삶아서 천으로 국물을 짜낸 후 꿀을 타서 마신다.
효소 만들기	봄에 꽃이 피기 전에 잎을 따서 물로 씻고 물기를 뺀 후 용기에 넣고 설탕을 녹인 시럽을 30% 부어 100일 이상 발효시킨다.

부록

1. 식물 용어

2. 한방 생약 용어

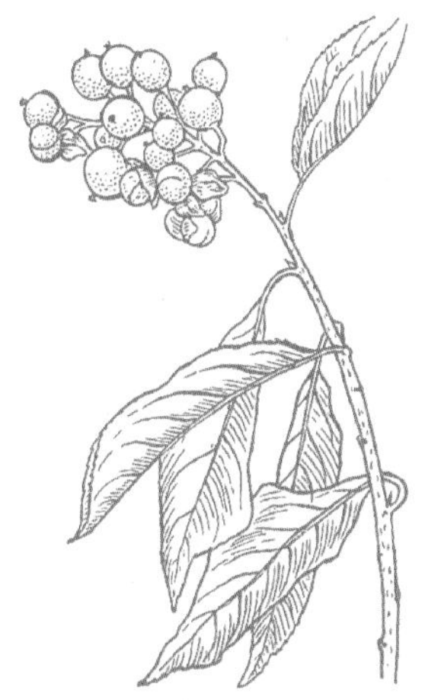

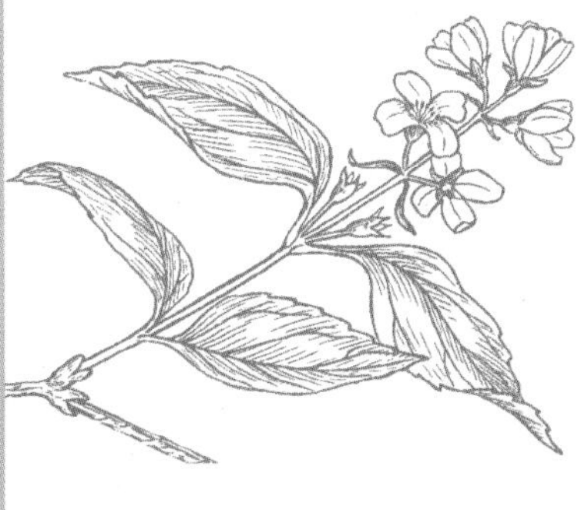

1
식물 용어

》ㄱ

- **가면상화관**(假面狀花冠) : 하순꽃잎이 화관통을 막아 화관 전체 모양이 가면같이 보이는 화관.
- **가시** : 식물의 줄기나 잎, 열매를 싼 겉면에 비늘처럼 뾰쪽하게 돋아난 것.
- **가인경**(假鱗莖) : 줄기가 짧아져 다육질이 된 것.
- **개과**(蓋果) : 과피가 가로로 벌어져 위쪽이 뚜껑같이 되는 열매.
- **건생식물**(乾生植物) : 용설란과 같이 사막이나 황야의 바위, 나무, 모래밭 등 수분이 적은 곳에서 자라는 식물. 이끼식물, 석골풀, 선인장.
- **견과**(堅果) : 흔히 딱딱한 껍질에 싸여 보통 1개의 씨가 들어 있는 열매.
- **고산식물**(高山植物) : 고산지대에서 자생하는 식물. 금강초롱, 설앵초, 진달래.
- **관경식물**(觀景植物) : 아름다운 열매를 관상하는 식물. 석류나무, 꽃사과, 모과나무, 귤나무.
- **관목**(灌木) : 수간(樹幹)이 여러 개인 목본식물로 키가 보통 4~5m 이하인 것.
- **관엽식물**(觀葉植物) : 꽃보다는 주로 잎을 관상하는 식물로 열대식물이 많다. 바위취, 고무나무, 색비름.
- **괴경**(塊莖) : 줄기가 비대하여 변형된 덩이줄기의 구근식물을 말한다.
- **괴근**(塊根) : 뿌리가 비대해져서 덩이뿌리가 된 식물을 말한다.
- **교목**(喬木) : 줄기가 곧고 굵으며 높이 자라고 위쪽에서 가지가 퍼지는 나무로, 키는 4~5m 이상이다.
- **구경**(球莖) : 지하부의 줄기가 비대하여 알뿌리가 된 구근식물을 말한다.
- **구과**(毬果) : 낙우송과 측백나뭇과, 소나뭇과 식물 등의 열매. 솔방울처럼 모인 포린 위에 2개 이상의 소견과가 달려 있는 열매.
- **구근류**(球根類) : 식물체의 잎, 줄기, 뿌리 등이 비대하여 알뿌리가 된 것.

- **권산화서**(券繖花序) : 꽃줄기 끝에 1송이 꽃이 피고 그 밑에 다른 꽃자루가 나와 꽃이 핀다. 이렇게 여러 번 반복되어 나중에는 꽃줄기가 꼬부라지게 되는 꽃차례를 말한다.
- **근경**(根莖) : 지하부의 줄기마다 각각 뿌리가 내리거나 비대해진 식물을 말한다. 꽃창포, 대나무, 은방울꽃, 국화.
- **근생엽**(根生葉) : 뿌리나 땅속줄기에서 직접 땅 위로 나오는 잎.
- **기생식물**(寄生植物) : 다른 생물에 기생하여 양분을 흡수하여 사는 식물. 겨우살이, 새삼.

》ㄴ

- **난과식물** : 난초과의 식물.
- **노지 관상 화목류** : 노지의 정원에서 자라며 꽃이 피는 목본식물을 말한다. 능소화, 매화나무, 명자나무, 목련, 무궁화, 벚나무, 진달래.
- **노지 숙근초**(露地 宿根草) : 노지에서 자라는 여러해살이풀. 개미취, 국화, 꽈리, 금낭화, 붓꽃, 옥잠화, 원추리, 꽃창포.

》ㄷ

- **다년생 초화**(多年生 草花) : 숙근 초화류라고도 불리며 한 번 씨앗을 파종하면 해마다 죽지 않고 봄이 되면 다시 살아나서 꽃이 피는 식물로, 가을이 되면 지상부는 죽고 겨울에 뿌리만 살아남아 있다가 봄이 되면 다시 살아나는 식물이다. 다년생 초화에는 노지 숙근초와 온실 숙근초가 있다.
- **다년초**(多年草) : 3년 이상 땅속줄기가 생존하는 표본으로 겨울에는 지상부만 죽는다.
- **다육식물**(多肉植物) : 식물의 줄기나 잎이 육질로 비대된 식물. 돌나물과 식물류. 꿩의비름, 선인장.
- **단성화**(單性花) : 암술과 수술 중에서 하나가 없는 것.
- **단지**(短枝) : 소나무와 은행나무처럼 마디 사이가 극히 짧은 가지로 5~6년간 자라며 작은 돌기처럼 보이고 매년 잎이나 열매가 달린다.
- **단체웅예**(單體雄蕊) : 무궁화처럼 화서가 전부 한 몸으로 뭉친 것.
- **대생**(對生) : 잎이 줄기 마디마다 두 개씩 마주 붙어 나는 것. 미선나무.
- **덩굴손**(권수 : 券鬚) : 가지나 잎이 변하여 다른 물건에 감기는 것.
- **두상화서**(頭狀花序) : 두상으로 된 화서로서 꽃자루가 없는 꽃이 줄기 끝에 모여서 들러붙어 있으며, 꽃은 가장자리부터 피어 안쪽으로 향함.

》ㅁ

- **밀추화서**(密錐花序) : 취산화서가 구형으로 되어 총상 또는 원추상으로 화축에 달린 것.

》ㅂ

- **방향식물**(芳香植物) : 식물체의 잎이나 꽃에서 향기가 나는 식물. 박하.
- **복과**(複果) : 둘 이상의 암술이 성숙해서 된 열매.
- **부생식물**(腐生植物) : 생물의 사체나 배설물을 양분으로 섭취하여 생활하는 식물. 수정난풀, 초종용.

》ㅅ

- **사강웅예**(四强雄蕊) : 6개의 수술 중 2개가 다른 것보다 짧고 4개가 긴 것.
- **삭과**(蒴果) : 다심피로 구성되어 있으며 2개 이상의 봉선을 따라 터지는 열매.
- **산방**(繖房)**꽃차례** : 긴 꽃줄기에 어긋나면서 꽃자루가 아래쪽에서는 길고 위쪽으로 갈수록 짧아져 모든 꽃이 평면으로 가지런하게 피는 것.
- **산방화서**(繖房花序) : 꽃이 수평으로 한 평면을 이루는 것으로 화서 주축에 붙은 꽃자루는 밑의 것이 길고 위로 갈수록 짧아짐. 꽃은 평면 가장자리의 것이 먼저 피고 안의 것이 나중에 핌.
- **산형화서**(繖形花序) : 줄기 끝에서 나온 길이가 거의 같은 꽃자루들이 우산 모양으로 늘어선 식물의 꽃.
- **선린**(腺鱗) : 진달래 등의 잎에서 향기를 내는 비늘 조각.
- **설상화**(舌狀花) : 국화과 식물의 두상화에서 가장자리 혀 모양의 꽃을 말함.
- **수과**(瘦果) : 한 열매에 1개의 씨가 들어 있고 얇은 과피에 싸여 있으며, 씨는 과피로부터 떨어져 있음.
- **수상**(穗狀)**꽃차례** : 한 개의 긴 꽃줄기에 꽃자루가 없는 작은 꽃들이 이삭 모양으로 촘촘하게 피는 꽃차례를 말한다.
- **수생식물**(水生植物) : 물속에서 사는 식물. 부들, 수련, 연꽃.
- **수지도**(樹脂道) : 송진이 나오는 구멍.
- **수초**(水草) : 물속이나 물가에서 자라는 식물.
- **순형화관**(脣形花冠) : 위아래 두 개의 꽃잎이 마치 입술처럼 생긴 것.
- **식충식물**(食蟲植物) : 잎으로 곤충 등 작은 동물을 잡아 소화 흡수하여 양분을 취하는 식물. 파리지옥.

›› ㅇ

- **액과**(液果) : 장과(漿果), 다육으로 된 여러 심피로 이루어진 열매로서 보통 1~2개의 씨가 들어 있음.
- **양성화**(兩性花) : 암술과 수술이 다 있는 것.
- **양체웅예**(兩體雄蕊) : 콩과 식물에서 볼 수 있는 것으로 화서가 2개로 합쳐져 수술이 2개의 군락으로 묶여진 것.
- **온실 관상 화목류** : 온실 내에서 겨울을 나는 식물들을 말한다.
- **완전화**(完全花) : 꽃받침, 꽃잎, 수술, 암술의 4가지 기관을 모두 갖춘 꽃.
- **원추화서**(圓錐花序) : 중심의 화관축이 발달되고 여기에서 가지가 나와 꽃을 다는 것. 전체가 원추형인 화서로 꽃은 밑에서 피어 위로 향함.
- **월년초**(越年草) : 2년째 꽃이 피고 열매를 맺는 식물.
- **유액**(乳液) : 식물의 유세포나 유관 속에 있는 백색 또는 황갈색의 젖물.
- **유이화서**(葇荑花序) : 화축이 연하여 늘어지며 꽃자루가 발달하지 않은 단성화로 구성된 화서.
- **유피인경**(有皮鱗莖) : 껍질이 있는 비늘줄기. 상사화.
- **은화과**(隱花果) : 주머니처럼 생긴 육질의 화탁 안에 많은 수과가 들어 있는 열매.
- **이강웅예**(二强雄蕊) : 한 꽃에 있어서 4개의 수술 중 2개는 길고 2개는 짧은 것.
- **이과**(梨果) : 꽃받침이 발달하여 육질로 되고 심피는 연골질 또는 지질로 되며 씨가 다수인 열매.
- **이년생 초화** : 가을에 심어 한 해 겨울을 나고 그 다음 해에 개화하여 관상하는 초화. 석죽, 접시꽃.
- **이년초**(二年草) : 발아하여 개화 결실 후 죽을 때까지의 생활 기간이 2년인 식물.
- **인경** : 줄기나 잎이 단축경상에 비대되어 비늘 쪽 뿌리가 된 것으로 유피인경과 무피인경으로 나뉜다.
- **일년생 초화** : 봄에 씨앗을 파종하여 여름부터 가을까지 생장 · 개화하고 종자를 결실하며, 다음 해 봄에 같은 방법으로 재배하여 관상하는 식물. 나팔꽃, 봉선화, 해바라기.
- **일년초**(一年草) : 봄에 싹이 터서 열매를 맺고 말라 죽는 식물.

›› ㅈ

- **정제화관**(整齊花冠) : 꽃잎의 모양과 크기가 모두 같은 것.
- **종유체**(種乳體) : 쐐기풀과 쥐꼬리망초와 같이 식물의 잎이 세포 내에 있는 수산화칼슘 덩어리.
- **종피**(種皮) : 씨앗의 껍질.
- **중성화**(中性花) : 암술과 수술이 모두 없는 것.
- **집과**(集果) : 목련의 열매처럼 여러 열매가 모여서 된 것.

›› ㅊ

- **초본**(草本) : 가을철 지상부가 완전히 말라버리는 것.
- **총상화서**(總狀花序) : 긴 화축에 꽃자루의 길이가 같은 꽃들이 들러붙고 밑에서부터 피어 올라가는 것.
- **취산화서**(聚散花序) : 화축 끝에 달린 꽃 밑에서 한 쌍의 꽃자루가 나와 각각 그 끝에 꽃이 1송이씩 달리고, 그 꽃 밑에서 각각 한 쌍의 작은 꽃자루가 나와 그 끝에 꽃이 1송이씩 달리는 화서. 중앙에 있는 꽃이 먼저 핀 다음 주위의 꽃들이 핌.
- **취합과**(聚合果) : 열매가 밀접하게 모여 붙는 것.

›› ㅎ

- **핵과**(核果) : 다육으로 된 과피를 지닌 열매로서 속에 단단한 내과피가 씨를 둘러싸고 있음.
- **현수과**(懸瘦果) : 열매가 중축에서 갈라지며 거꾸로 달리는 산형과 식물에서 볼 수 있는 열매.
- **협과**(莢果) : 콩과 식물에서와 같이 2개의 봉선을 따라 터지는 열매.
- **화관**(花冠) : 꽃받침의 안쪽에 있고 꽃잎으로 구성되어 있음.
- **화서**(花序) : 화축에 달린 꽃의 배열 상태.

2
한방 생약 용어

》ㄱ

- **감**(甘) : 단맛
- **개창**(疥瘡) : 옴
- **객혈**(喀血) : 폐와 기관지로부터 피를 토하는 것
- **경간**(驚癎) : 놀랐을 때 발작하는 간질
- **고**(苦) : 쓴맛
- **고제**(膏劑) : 고약 상태의 복용약
- **골절**(骨折) : 뼈가 부러진 상태
- **곽란**(癨亂) : 체하여 토하고 설사하는 급성 위장병
- **교상**(咬傷) : 벌레에 물린 상처
- **구갈**(嘔渴) : 갈증
- **구안와사**(口眼咼斜) : 입과 눈이 한쪽으로 틀어지는 병
- **구창**(口瘡) : 입안에 나는 부스럼
- **기체**(氣滯) : 기가 여러 가지 원인으로 울체된 것

》ㄴ

- **뇌경색**(腦哽塞) : 뇌에 혈액을 공급하는 동맥이 좁아지거나 막혀서 뇌의 조직이 괴사하는 증상
- **뇌전색**(腦栓塞) : 뇌 이외의 부위에서 생긴 혈전이나 지방, 세균, 종양 등이 뇌의 혈관으로 흘러 들어서 혈관을 막아버리는 질환

》ㄷ

- **담**(淡) : 담담한 맛
- **대하**(帶下) : 여성의 질에서 나오는 점액성 물질
- **도한**(盜汗) : 심신이 쇠약하여 수면 중에 몸에서 땀이 나는 증상
- **동계**(動悸) : 두근거림
- **동통**(疼痛) : 통증
- **두통**(頭痛) : 머리의 통증

》ㅁ

- **몽정**(夢精) : 꿈에서 유정하는 것

》ㅂ

- **발열**(發熱) : 신체에 열감이 생기는 것
- **발적**(發赤) : 붉은 반점이 나타나는 것
- **배합**(配合) : 약물을 처방하여 섞는 것
- **번갈**(煩渴) : 목이 마르는 증상
- **변비**(便秘) : 변이 단단하여 잘 배출되지 못하는 것
- **별돈**(別炖) : 별도로 찌는 것
- **병인**(病因) : 병을 일으키는 원인이 되는 요소
- **보혈**(補血) : 혈액을 보충함
- **분변**(糞便) : 대변
- **비육**(鼻衄) : 코피
- **비출혈**(鼻出血) : 코피
- **빈뇨**(頻尿) : 소변을 자주 봄

》ㅅ

- **사지경련**(四肢痙攣) : 팔다리의 경련
- **산**(酸) : 신맛
- **산제**(散劑) : 가루 상태의 복용약
- **삽**(澁) : 떫은맛

- **선전**(先煎) : 약을 달일 때 먼저 넣고 달이는 것
- **설태**(舌苔) : 혀의 상부에 있는 백색 물질
- **소갈**(消渴) : 오줌의 양이 많아지는 병
- **소갈증**(消渴症) : 당뇨병
- **소양**(瘙痒) : 가려움
- **소종**(消腫) : 부은 몸이나 상처를 치료함
- **수종**(水腫) : 림프액이 많이 괴어 몸이 붓는 병
- **신**(辛) : 매운맛

》ㅇ

- **악창**(惡瘡) : 고치기 힘든 부스럼
- **애기**(曖氣) : 트림
- **어혈**(瘀血) : 체내의 혈액이 일정한 국소에 굳거나 소통불량 등으로 정체되어 생기는 증상
- **여력**(餘瀝) : 오줌을 다 눈 후에 오줌이 방울방울 떨어지는 것
- **열독**(熱毒) : 더위 때문에 생기는 발진
- **염좌**(捻挫) : 외부의 힘에 의하여 관절, 힘줄, 신경 등이 비틀려 생긴 폐쇄성 손상
- **오경사**(五更瀉) : 매일 이른 새벽이나 아침에 설사를 하는 것
- **오한**(惡寒) : 차거나 추운 것을 싫어함
- **옹저**(癰疽) : 큰 종기
- **옹종**(擁腫) : 작은 종기
- **울체**(鬱滯) : 소통되지 못하고 막히는 것
- **유정**(遺精) : 무의식 중에 정액이 몸밖으로 나오는 증상
- **유즙**(乳汁) : 젖
- **음위**(陰痿) : 발기 불능
- **이명**(耳鳴) : 귀에서 나는 소리

》ㅈ

- **자한**(自汗) : 깨어 있는 상태에서 저절로 땀이 나는 증상
- **전간**(癲癎) : 간질증
- **전광**(癲狂) : 정신착란으로 인한 발작
- **전약법**(煎藥法) : 약을 달이는 방법
- **정창**(疔瘡) : 상처가 곪아 생긴 것

- **조루**(早漏) : 성교 시 남성의 사정이 비정상적으로 일찍 일어나는 것
- **주독**(酒毒) : 술 중독
- **지사**(止瀉) : 설사를 멈춤
- **진액**(津液) : 몸안의 체액
- **진정**(鎭靜) : 격앙된 감정이나 아픔 따위를 가라앉힘

》ㅊ

- **창독**(瘡毒) : 부스럼의 독기
- **치매**(癡呆) : 대뇌 신경세포의 손상 등으로 인하여 지능, 의지, 기억 등이 지속 · 본질적으로 상실된 질환
- **치창**(痔瘡) : 치질

》ㅌ

- **탈항**(脫肛) : 직장이 항문 밖으로 밀려나오는 것
- **탕제**(湯劑) : 물로 달여서 먹는 방법
- **토분상**(兎糞狀) : 토끼의 분변 모양으로 나오는 대변
- **토혈**(吐血) : 위와 식도에서 피를 토하는 것

》ㅍ

- **포전**(布煎) : 약을 달일 때 특정 약물을 배나 포로 싸서 달이는 것.
- **표리**(表裏) : 겉과 속
- **풍한**(風寒) : 감기

》ㅎ

- **한열**(寒熱) : 찬 것과 뜨거운 것
- **함**(鹹) : 짠맛
- **해독**(解毒) : 독으로 인한 증상을 풀어내는 것
- **해수**(咳嗽) : 기침 증상
- **허실**(虛實) : 모자란 것과 넘치는 것
- **현훈**(眩暈) : 어지러운 증상

- **혈붕**(血崩) : 월경 기간이 아닌데도 대량의 출혈이 있는 증상
- **환제**(丸劑) : 둥근 환 상태의 복용약
- **활정**(滑精) : 낮에 정액이 저절로 흘러나오는 것
- **황달**(黃疸) : 온몸과 눈, 소변이 누렇게 되는 병증
- **후하**(後下) : 약을 달일 때 나중에 넣고 달이는 것
- **흘역**(吃逆) : 딸꾹질

| 찾아보기 |

ㅈ

ㅊ

ㅋ

ㅍ

ㅎ

| 참고문헌 |

- 《동의보감》, 허준, 1610.
- 《동의학사전》, 북한과학편찬사, 1988.
- 《민간의약》, 국립문화재연구소, 1997.
- 《본초강목》, 이시진, 1596.
- 《중의학대사전》, 상해과학기술편사, 1984.
- 강판권, 《나무열전》, 글항아리, 2007.
- 건강생약협회, 《건강기능식품》, 건강생활사, 2013.
- 곽준수 · 김영아, 《건강꽃차 한방약차》, 푸른행복, 2015.
- 권혁세, 《약초민간요법》, 글로북스, 2014.
- 김인택 · 박천수, 《토종의학 암 다스리기》, 태일출판사, 1997.
- 김일훈, 《신약》, 광제원, 1986.
- 김정숙, 《산나물 들나물》, 아카데미북, 2010.
- 김정숙 · 한도연, 《자연의 깊은 맛 장아찌》, 아카데미북, 2010.
- 김태정 · 신재용, 《생활한방 1~2》, 이유, 2001.
- 김홍대, 《한국의 산삼》, 김영사, 2005.
- 농촌진흥청, 《전통지식모음집(약용식물 이용편)》, 푸른숲, 2005.
- 문관심, 《약초의 성분과 이용》, 과학백과사전출판사, 1984.
- 문화일보 '약초 이야기', 매주 월요일 30면, 2015년 5월 4일~2016년 9월 19일 연재물 참조.
- 박상진, 《역사가 새겨진 나무 이야기》, 김영사, 2004.

• 박종철, 《동의보감 속 한방약초》, 푸른행복, 2014.
• 배기환, 《한국의 약용식물》, 교학사, 2000.
• 배종진, 《약초도감》, 더불유출판사, 2009.
• 배종진, 《토종약초》, H&book, 2007.
• 성환길, 《사계절 약이 되는 나무도감》, 푸른행복, 2015.
• 식약청, 《약용식물도감》, 1988.
• 안덕균, 《민간요법》, 대원사, 1991.
• 안덕균, 《약초》, 교학사, 2003.
• 안덕균, 《한국본초도감》, 교학사, 1998.
• 이영노, 《한국식물도감》, 교학사, 1997.
• 이우철, 《한국기준식물도감》, 아카데미북, 1996.
• 이유미, 《우리 나무 백가지》, 현암사, 1995.
• 이유미, 《한국의 야생화》, 다른 세상, 2003.
• 이창복, 《대한식물도감》, 향문사, 1980.
• 임경빈, 《나무백과》, 일지사, 1977.
• 정경대, 《건강 약차 108선》, 이너북, 2007.
• 정구영, 〈나무 이야기〉, 월간조선, 2007년 5월~.
• 정구영, 〈정구영의 나무열전〉, 사람과 산, 2010년 1월~.
• 정구영, 〈진안고원의 약용식물 이야기-비매품〉, 진안홍삼크러스트 사업단, 2006.
• 정구영, 《기적의 꾸지뽕 건강법》, 중앙생활사, 2015.
• 정구영, 《나무동의보감》, 글로북스, 2014.
• 정구영, 《나물 대사전》, 글로북스, 2016.
• 정구영, 《산야초 효소 민간요법》, 중앙생활사, 2018.
• 정구영, 《산야초도감》, 혜성출판사, 2011.
• 정구영, 《약초 대사전》, 글로북스, 2014.
• 정구영, 《한국의 산야초 민간요법》, 중앙생활사, 2015.
• 정구영, 《효소동의보감》, 글로북스, 2013.
• 정구영, 《효소수첩》, 우듬지, 2013.

• 정연권,《색향미》, 행복에너지, 2016.

• 정헌관,《우리 생활 속 나무》, 어문각, 2008.

• 정혜성 · 김기수,《한국의 산삼》, 백양출판사, 2015.

• 최수찬,《산과 들에 있는 약초》, 지식서관, 2014.

• 최수찬,《주변에 있는 약초》, 지식서관, 2014.

• 최영전,《산나물 재배와 이용법》, 오성출판사, 1991.

• 최진규,《약이 되는 우리 풀 · 꽃 · 나무 1~2》, 한문화, 2014 .

• 최진규,《약초 산행》, 김영사, 2002.

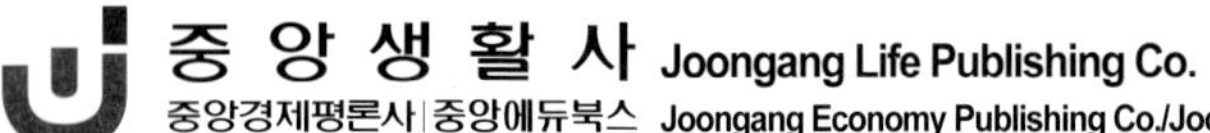

중앙생활사는 건강한 생활, 행복한 삶을 일군다는 신념 아래 설립된 건강 · 실용서 전문 출판사로서 치열한 생존경쟁에 심신이 지친 현대인에게 건강과 생활의 지혜를 주는 책을 발간하고 있습니다.

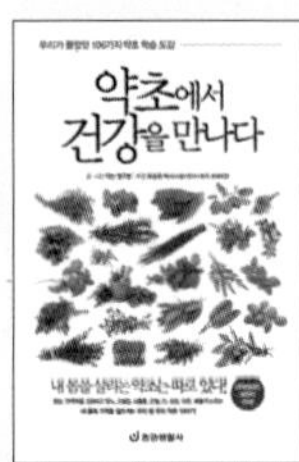

약초에서 건강을 만나다

초판 1쇄 발행 | 2018년 5월 25일
초판 2쇄 발행 | 2020년 6월 15일

지은이 | 정구영(GuYoung Jeong)
펴낸이 | 최점옥(JeomOg Choi)
펴낸곳 | 중앙생활사(Joongang Life Publishing Co.)

대　　표 | 김용주
책임편집 | 김미화
본문디자인 | 박근영

출력 | 케이피알　종이 | 한솔PNS　인쇄 | 케이피알　제본 | 은정제책사

잘못된 책은 구입한 서점에서 교환해드립니다.
가격은 표지 뒷면에 있습니다.

ISBN 978-89-6141-216-2(03510)

등록 | 1999년 1월 16일 제2-2730호
주소 | ㉾ 04590 서울시 중구 다산로20길 5(신당4동 340-128) 중앙빌딩
전화 | (02)2253-4463(代)　팩스 | (02)2253-7988
홈페이지 | www.japub.co.kr　블로그 | http://blog.naver.com/japub
페이스북 | https://www.facebook.com/japub.co.kr　이메일 | japub@naver.com
♣ 중앙생활사는 중앙경제평론사 · 중앙에듀북스와 자매회사입니다.

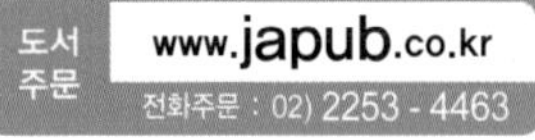

※ 이 도서의 국립중앙도서관 출판시도서목록(CIP)은 서지정보유통지원시스템 홈페이지(http://seoji.nl.go.kr)와 국가자료공동목록시스템(http://www.nl.go.kr/kolisnet)에서 이용하실 수 있습니다.(CIP제어번호:CIP2018013970)